認知行動療法に基づいた
気分改善ツールキット
気分の落ちこみをうつ病にしないための有効な戦略
The Mood Repair Toolkit
Proven Strategies to Prevent the Blues from Turning into Depression　David A. Clark, Phd

ディヴィッド・A・クラーク｜著　高橋祥友｜監訳　高橋晶　今村芳博　鈴木吏良｜訳

金剛出版

多くの喜びをもたらし，
私の人生を豊かにしてくれた二人の娘
ナスターシャ・フィッチと
クリスティーナ・クラークに
捧げる

The Mood Repair Toolkit
Proven Strategies to Prevent the Blues
from Turning into Depression
by
David A. Clark, PhD
2014 © The Guilford Press
A Division of Guilford Publications, Inc.
Japanese translation rights arranged with
The Guilford Press, A Division of Guilford Publications, Inc.
through Japan UNI Agency, Inc., Tokyo

序

　『スタートレック』の映画やテレビシリーズに馴染みのある人ならば，有名な登場人物であるミスター・スポックが不機嫌な表情をする時は（ヴァルカン人ではなく）人間の感情を表していることをよく知っているだろう。しかし，あなたがサイエンスフィクションのファンでなくても，感情が人間的な側面を表していることを理解できるはずだ。哲学者，予言者，神学者，そして今では心理学者や精神科医が，感情は人間の「魂」であるとみなしている。感情には2つの側面がある。すなわち，私たちは喜びや共感によって気分が高揚するが，恐怖や罪責感，そしておそらくほとんどの場合，悲哀感や抑うつ感によって圧倒されてしまう。いつも肯定的で快適な感情だけを抱いていることを期待するのは非現実的だろう。実際，こういった幻想を抱くと，否定的な感情の持つ重要な機能を失ってしまう。また，他の人々よりも強烈で否定的な感情を抱く人もいる。苦痛に満ちた感情があまりにもしばしば襲ってきて，気分が落ちこんでしまい，これが「正常」の状況であるとか，なんとか耐えられるなどとはとても思えないこともあるだろう。そして，仕事への関心もなくし，決断を下すのも難しくなってしまう。対人関係や全般的な生活の質にも悪影響が出てくる。何カ月間も何年間も容赦ない気分の落ちこみに見舞われると，人生への満足度も下がり，健康の問題も出てくる。このパターンがある程度長期間続くと，気分がさらに落ちこんでいくことになりかねない。

　何もこのように落ちこむ必要はない。たしかに，他の人よりも気分が落ちこみやすい人がいる。しかし，忍び寄りつつあるうつ病に何の手立てもないというのは，さまざまな理由から，気分の落ちこみを治す能力に欠けているからなのである。ごく普通の悲しみが自然経過をとっていき，あまり傷つかずに，それをうまく受け流していくだけの回復力を私たちは持っていない。また，打撃の影響を必要以上に強くもたらしてしまうことに対する防御力を欠いている。ただし，幸いなことに，気分を改善させる方法を学ぶことは可能である。感情を統御することは可能であるという多くの客観的証拠がある。感情の統御に関する研究は，社会行動科学においてもっとも関心を払われている新たな研究領域のひとつである。心理学者たちは肯定的な感情や否定的な感情をコントロールする能力に関して多くの発見をし，気分のコントロールにもっとも有効な，そしてもっとも有効でない戦略についても明らかにしてきた。

　あなたがほとんどの時間気分がふさぎ，こういった感情から何とか抜け出そうとしたもののうまくいかず，常に気分の落ちこみで身動きが取れなくなっているのであれば，抑うつを減らし，幸福感や喜びといった肯定的な感情を改善させるための80の戦略を本書は提示する。これらの戦略は感情統御や認知行動療法といった新たな科学に基づいている。以後の章では，あなたは悲しみの性質についてのいくつかの興味深い事実を学び，それを活用できるようになる。多くの人がある種の気分改善あるいは気分高揚戦略を自動的に用いているのに，あなたはどうしてそれができないのだろうか，そしてあなたもそれを身につけることができるということも学ぶだろう。気分をコントロールする戦略のほとんどは，一歩一歩，特定の方法で身につけていくことができる。

本書では，抑うつ気分が日常生活を覆い尽くさないようにするために利用できる一連のツール（道具）を示す。否定的な側面を利用し，抑うつ気分を和らげ，多くの肯定的で幸せな日々をしばしば奪ってしまう感情の束縛を解くにはどうしたらよいかをあなたに示そう。臨床心理士，教育者，研究者としての私の30年の治療経験に基づくこれらの戦略を他の多くの人々が利用してきたことを示す。（これらの症例はかならずしも実際の患者を描写しているわけではないが，一般的な経験を代表する多くの人々の例からなっている）。どこから始めても，本書はあなたの前進を助け，感情の落ちこみから新たな自由へと導くことができる。

　本書の15の章では，3種の視点から悲しみの統御について取り上げる。第1章と第15章では，否定的な気分の性質と機能について読者の理解を助けるために，感情の神経科学や心理学の研究を参照しながら，「悲しみを感じる」と私たちが呼んでいる感情経験について簡潔に総説する。これらの章では，感情統御の概念，悲しみを抑えたり幸福感を増したりするのにもっとも有効なあるいはもっとも有効でない基本戦略，悲しい気分の改善を妨げる方法などについても紹介する。第2章から第13章までは，悲しい気分を改善するための特定の戦略に焦点を当てる。これらの戦略には，あなたが落ちこみそうだと最初に気づいた時に，ただちに用いることができるものもあれば，抑うつ気分の危険を減らすためのより広範囲なライフスタイルの変化に関連するものもある。最後に，第14章では，人生の満足度の改善に関わる別の方法を示す。すなわち，それは幸福感をさらに増す6つの気分高揚戦略である。あなたの感情生活に意味ある変化をもたらすには，単に悲しみが存在しないということ以上が必要である。むしろ，気分の改善には，喜び，幸せ，充足感などといった標的とする感情がさらに高まるという特定の戦略が含まれなければならない。悲しみと喜びは同じコインの単なる反対側ではないので，それぞれの感情状態に働きかけていくには，あなたの生活の質や感情面での幸福度を変化させていく必要がある。

　第15章に続く資料と文献は，気分の改善とその努力をさらに支援するために掲げてある。資料の部分は，私が有用だと感じたり，あなたが相談してみたいと思ったりするような本，機関，ウェブサイトのリストである。文献の部分では，各章で私がとくに引用した本，文献，ウェブサイトを挙げてある。（ある章で何度も引用されているものもあるので，ある章の文章の中で同じ文献番号が繰り返されている場合もあることに読者は気づくだろう）

　本書をまとめるにあたって，その指導，専門性，洞察に富む分析が重要な役割を果たしたクリス・ベントンと，重要な助言と一貫した激励を賜ったギルフォード出版社の編集長キティ・ムーアに深謝する。これは私たちが協力した第2回目の出版計画であり，私たちが育んできた協力関係を私は高く評価するようになった。また，本書を世に送り出すうえで重要な貢献をしてくださったアンナ・バケット，マリー・スプレイベリー，そして他のギルフォード社のスタッフに対しても感謝する。

　本書の出版にあたり貴重な貢献をしてくださった以下の多くの研究者たちにも感謝を申し上げる。バーバラ・フレドリクソン，ポール・ギルバート，ジェイムズ・グロス，ジュッタ・ジョーマン，クリストファー・マーテル，クリスティーナ・ネッフ，故スーザン・ノレン・ヘクセマ，マイケル・オットー，ジェイムズ・ペネベイカー，チンデル・シーゲル，マーティン・セリグマン，故ダニエル・ウェグナー，ジェシー・ライトである。その仕事や友情が，抑うつ感情に関する私の考えをまとめるうえで大変有用であった以下の他の同僚たちにも感謝を申し上げたい。すなわち，ジョン・アブラモウィッツ，故ブラッド・アルフォード，ジュディス・ベック，ゲリー・ブラウン，メレディス・コウルズ，故パドマル・デ・シルヴァ，ロバート・リー，クリスティン・パードン，ジャック・ラク

マン，アダム・ラドムスキ，ジョン・リスキンド，ロズ・シャフラン，ロバート・スティール，エイドリアン・ウェルズである。

　長年にわたり，不安障害やうつ病に関する私の研究に非常に多くの貢献をしてくれた有能で熱心な多くの大学院生たちが私の人生を豊かなものにしてくれた。しかし，最近の4人の博士課程の大学院生たちにとくに感謝している。私のさまざまな気分関連プロジェクトの研究室で働いてきたブレンドン・ギット，ニコラ・マクヘイル，アドリアナ・デル・パラシオ・ゴンザレス，キャサリーン・ヒルチーである。

　認知行動療法の創設者であり，私の師，友人，共著者として私を一貫して励まし，神秘に満ちた人間の感情を理解するうえで多くの知恵を授けてくださったアーロン・T・ベックにとくに深謝と称賛の念を申し述べたい。

　とりわけ，36年間の結婚生活を共にしてきた妻のナンシー・ネイソン・クラークに，永遠の支持，専門性，理解について感謝している。私が感情の統御の研究に取りかかってきた間，妻の忍耐力が私を大いに助けてくれた。

目　　次

序 ………… iii

第1章
悲しみを利用する ………… 3
落ちこみのもたらす3つの影 ………… 3
悲しみの喜び ………… 5
基礎から始める ………… 6
悲しさ：複雑な人間の経験 ………… 8
日常生活における悲しみや落ちこみ ………… 9
気分改善：感情統御についての新たな科学 ………… 10
非効率的な感情統御 ………… 11
効果的な感情統御 ………… 13
気分改善から最大の利益を得る ………… 16
気分改善を永遠のものにする ………… 17

第2章
流れとともに生きる ………… 19
あなたは何を感じているだろうか？ ………… 19
自分の気分のリズムを知る ………… 22
真面目に取り組むことが重要：気分のモニターを真剣に行う ………… 28

第3章
問題をとらえる ………… 29
人生の中の問題：悲しみを引き起こすもの ………… 30
抑うつ気分や否定的な状況など ………… 41

第4章
心の中の批評家を黙らせる……43
あなたは否定的なことに圧倒されているだろうか？……43
認知療法に基づく気分改善……46
難しい問題に向きあう……60

第5章
充電の時間をとる……61
退屈に耐えられない場合には何ができるだろうか？……64
行動を変化させることの障害……73
変化の力……75

第6章
心のトレッドミルを止める……77
抑うつ的反芻：心の中のトレッドミル……79
反芻に深刻になっていく……93

第7章
現時点をとらえる……95
あなたは過去に拘っているだろうか？……96
現時点を生きる……108

第8章
過去について熟考する……109
過去を追憶する……110
過去を操る……119

第9章
あなたの夢を抱きしめる……121
希望：心の泉……122
希望について考えなおす……132

第10章
他者との絆を築く……135
対人的障壁チェックリスト……137
絆を築く……153

第11章
親切とコンパッション（共感・感情）を示す ……… 155
コンパッションに満ちた心 ……… 156
コンパッションの火を灯す ……… 170

第12章
行動的で，身体の調子を保ち，健康であれ ……… 173
なぜ必要なのか？：規則的な運動のもたらす利益 ……… 174
さあ始めよう ……… 177
動機づけを維持する ……… 180
睡眠 ……… 187
睡眠の逆説 ……… 189
食事と気分 ……… 191

第13章
恐れているものに向きあう ……… 193
なぜ私たちは避けようとするのか？ ……… 194
先送りや回避の支配を打ち破る ……… 206

第14章
雨に唄えば ……… 207
幸福の追求 ……… 208
21世紀を豊かに生きる ……… 224

第15章
長期的視野に立つ ……… 227
専門家による治療をいつ求めるべきか ……… 227
気分改善についての問題解決 ……… 229
人生の意味についての疑問 ……… 232

本書で紹介する（改善）戦略［1〜80］……… 234
資　　料 ……… 237
訳者あとがき ……… 241
文　　献 ……… 243
索　　引 ……… 247

認知行動療法に基づいた
気分改善ツールキット
気分の落ちこみをうつ病にしないための有効な戦略
The Mood Repair Toolkit
Proven Strategies to Prevent the Blues from Turning into Depression

第1章　悲しみを利用する

> 悲しみの時は
> 成長の機会を増す。

　気分が下がったり，落ちこんだり，悲しい気分になることは自然であり，正常であり，身体的な健康にとって呼吸や睡眠や栄養が重要であるのと同じように，人間の魂にとって有用ですらある。しかし，悲しみや絶望感があまりにも長引いて，幸福感を圧倒し，日常生活に支障をきたすようになることもある。

落ちこみのもたらす3つの影

　66歳の元小学校教師ジョアーンの例を見てみよう。彼女はアメリカンドリームを信じてきた。成人した3人の子どもたちは，将来有望な仕事に就き，家族も持っていた。ジョアーンはビルと結婚して40年が経ち，結婚に満足していた。ふたりともその年齢にしては健康であった。十分な財産もあり，旅行を楽しんだり，他の人生の夢を追ったりしていた。しかし，一見理想的な彼女の人生に，強烈な落ちこみ，否定的な考え，自己批判，絶望感といった暗い影が落ちるようになってきた。こういった落ちこみは普通は数時間続いたが，時にはそれが数日にわたることもあった。
　これまでの人生でいくつかの喪失体験があったが，それにはまずまずうまく向きあってきた。重症のうつ病を2度経験したが，抗うつ薬による治療が奏効した。今では仕事や家庭の責任から放免されているので，自分の人生は気楽なものだと考えていた。しかし，数年にわたって服用してきた薬を続けているにもかかわらず，喜び，満足，興味を覚えるのが難しくなってきた。むしろ，ほとんどの時間，彼女は不機嫌で，悲しく，不安を覚えるようになった。服薬しているのに，これまでのように重症のうつ病を予防できず，毎日，気分の落ちこみを覚えるようになってきた。
　悲しみや絶望感との必死の闘いは実際に生涯続いた。何か恐ろしいことが起きるかもしれないという不快な感情とともにしばしば目が覚めた。このような場合に，否定的な考えに圧倒され，今にも死ぬのではないかという可能性をあれこれ考えた。何かをしようという意欲，興味，エネルギーがなくなり，訳もなく泣き叫びたくなった。ほとんど何もしなくなり，ベッドに横たわり，他の人を避けた。彼女は追いつめられ，また重いうつ病になるのではないかとの恐れから，ジョアーンはしばしば落ちこんだ。彼女にとって，暗い雲の下で生きることは，恐怖に駆られながら生きることを意味した。
　持続的で反復する悲しみはどの年齢にも認められる。トッドは20歳の大学生で学業もスポーツの成績もよかった。数人の親友もあり，恋人もいた。彼は両親との関係も良好で，健康で，とりたてて経済的な問題もなかった。とてもよい人生を送っていると認めながらも，彼はしばしば気分が落ちこみ，やる気をなくした。どちらかというと否定的で厭世的な人生観を持ち，数分間以上幸福に感じた

り，満足したりすることさえ難しいと考えていた。友達はトッドに「イーヨー」とあだ名を付けた。これはクマのプーさんに登場する不機嫌なロバからとったものだった。トッドは些細な批判や失敗に向きあうのも難しいと感じていた。自分や他者に対してひどく批判的で，常に文句を言っていた。こういった否定的な態度にもかかわらず，成績はとても優秀で，一生懸命に勉強し，他者に気をつかうため，皆からまずまず好かれていた。飲みに行くと，気楽で，ユーモラスで，気のよい男になり，まるで別人のようだった。しかし，ほとんどの時間，トッドはみじめで，自分が達成したことを自分に対しても他者に対しても卑下するのだった。彼にとって，人生はけっしてよいことづくめではなかった。

　重要な喪失や失望を経験すると，誰もが時には気分が落ちこむ。2人の小学生の子どもがいる33歳の母親サラは，夫が不倫を打ち明けたために，1年前に別居した。その当初は，友達や家族が集まってきて，さまざまな必要な助けの手を差し伸べてくれた。サラがよくやっているように見える，シングルマザーとしても，ストレスに満ちたセールスの仕事の要求もこなすだけの強さや回復力があると，周りの人は誉めていた。しかし，時が経つとともに，自分の感情が基本的な変化をきたし始めたことに彼女は気づいた。もともとは肯定的で，楽観的で，真に人生を楽しんでいる快活な人であった。しかし，今では喜びや幸せはどこかに行ってしまったように思えた。ほとんどの時間，気分が沈み，以前よりも人生の変化に囚われ，深刻になっていた。とくに子どもたちに対して，彼女はすぐにイライラし，気短になっていた。そして，将来が恐ろしく，そして孤独に思えた。喪失経験から比較的早く回復する人もいるのだが，サラは自力で立ち直るのが難しいと感じていた。

　ジョアーン，トッド，サラの例は，長期にわたる落ちこみとの闘いを示したものである。ジョアーンのように，うつ病を経験した多くの人は，うつ病の最中でない時にあっても，長い期間にわたって気分の落ちこみを覚える。そして，トッドのように，すべてに否定的で，不機嫌に感じるといった抑うつ的なパーソナリティを示す人もいる。そして，サラのように，圧倒されるような喪失感を覚えて，持続的に感情が低下する状態になってしまう人も多い。

　どのような原因であったとしても，持続的で，強烈で，頻繁な，絶望感，不幸感，不機嫌感は生活の質を麻痺させる影響を及ぼす。持続的な，あるいは永続的な落ちこみをもたらす悲哀感の結果，失業，学業成績の低下，結婚や家庭での問題，人との関わりの低下，さらには心身の健康を損なうといったことになるかもしれない[1]。落ちこみに囚われている人は引きこもり，孤独，退屈，疲労感，決断不能といった深刻な個人的苦悩を抱える。こういった悲哀感を止めて，元の人生に戻りたいと感じるのは当然のことである。

　あなたは次のような質問をするかもしれない。「どのようにしたら私の悲しみによりよく向きあうことができるだろうか？」その答えは，まず，どのようにして気分の落ちこみに囚われるようになるかを理解することである。

　自分の感じ方が突然変化することにあなたは気づいたことがあるだろうか？　幸せで，満足していて，肯定的な気分でいると感じていたのが，突然，訳もなく気分が変化して，暗い雲が湧き出す。どうして突然気分が下がり，落ちこむのだろうと不思議でならない。実際のところ，原因はごく些細なことだろう。たとえば，週の初めに起きた気になる出来事について同僚からちょっとした非難の言葉をかけられたといったことがきっかけかもしれない。一日のうちで気分が大きく変わることは事実であり，自分自身について肯定的な感情と悲しくて拒絶された感情の間を激しく揺れ動く。肯定的な感情や否定的な感情を経験することは正常であり，むしろ人生に必要な側面でさえある。しかし，感情の強さ，持続期間，適切さが人によって大きく異なることもあり，まさにそこに問題がある。もしもあなたの悲しみが，ほとんどの場合なんとか耐えられるといった程度で起きるのではなく，必要以上

に重く，長く続き，頻繁に起きるようであれば，それは問題になり，個人的な苦悩を引き起こし，あなたが生きていく能力を妨げることになりかねない。同時に，幸せで，満足できて，充実した感じを覚える時間が極端に少なくなってしまうかもしれない。したがって，問題であるのは時々悲しく感じることではなくて，あなたの人生が落ちこみのために圧倒されてしまうことなのである。

　頻繁で，強烈で，持続的な悲しみに対する従来の対処法というと，抑うつ気分の状態を減らしたり，除去したりしようとするものであった。精神科医や臨床心理士は長年にわたってこの方法を取ってきた。しかし，新たな対処法は，否定的な気分状態にどのように対処しているかを検討するものである。あまりにも強く，長く，頻繁に起きる悲しみを，より正常で，適応的な気分状態に変化させることができるだろうか？　本書では，悲哀や抑うつ気分の状態からあなたを引き上げるための80の戦略を示して，あなたが突風によって躓いたり，よろめいたり，打ち倒されたりしないようにする。**多くの人にとって影響を受けないようにするというのは，否定的な気分の影響を受けて圧倒されてしまう前に，それを修正する方法を学ぶということであるのだ。**

　悲しみとはほとんど無縁なように見えて，たとえそのような感情に襲われても，それがすぐに消えてしまうような恵まれた人もいる。ジョアーン，トッド，サラのように，そしておそらくあなたもそうかもしれないが，悲しい気分はしばしば襲ってきて，気分の改善はそれほど容易ではない。しかし，幸いなことに，否定的な気分が激しさを増し，あなたを圧倒してしまう前に，それを改善する多くの方法を学ぶことができる。気分改善を身につけるには，まず悲しみの性質と日常生活におけるその機能について理解する必要がある。

> うつ病の問題とは，気分改善に失敗した問題ととらえることができる。

悲しみの喜び

　生理，行動，感情，認知のシステムが，適応と生存の内的・外的要求に反応して相互作用をするというのは人間の特質である。喜び，悲しみ，恐れ，怒り，驚き，恥といった感情は，適応と機能の双方にとって主要な役割を果たしている。すなわち，このような感情はまさに人間の本質を示すものである。定義の上では，感情（emotion）とは，非常に短い一時的な気分の状態（例 喜び，怒り，恐れ）であり，一般にはある特定の状況によって引き起こされて，思考，表情，行動面での反応に明らかなパターンを表す。一方，気分（mood）とは，数時間あるいは数日間といった，持続がより長い感情状態であり，特定の感情が複雑に混在し，長期にわたり思考に影響を及ぼす。悲しい気分（sad mood）とは（たとえば，数時間あるいは数日間といった）ある程度の期間続く不快な感情である。悲しい気分を表現するのに，さまざまな言葉が用いられる。たとえば，持続的な悲しみ，不快な気分，抑うつ気分，軽度のうつ病，落ちこみなどである。これらの言葉は本書ではある程度似たような意味で用いられている。

> 短期間の悲しみは有用であり，人生の問題について考える手助けとなる。

　感情は適応を促し，それ故に喜びを含む。しかし，たとえ長期にわたる悲しみの状態にあっても「喜び」が存在することは可能である。気分が下がっている人は，自己のことをあれこれ考え，情報をより深くそして細かく探索し，他者からの同情や支持を多く得られることを，感情について研究している人々は明らかにしてきた[2]。これが意味しているのは，悲しみによって，私たちは人生で起きた喪失をよりよく受け入れられるようになり，人生の目標や価値を再検討し，他者との絆を強めら

れるということである。本章の題は「悲しみを利用する」であるが，悲しい気分は必要であるという点を認識することであり，それを常にチェックし，さまざまな感情の中で適切な位置に置き，有用な機能を果たすことができるようにしなければならない。気分改善の戦略とは，悲しい気分をこういった目的に利用できるようにする方法である。

基礎から始める

悲しい気分についてさらに詳しく見ていくことにしよう。この持続する不快な感情は活力を奪い，次のような状態を伴う。(1) 深刻な喪失感や失敗感，(2) 人生の重要な目標の達成が妨げられたという認識，(3) 無力感や自己支配力を喪失したという確信。本書に示す気分改善戦略はこれらの主要な要素の一つひとつを標的にする。

喪失感や失敗感

持続的な悲しみの主要な要素は，喪失感や失敗感である。喪失感や失敗感は，愛する人の死，失業，親友との深刻な衝突といった，あなたの人生で非常に重要な誰かや何かを巻きこむ。あるいは，あなたがまとめた報告書について同僚が文句を言う，友人が批判的なことを言う，子どもの学業不振とかいった，あまり深刻ではないことであるかもしれない。過去の喪失や失敗について振り返ることが，悲しい気分を引き起こすこともあるだろう。デレックは，数週間前に受け取った成績不良の通知書について考えるたびに，ひどく悲しくなった。母親が最近乳癌と診断されたことについて考えると，悲しみが襲ってくることをヘレンは感じた。先日，夫から浴びせられたひどい言葉を思い出すと，エミリーは涙を流した。人生において神の愛について疑いを覚えると，ジョンは深刻なほどに悲しくなった。このように悲しみを引き起こしかねない喪失や失敗の可能性はほぼ無限にある。

今，あるいは将来あなたが落ちこんでいると気づいた時にもっとも問題となる悲しみの主要な特徴を取り上げた本書の章に焦点を当てることによって，気分改善の努力に一貫した方針を設定できるだろう。本書の「ツールファインダー」の項目はあなたにとって独特な悲しみの体験にとくに有用な気分改善戦略について取り上げている。しかし，先を急がないでほしい。本章を読み続けて，あなたの抑うつ気分について完全に理解することが先決である。

> **ツールファインダー**
>
> 第3章，第6章，第8章で，喪失や失敗の経験に焦点を当てた特定の気分改善戦略を解説する。この1週間を振り返って，あなたが落ちこんだ時のことをしばらく振り返ってみることにしよう。どのような喪失，失敗，失望が否定的な気分を引き起こしたのだろうか？　繰り返し思い悩むような苦痛に満ちた状況があるだろうか？

人生の重要な目標の達成が妨げられたという認識

　大切にしていた目標，価値，希望が達成できなかったとわかると，抑うつ的になりやすい。仕事，学業，対人関係での目標がなかなか達成できないことに向きあわなければならないと，若者はしばしば気分が沈む。妨げられたと思われている個人的な目標がいかに重要だったかによって，悲しみの深さや持続期間が異なってくる。もっとも強い悲しみの経験のひとつは愛する人との死別の際に起きる。というのも，他の人との愛情に満ちた親密な関係を持つというのは基本的な人間の欲求であるのだが，それが絶たれてしまうからである。本章の冒頭で紹介したジョアーンは次のふたつの目標を失って，悲しみに襲われた。彼女は仕事をとても大切にしてきたのだが，退職後の生活を楽しむことができなかった。さらに，彼女は友人たちに，仕事ができて，ひとり立ちして，他者の世話を焼く人といった印象を与えたかったのに，実は自分は弱々しく，自信なげで，不安そうだと見られていると感じていた。キャロルは，違法薬物で起訴された18歳の息子のジェイソンのことを心配するあまりに抑うつ的になっていた。彼女は親として息子を助けて，まっとうな道に戻す手助けをしたいと必死になっていたのだが，その目標を達成できていないと感じていた。

> 人生の重要な目標の達成が妨げられたとわかると，しばしば気分が下がってしまう。

ツールファインダー

気分が沈んでいると感じている時に，目標の達成が妨げられていることに向きあうための目標設定戦略の重要性については，第5章と第9章でとくに詳しく取り上げている。

無力感や自己支配力を喪失したという確信

　悲しみが続くことに関連する他の基本的な要素とは，喪失感や失敗に効率的に対処できないという無力感や，自己支配力を喪失したという確信である。主体性を失い，何もかも他人任せになり，決断不能となってしまうのは，うつ病の症状である。深い悲しみを感じていると，諦めきってしまい，失敗や挫折や喪失に身をゆだねてしまいたいと思うかもしれない。興味，動機，活力を失い，他者との間に距離を置き，引きこもり，何もしたくないと感じるかもしれない。典型的には，「何の意味があるのだ？　無駄だ。私には何もできない」と考える。悲しみのあまり，すべてを放り出して，人生やその状況に屈してしまう。さらに極端な例では，ベッドに倒れこみ，布団の中にもぐりこんで，永遠の眠りにつきたいとさえ思うかもしれない。

ツールファインダー

抑うつ気分の状態でしばしば認められる無力感，他者を避ける，引きこもりといった確信に対処する戦略は第5章と第13章で解説している。

悲しさ：複雑な人間の経験

　本書で定義する悲しさ（sadness）とは単に感情だけではなく，思考や行動も含めていることにあなたはおそらく気づいているだろう。抑うつ気分や悲しさの持つこの多面的な性質は脳の神経心理学にその根拠がある。悲しみを感じると，感覚として入力された感情の持つ意味を解釈する脳の領域である扁桃体が活性化されることを研究者が明らかにした。同時に，前頭葉の背外側皮質の活動が低下する。この部位は，認知の統御，記憶，理性，判断，抑制的な過程に責任のある大脳皮質の領域である[3]。要するに，（その強度，持続，性質にもよるが）悲しさは感情の統御や表現に関連する下部の皮質の経路（すなわち，扁桃体）と，感情の統御に関与する上部の皮質の中枢（すなわち，前頭葉背外側皮質と前帯状皮質）との間の密接な相互作用を引き起こす。しばしば，持続的に，強度の否定的な気分を経験すると，極度の感情（すなわち，扁桃体）の興奮と脳の感情統御の過程（すなわち，背外側前頭皮質と前帯状皮質）の抑制の双方が生じる。言い換えると，肯定的そして否定的感情経験を変えることを目的として，本書で感情統御を改善するということを強調しているのは，神経生理学的なさまざまな根拠に基づくものである。本書で解説してある気分感情戦略は，脳内の皮質における感情統御過程でより効果的な活動を達成させることを目的としている。

> 気分改善の練習をすると，感情的経験についての認知，行動，神経学的な要素の再教育を受けることになる。

　悲しさや抑うつ気分は単なる神経の反応だけではない。悲しさは，否定的な思考や記憶そして期待を強めて，無視したりコントロールしたり信じ続けたりするのが難しくなるので，記憶や思考（あるいは認知）も変化させる。行動も影響を受ける。抑うつ的な人は受動的で，自己主張せずに行動し，困難な状況，対人関係，努力を要する課題をしばしば避けようとする。この点において，感情統御の神経生理学的機能不全とうつ病における行動の低下との間の関連を完全に理解できてはいないのだが，前頭葉皮質の活性化が抑制されていることが，回避や物事を先送りしようという傾向に関連しているのかもしれない。

　明らかなのは，落ちこむということは複雑な状態であり，気分改善のための幅広いアプローチが必要であるという点である。否定的な気分の特定の側面を活用して，バランス感覚を取り戻し，日々多少なりとも落ちこんでいても機能を失わないようにする必要がある。すでにツールファインダーで示したように以後の章では，抑うつ的経験のさまざまな側面を標的とする広範囲な介入法について取り上げる。それらの章では，どの特定の戦略がもっとも有効か理解することができるだろう。

ツールファインダー

とくに第4章，第6章，第7章に挙げた気分改善戦略の多くは，抑うつ気分をさらに悪化させる否定的な思考を取り上げている。第5章，第11章，第13章の戦略では，悲しさが持続している状態にしばしば認められる行動面での欠陥を取り上げている。

日常生活における悲しみや落ちこみ

　あなたの抑うつ気分を減らすのを手助けしようという従来の方法を示すのが本書の目的ではないことはすでに述べた。自然に生ずる悲しみに満ちた状態を**改善**し，適応力を高め，一般的に健康な感情状態になるように手助けするのが本書の目的である。そのためには，**適応力を高める**というのがどのような意味を持つのか理解する必要があるだろう。平均的な人の「ごく普通の」感情状態とはどのようなものであるだろうか？　日常の感情の最適あるいは「完全な」状態とはどのようなものだろうか？　ほとんどの人は日々どのように感じているのだろうか？

　感情経験には重要な個人差がある点についてまず留意しておく必要がある。いつも不機嫌であるといった，否定的な感情に傾きやすい人がいる一方で，いつも快活で，肯定的感情が自然に生じるような人もいる。そして，こういった傾向には強い遺伝的な基礎がある。したがって，気分改善の目標や期待を定めようとする際には，自分自身のパーソナリティの特徴をよく考えておかなければならないだろう。以下の「日常の抑うつ気分の科学」の欄には，日常の気分改善の努力についての現実的な期待を定めるのに役立つ，悲しみや抑うつの性質について追加の情報を示してある。

日常の抑うつ気分の科学

　ごく平均的な人の日常の感情経験は中等度に肯定的と表される（詳しくは第2章参照）。さらに，（日々の多くの出来事がそうであるように）低い刺激に対して反応している場合には，肯定的な反応を呈する傾向がある。しかし，要求や入力がより強まると，否定的な偏りが生じる[4]。このように毎日の多くの時間は「まずまずの満足」を感じて過ごしているように見えるのだが，悲しみといった否定的な感情に短期間襲われると，中等度の肯定的な態度が妨げられてしまうこともまた明らかである。たとえ短時間でも悲しさに襲われると，しばしば幸福感が消え去ってしまう。さらに，日々の抑うつ気分の頻度が高く，持続が長く，予想される以上に日常生活がより深刻な影響を受けるような人もいる。長期にわたり強い悲しさや落ちこみに傾きがちな人こそ，本書で取り上げる気分改善戦略から最大の利益を得られるはずである。気分改善戦略とは，「下方修正」したり，否定的気分を減らしたりする個人の能力を改善することが目標である。

　それでは，持続的な抑うつ気分と悪戦苦闘するといったことはどれくらいよくあることなのだろうか？　もっとも重症の抑うつ気分，すなわち臨床的なうつ病とか大うつ病とか呼ばれるものは，毎年約1,400万人のアメリカ人が，そして，生涯に5人に1人がかかる[5]。悲しさが持続するというのは大うつ病のひとつのサインであるのだが，大うつ病というのは単に悲しいというのをはるかに超えて，興味の喪失，不眠，食欲低下，注意集中困難，活力の低下などといった他の持続的な症状も出現してくる（詳しくは第15章参照）。一日中続く抑うつ気分，興味の低下，不眠や倦怠感といった他の症状が少なくとも2週間続いている小うつ病（minor depression）にかかっている人もいる。小うつ病の生涯有病率（lifetime prevalence）は約10％である[6]。最後に，一般人口の中でもとくに他の群と比較して抑うつ気分や症状を抱えやすい群がある。たとえば，若年成人，女性，高齢者，慢性の身体疾患にかかっている人，否定的な感情のパーソナリティの人などである。要するに，持続的な抑うつ気分や悲しさの率は全人口に等しく認められるわけではない。しかし，一般人口の中の多くの割合

の人々が持続的な抑うつ感に悪戦苦闘していることが明らかである。

持続的な抑うつ気分がいかに深刻であるかをあえて説明するまでもないだろう。しかし，持続的な悲しさの問題に取り組まなければならない他のいくつもの理由がある。この問題に直面している人は，後に重症のうつ病に発展したりする危険が高く，たとえ小うつ病であったとしても，日常機能，生活の質，身体的健康などに重要な障害を引き起こすことになりかねない[7]。

> **中等度の肯定的な感情はより典型的であるのだが，非常に多くの人が小うつ病と呼ばれるような悲しみや抑うつ気分に悩まされている。気分改善法を身につけることは，潜在性のうつ病や小うつ病にかかっている人にとってはとくに重要である。**

従来の治療法が重症のうつ病にあまり効果が上がらないのと同様に，小うつ病もあまり従来の治療法に反応しないことを知ってあなたは驚くかもしれない。その理由が完全には明らかになっていないのだが，小うつ病の人の呈する症状の重症度が低くて，症状の数も少ないために，改善の余地も小さいことが原因かもしれない。しかし，気分改善のアプローチは，従来の治療法とは異なる視点から機能するために，小うつ病の人に大きな効果をもたらすのだろう。本書で解説される戦略は，中等度で一時的な症状から，より重症な抑うつ経験までを含む広範囲な抑うつ症状に対して用いることができる。自分自身に気分改善戦略を適応する前に，抑うつ気分をある程度下げておく必要があるといったことはない。

気分改善：感情統御についての新たな科学

> **抑うつ感を修正し，幸福感を促進するという2つのタイプの感情統御は，人生の満足度を改善するのに必要である。**

私たちは，肯定的な感情をごく自然に保つとともに，否定的な感情は減らし，除去し，抑え，避けようという行動に出なければならないと感じる。残念ながら，どのような方向であれ，とくに長期的にみると，その努力はそれほど効果的ではない。本書の主な目的は読者にいかに抑うつ気分を改善させる方法を示すかということであるので，以下の12の章では，否定的な気分の改善や望ましくない気分を修正する戦略について取り上げる。第14章だけは，気分の高揚，あるいは，喜びや幸せといった肯定的な感情の上方修正について述べている。これらの両者はそれぞれ個別に解説する。というのも，第14章で学ぶように，それが同じコインの両面ではないからである。それにもかかわらず，2つのタイプの感情経験について働きかけていくことは，人生の満足度を改善させるのに不可欠である。

感情統御（emotion regulation）とは，感情のある側面を低下させたり，維持したり，上昇させたりすることを指す[8]。感情統御には以下のようなさまざまな反応が含まれる。たとえば，誇りや喜びといった肯定的な感情をもたらす新たな仕事を始めるために他の土地へ転居することから，気分がふさいでしまうので子どもとの間で最近あった葛藤について考えないようにしようとすることまで，さまざまな反応がある。事故にあった人の恐怖感や悲しみが自分にも湧いてきそうな気がするので交通事故の場面から本能的に目を逸らそうとする時のように，感情をコントロールしようとする試みは自動的に生じる場合がある。あるいは，意識して生じさせる場合もある。たとえば，恋人と喜劇映画を観に行って，楽しくて，リラックスした感じを得ようとするように，自分の気分を変えるためにき

わめて意図的に行う場合もある。

　効率的な感情統御能力は心の健康のために重要な要素である。感情統御がうまくいくと，仕事に集中し，良好な対人関係を保ち，精神内界の幸福感を得ることができる。それとは対照的に，不安障害やうつ病といった気分障害は，感情統御の非効率的な試み，あるいは**感情不統御**（emotion dysregulation）のために生じることが多いと考えられる。このような試みの結果，悲しさのような否定的な感情が過度になったり，喜びや幸せといった肯定的な感情が不足したりしかねない。感情不統御は，効率的な感情統御戦略を知らない，それを用いることができない，非適応的なアプローチに過度に頼る，感情統御戦略を用いる時期を誤る，感情を引き起こす状況に合わない戦略を用いるなどの結果である。したがって，感情統御の試みが成功するか否かは，どの戦略を用いるかにかかっている。

非効率的な感情統御

　感情統御戦略の中には悲しみといった否定的な気分の改善には比較的効果はないものもあるということを長年にわたって研究者は気づいていた。そのうちのひとつが**状況回避**（situational avoidance）であり，望まない，不快な気分に関連するような状況を避けようとする試みである。恐怖を伴うことを避けようとするのは目立った行動であるが，悲しみを生じるような状況を避けようとすると，引きこもり，他者との間に距離を置き，物事を先延ばしにするようになってしまうかもしれない。たとえば，大切な同僚があなたに文句を言ってくるからといって，その人を避けたり，あるいは，経済状態を考えると気が進まないといって，支払いを先延ばしにしたりするかもしれない。たとえ，他の人々と会っているし，さまざまな活動に参加しているので，気分がよくなると感じるかもしれないが，どのようなことにも時間がかかるし，エネルギーも必要だと思われて，人と会うのを避けるようになるかもしれない。こういった行動が積み重なっていくと，問題に取り組もうとも，目標を達成しようとも，そして他の人々と交際しようすることもなくなってしまうかもしれない。調子が悪いと，ジョアーンはほとんど一日中ベッドに横たわって過ごした。トッドは気分がふさぐと，講義を欠席するようになった。どちらの場合も，それほど努力は必要ないので，回避がもっとも魅力的な反応に思えた。しかし，長期的には，回避的行動が彼らの人生の問題を悪化させて，生活の質を落としてしまい，ジョアーンとトッドはさらに気分が落ちこんでいった。習慣的な回避的行動は，抑うつ気分に関連する人生の状況に対処するのを妨げてしまう。

> **ツールファインダー**
>
> 第3章と第13章では，非適応的な状況回避とその克服法について焦点を当てている。

　過度の分析，あるいは**過剰思考**（overthinking）は別種の非適応的感情統御戦略である。過度の分析のよくある2つのパターンは**くよくよ悩むこと**（rumination）と**心配**（worry）である。なぜ悲しいかを理解しようとして自分の思考や気分について評価しようとしたり（例　くよくよ悩む），将来起こり得る恐ろしい出来事やそれをどのように避けるかといったことに囚われ（例　心配）たりしてしまうために，多くの人が時間を無駄に使っている。結局，くよくよ悩んだり心配したりすることで，

> 自分の抱えた問題，状況，最近の感情状態についてあまりにも深く理解しすぎようとする過剰思考の結果，否定的な気分を和らげるどころか，むしろそれを悪化させてしまうかもしれない。

かえって否定的な気分を強めてしまう。どちらのタイプの思考も，前頭葉皮質のある領域の過剰活性化と海馬・扁桃体領域の活性化に関連している。

くよくよ悩んだり心配したりすることは役立つところかむしろ有害であることをほとんどの人は気づいているのだが，こういった思考過程は自動的なものであって，それをコントロールすることなどできないと感じている。サラは夫が不倫について打ち明けたことについて何時間も考え続けて，自分のどこが悪くて夫が不倫に及んだのか，その理由に悩んだ。しかし，このように考えても何も生まれなかった。夫の不倫について新たな洞察が生まれなかったばかりでなく，サラは一層気分が沈み，見捨てられた感じが強まっていった。

ツールファインダー
第6章では，うつ病の際にくよくよ悩むという問題についてとくに取り上げている。

非常に詳しく研究された非適応的な2つの感情統御戦略とは，**思考抑制**（thought suppression）と**感情抑制**（emotion suppression）である。第4章で詳しく解説するが，思考は感情に多くの影響を及ぼす。悲しいと感じると，喪失，失敗，絶望，個人的な不全感，無価値観を覚えがちである。そこで，抑うつ感やみじめな感じを減らそうとするあまりに，そのような感情を考えないようにしようとする。思考抑制は，感情の認知統御に関連している前頭前野皮質や前帯状束皮質の過活動と関連していることを示す神経画像研究の結果がある。思考抑制を認知面での状況回避と考えることもできる。たとえば，顧客から多くの苦情が来てセールスマンにとって大変な一日だったとすると，必死で他のことを考えようとしてその日の出来事から目を逸らそうとするかもしれない。問題なのは，否定的で批判的な思考について必死で考えないようにすればするほど，逆説的に，かえってそういった思考に注意を払ってしまい，考えないどころか，むしろより一層深く考えることになってしまう。したがって，望ましくない思考を意図的に避けようとするのは，非効率的な戦略であって，悲しい気分を和らげることにはならない。もっとみじめになるので，サラは前夫の不倫についてあれこれと考えるべきではないとわかっていた。しかし，前夫の不倫について考えないようにすればするほど，考えやイメージを払いのけようとするのが難しくなり，それが頻繁にありありと迫ってきた。実際に，あまりにもありありとしていて，サラは自分が気がふれてしまうのではないかとさえ思った。

同様に，望ましくない感情を抑えようとしたり（例涙をこらえて，平静な顔でいようとする），感情経験自体を抑えようとしたりすると，不幸せで悲しい感情がかえって悪化してしまう[8]。トッドが友達と一緒の時にあえて快活でユーモラスに振る舞おうとした時に気づいたように，幸せでもないのに，幸せそうに振る舞うというのは，感情統御にとってはきわめて非生産的なアプローチである。当然，家族や親友はトッドの行動を通じて，彼が落ちこんでいるのに，快活そうに振る舞っていて，かえってうつ病が悪化しているように見えるとわかっていた。というのも，トッドがまったく幸せには感じていないことをその行動が明らかにしていたからである。

トッドは自分が実際にどのように感じているのか理解して，はじめて効果的な気分改善を身につけることができた。これこそが本書において，気分改善を純粋な感情経験という文脈の中で解説してい

る理由であるのだ。抑うつ気分や悲しさを常に認識し，それを表現し，そしてそれに向きあう。真の感情を否認するのは感情統御にとっては非適応的なアプローチであると，長年にわたって心理学者は気づいていた。

> 効果的な気分改善は，実際に自分がどのように感じているのかを認識することから始まる。

> **ツールファインダー**
>
> 第4章，第7章，第8章では，抑制よりも，抑うつ的な思考や気分に対して効果的で生産的な戦略について解説してある。

効果的な感情統御

　あなたがこれまで非効率的な感情統御戦略を用いてきたかもしれないという点について認識するのは大切であるが，どの感情統御戦略が否定的な気分を効果的に和らげて，幸福感のような肯定的な感情を高めるのかを学ぶことが重要である。以下の章で解説する気分管理戦略は，研究者たちが発見してきた多くの効果的な方法を活用している。

　状況暴露（situational exposure）や**問題解決**（problem solving）は，不安や抑うつ感といった否定的な感情を和らげるのに有効であることが長年にわたって明らかにされてきた。どちらの戦略も，抑うつ気分に関連する状況に直面したり，問題を解決しようとしたりすることであり，回避とは正反対である。たとえば，あなたが配偶者と口論になって，落ちこんでいると考えてみよう。適応力の高い対処法とは，配偶者に近づいて，同情，傾聴，効果的な問題解決法などを用いて，葛藤を解決しようとすることである。ジョアーンはすでに述べたように，気分がふさぐと，ベッドに横たわり，周囲の人々と距離を置いた。しかし，あえてベッドから出て，着替えをして，せめて一日に一度は友人に電話をかけるようにしたところ，気分がよくなることに気づいた。それとは正反対に，彼女が半日ベッドに横たわっていると，自責感が強まり，自分は怠け者だと責め始めた。このような否定的で自己批判的な思考がさらに彼女の気分を低下させた。

> **ツールファインダー**
>
> とくに第3章，第10章，第11章，第13章で解説されている気分改善法の多くは，気分を悪化させるような状況に直面するのが，抑うつ感を和らげるのにもっとも有効な方法であるという考えに基づいている。

　否定的な気分を和らげるもっとも効果的な戦略のひとつは，**認知の再評価**（cognitive reappraisal）とか**認知の再構築**（cognitive restructuring）とよばれる過程である。状況に対する個人的なあるいは感情的な意味を変えるために，この戦略は状況をどのように評価しているのかを変更しようとするものである。認知の再評価は，ペンシルバニア大学の精神科医アーロン・T・ベック（Aaron T.

> 孤立，先延ばし，他のタイプの回避は，あなたにとって典型的な対処反応だろうか？　もしもそうならば，否定的な感情を引き起こすような人や状況に直面して，あなたの気分がどのように改善されるか確かめてみよう。

Beck）が開発した**認知療法**（cognitive therapy）と呼ばれるうつ病に対する非常に効果的な治療法の中核概念のひとつである。否定的な感情に対処するために認知の再構築を用いると，感情統御に関与する脳の領域である前頭前野皮質が活性化される。

　エレーナは望んでいた仕事に就けなかったため，ひどく気落ちした。採用面接はとてもうまくいったと考えていたのだが，「仕事に向いているほど頭がよくもなければ，才能もないとみられてしまった」「これは私にはたいして能力がないことの証明だ」「人生で何も手に入れられない」といった結論を早々に下してしまった。仕事に就けなかったことで自分を責めて，彼女はますます気分が落ちこんだ。しかし，エレーナが認知の再評価を用いるようになると，「就職競争は本当に厳しい。私が最終選考まで残っていたのは，選考委員会が私に能力があると考えていたことの証拠だ」「私の能力と会社が現在必要としていることとが一致していないから，私は雇ってもらえなかっただけなのかもしれない」「就職活動を始めてまだ3カ月しか経っていない。この就職氷河期ではそれほど長い期間ではない」などと再考するようになった。認知の再構築とは，否定的な選択結果を，持続的な個人の欠陥や短所としてではなく，一時的で変化可能な状況に帰することである点について理解してほしい。こういった状況の再評価が喜びや幸せをもたらすものではないのだが，抑うつ気分を和らげる効果がある。就職面接に失望したことについて，このような状況的説明を受け入れるようになって，エレーナの抑うつ感は徐々に和らいでいった。

> **ツールファインダー**
> 第4章では，抑うつ気分を改善させるために認知の再評価をどのように使うべきか詳しく解説する。その後の章でも，この技法をしばしば取り上げる。

　感情表出（emotion expression）とは，感情についての研究者が強調する他の適応力の高い感情統御戦略である[8]。このアプローチでは，肯定的な感情も否定的な感情も自由にありのまま表現することを強調する。この表出は，不自然に，強制され，無理やり作り出されるものではなく，むしろ，臨機応変に，自由に，適切に溢れ出てくるものである。たとえば，仕事を得られなかったと知った時に，エレーナは悲しみを表して当然であった。数日は落ちこんだかもしれないが，その悲しみを利用して，自分の置かれた状況について現実的にとらえて，仕事を探すために何をすべきか考えることができるだろう。

　自分の感情に素直であるということは，否定的な思考を認めて，それを意図的に表現することも含まれる。系統的，計画的，そして限定的な方法でこうすることによって，否定的な思考に囚われきってしまわないことが重要であるが，否定的な感情を和らげることができる。別居して最初の数カ月間は，サラは，子どもたち，家族，友達の前では，気丈夫な表情を保ち，しっかり働こうとした。しかし，気分がふさいでいるのを常に抑えこもうとしたために，かえって悲しみがずっと続くように思われた。そこで，わずか数分間だが，泣きたいだけ泣いてもよいことに気づいた。子どもたちの前で泣き出してしまったら，「お母さんはお父さんが恋しくて，悲しいの」とだけ説明した。他の家族や友達の前で泣き出してしまったら，別居について簡単に話をするようにした。悲しみを適切に表出する

ことによって，癒しの効果があり，絶望感によりよく対処できることをサラは理解した。第3章では，計画的な感情表出のもたらす治療効果に基づいたいくつかの気分改善戦略について解説する。

感情支配行動（emotion-driven behavior），すなわち，強烈な感情経験に反応して起きる行動は適応的でもあれば，非適応的でもある[9]。感情に駆られて抑うつ気分を悪化させるような行動の例として，不活発になり，睡眠が不足し，他者に対して怒り，盾つくようになり，ジャンクフードをたくさん食べたり，ぼんやりとテレビを見たりする時間が長くなる。このような一見するとむしろ気分を和らげるような行動は，落ちこんだ気分に対する一時的な解決策にすぎず，長期的には気分改善を妨げる。

より有効な感情統御の視点は，問題の多い対処反応を見きわめて，より適応力の高い対処となる感情支配行動に置き換えることである。このためには，運動プログラムを始める，睡眠時間を長くする，対人関係スキルや適切に自己主張するスキルを学ぶ。たとえば，トッドは気分が落ちこむと，友達やガールフレンドと距離を置いて，引きこもりがちになった。彼は自分の寝室にこもって，ワールド・オブ・ウォークラフトというオンラインゲームに数時間もぶっ続けで熱中した。ゲームをしている間は注意を他に逸らしているので抑うつ気分が和らぐように感じたのだが，そのためにかえって勉強が遅れてしまったり，ガールフレンドと不仲になったりした。友人とジムに出かけたり，体操をしたりすることのほうが，より効果的な気分改善戦略であることに気づいた。というのも，こういった行動は，身体的な活動，生産的な気分転換，他者との交際に関連し，このすべてが落ちこみを和らげるからである。

> **ツールファインダー**
>
> 第5章と第12章では，否定的な気分を変えるためのより適応力が高い対処方法にとくに焦点を当てる。

受容（acceptance）とマインドフルネス（mindfulness）は，研究報告に最近姿を現してきた最新の感情統御戦略である。マインドフルネスと受容は思考や感情を変化させようとするものではないので，多くの点で，これらの戦略は，非統御（deregulation）戦略と考えられる。マインドフルネスと受容の要点は，思考や感情が生じて，そして去りゆくのをありのままとらえようとするのであって，それをコントロールしようとしたり，変化させようとしたりは一切しないことである。受容は，すべての感情を認識し，ありのままにとらえるといった点を強調し，それを判断したり，変えようとしたりしない[10]。むしろ，自分の思考や感情を単に観察するように働きかけられる。川の流れを眺めるように，自分の心の中を流れる思考や感情を見つめるのだ。

> 適応力の高い対処行動は，他の適応的な気分改善反応を作り上げて，肯定的な感情にも否定的な感情にも「より多くの影響」を及ぼす。

マインドフルネスは，注意に関する繊細な訓練から成る。すなわち，煩わしい思考や感情から注意を逸らして，仏教徒の瞑想を通じて確立された現在の，一時的で，穏やかな身体感覚へとゆっくりと注意を向けなおすという訓練を繰り返すことによって，マインドフルネスを身につけていく。マインドフルネスの練習をすることによって，否定的な感情に耐え，回避的態度やあれこれと思い悩むことを減らし，思考や感情を徐々に受け入れていき，望まない感情や思考の信頼性や意義を減らしていく[10]。分析や合理化を用いて自己の思考や感情を意図的に変えようとするのではなく，それをあり

効果的な感情統御

のまま受け入れていくことを学ぶのがこの感情統御戦略の重要な目標である。受容はサラの気分改善ツールキットのなかで重要な戦略となった。一日のほとんどの時間ひとりでいて，周囲の人々との間に距離を置いていることにサラは気づいた。セラピストの助けを借りて，自分が周囲の人々と距離があるという考えが自分の中をそのまま通り過ぎていくようにして，受け入れていった。そういった考えに反応して，それを無理やり押しのけようとするのではなく，サラの意識を通り過ぎていくのを受動的，中立的に観察することにしたのである。

> **ツールファインダー**
>
> 第7章と第11章では，マインドフルや受容の視点に基づいて，抑うつ気分に対処するいくつかのアプローチについて詳しく解説する。

気分改善から最大の利益を得る

　本書で取り上げる80の気分改善・気分高揚戦略には，幅広い気分統御の過程や活動が含まれている。すべての戦略がどの読者にまったく同じように有効であるというわけではない。一人ひとりがパーソナリティも，人生の状況も，過去の経験も異なるので，抑うつ気分も個々に非常に独特なものである。たとえば，対人関係に敏感で，抑うつ気分はしばしば他者から賛成されないことや拒絶への反応である人もいる。一方，自分の達成に重きを置くので，仕事上で失敗や失望を経験すると抑うつ的になる人もいる。抑うつ気分を経験すると，あれこれと思い悩み，それが抑うつ的な経験をさらに悪化させてしまう人もいる。また，回避や先送りの態度を示し，人生の問題や困難なことに対処するのを拒否する人もいる。あなたが本書の以下の章を読んで，さまざまな気分改善戦略を学ぶと，各戦略が抑うつ経験のどの側面に焦点を当てているのかに気づくだろう。この情報を活用して，あなたの抑うつ経験にもっとも関連している戦略を選び，自分自身の気分改善計画を編み出してほしい。

　ジョアーンは，あれこれと思い悩み（例「また重症のうつ病になったらどうしよう？」），他者からの否定的な評価を心配する（「友達が私のことを弱々しくて，能力がないと考えたら，恐ろしい」）といった，抑うつ気分にしばしば襲われることに悩まされていた。あれこれと悩むことに関する第6章，マインドフルネスに関する第7章，セルフ・コンパッションに関する第11章が，ジョアーンにとってもっとも有効な気分改善戦略だろう。一方，トッドは気分が落ちこむと，繰り返し湧きあがる自己批判的思考，厭世観，絶望感に襲われた。否定的な思考に関する第4章，絶望感に関する第9章，肯定的感情や幸福に関する第14章が，トッドにはもっとも関連があるだろう。サラは結婚が破綻し，シングルマザーとしての新たな問題に直面するようになって，抑うつ気分が増してきたことに悩まされた。困難な状況に対処することを取り上げた第3章，行動療法的戦略に関する第5章，恐ろしくて難しい問題に直面することに関する第13章に解説されている戦略がサラにとってはもっとも関連があるだろう。

　読者は本書を通読して，すべての気分改善・気分高揚戦略について熟知すると，おそらく最大の利益を得ることができるだろう。次に，あなた自身の抑うつ気分にもっとも関連した章に集中していく。この時点では，自分の気分が落ちこんだ時に気分改善法を用いる際の指示に従いながら練習する

ことが大事だが，あなたにとってとくに有効なある種の戦略があることを覚えておくとよい。戦略について検証し，自分の抑うつ気分を減らすのにもっとも有効な戦略はどれかを見定めて，そしてその戦略を練習することで，それは抑うつ気分に対処するための自然な方法になる。また，これらの戦略の多くは，食事，睡眠，運動といった予防の意味で長期的な利益をもたらすような，ライフスタイルの変化を求めるものであることにも気づくだろう。たとえば，健康なライフスタイルに変化させることができれば，悲しみや抑うつに襲われることも減っていくことに気づくだろう。マインドフルネス瞑想（第7章），対人関係（第10章），運動（第12章），ポジティブ心理学（第14章）といった予防の可能性のある戦略をあなた自身のツールキットに含めることを考えてほしい。ある戦略に予防の可能性がある場合には，各章でそれに焦点を当てる。

> 気分改善の目標は，悲しさを取り除くのではなくて，減らすことである。

　気分改善を実施するうえで戦略的であることは重要であるが，現実的な期待を抱くこともまた大切である。悲しさは人間の感情の正常な部分であるので，人生からすべての不幸を取り除くなどというのは可能でもないし，望ましいことでもない。抑うつ気分の強度や持続時間を減らすとともに，日常生活が障害されるのを防ぐことが目標である。気分改善戦略はこの目的で用いるべきであり，それでも悲しさは襲ってくるかもしれない。気分改善の目標は，抑うつ感が日常の機能や長期的な幸福に否定的な悪影響を及ぼすのを減らすことにある。

　同様に，他よりも悪影響を及ぼす人生の状況があることについて認識しておくことが重要である。愛する人の死に向きあうことは，友人からの批判で引き起こされた悩みを克服することよりも，気分改善にとっては難しい問題となる。そして，気分改善が他の人よりも難しいという人もいる。もしもあなたが生まれながらに厭世的で，否定的

> 強い忍耐心と親切心で自分自身に対する気分改善を推し進める。

で，自己批判的になりやすいならば，自分自身に対して親切で，忍耐強く，そして共感的になる必要がある。まさに「ローマは一日にしてならず」であり，これまで慣れ親しんできた非適応的な対処反応を，健康で効果的な気分改善法に置き換えるには，時間も決意も必要である。しかし，正しい戦略を用いて，抑うつ気分の悪影響を和らげる方法を身につけて，あなた自身が望む人生を送ることは可能である。

気分改善を永遠のものにする

　人は自分の感情を意識しているものの，日常生活における感情統御にはあまり注意を払っていない。ほとんどの人は幸福感と抑うつ感の間で動揺があることを少なくとも知っているが，意図的に，そして努力して悲しさを和らげたり，さらに幸せな気分を増そうとしたりはしない。むしろ，どちらかというと自動的で，あまり考えもしないで習慣的な方法に頼って，感情に対処しようとする。本書は，感情管理についてのあなたの思考法を変えようとするものである。単に「感情を乗り越えよう」とするのではなく，どのような気分になるかという方法を大きく変えることができる。これは抑うつ感や悲哀感にとくに当てはまる。長い目で見て気分改善の第一歩となるのは，日常生活における不幸せな感じを意図的に減らし，喜びや満足感を増すことである。

　第二のステップは，気分改善は日常的な活動であり，その場しのぎの修正の現象ではないという点

を認識することである。気分改善とは，落ちこみがちな傾向を何とか永久に変えようとすることではない。むしろ，あなたの感情生活へのアプローチとして気分改善を身につける必要があるだろう。抑うつ感を覚えたら，この望ましくない状態に囚われてしまうのでなく，気分改善に取り組むことで対処する。これは，「そうだ，私はたしかに悲しい。それではすっかり身動きが取れなくなってしまわないようにするには，私は何をしなければならないだろうか？」という態度を取ることである。気分改善は学ぶことができる一連のスキルであると考えて，人生で抑うつ感を覚えたらいつでも繰り返し，それを応用することができる。

第三のステップは，本書の中の多くの気分改善戦略を含む，ライフスタイルの変化をもたらそうとするものである。たとえば，運動プログラムを始める，食事や睡眠の習慣を変える，マインドフルネス瞑想を行う，多くの人と交際する，他者に対して感謝や共感を表すなどが，気分管理に関して適応力が高く，柔軟で，全体的な視点に基づく行動や態度の主要な変化をもたらす。単に一時的に気分が下がっている状態を和らげようとするよりは，こういったライフスタイルの変化は広範囲にわたる影響を及ぼす。さらに，日常生活の要求に対して，より肯定的で，楽観的で，自己コントロールの視点を作り出すことによって，維持機能をもたらすことができる。

あなたの人生の難局に対処する回復力は，このようなライフスタイルの変化によって強化されていく。より頻繁で持続的な肯定的感情を経験することは，あなたの回復力をさらに高め，「増幅・増大」効果とある研究者が呼んだものである[11]。すなわち，これらの戦略の多くは，否定的な気分を経験する全般的傾向を減らし，気分改善の予防的役割を果たす。より大きな，挑戦的な変化をもたらそうとすることから始めるとよいだろう。というのも，ある時期の抑うつ気分を特定の技法で減らそうとするよりは，あなたの人生により広くそして深い変化をもたらすことができるからである。

最後に，あなたの人生において感情管理を最優先事項としてほしい。多くの人々が，気分改善から求められるものよりもはるかに効果の乏しいことにあまりにも多くの時間と労力を使っている。たとえば，先進国の多くの人々は，金儲けのために非常に多くの時間と労力を費やしている。これは自分や家族の経済的安定と幸福に必要であると，彼らは主張する。この厳しい職場環境では豊かであればあるほど，快適で，人生に満足し，幸せであると感じることは少なくとも言えるだろう。しかし，富を得ようとすることは，より大きな幸せを達成するには，根拠に乏しく非能率的な方法であるという多くの証拠もある。自己の感情やその統御に高い関心を払うと，人生の満足度を改善させるという研究結果が増えてきている[12]。実際のところ，多くの人が最大の幸せをもたらすことにあまり時間を使わずに，ほとんど幸せを生まないようなことにあまりにも多くの時間を使っている。「私には感情統御に取り組むのに必要な時間と労力を費やす余裕がない」とあなたは考えるかもしれない。もちろん，そのように考えることもできるのだが，真の問いは，あなたは自分の感情生活をこのまま無視し続けることができるのか，あるいは，悲しみをもたらし，生活の質を落すような，日々の存在が感情に支配されたままでよいのかということである。だからこそ，あなたが本書を読み進めて，気落ちした気分を和らげる方法を見つけてほしい。

第2章　流れとともに生きる

> 気分は動的なものであり，
> 常に変化していて，けっして留まったり，
> 静的なものであったりするわけではない。

　クレイグは，神経質で，不快そうな様子で診察室に入ってきた。彼は私と目を合わせようとせず，わずかに震えている手に視線を落としていた。診察を受けようとした理由を尋ねられると，少し間をおいて，一瞬顔を上げ，小さな声で「僕は落ちこんでいる」と言った。「落ちこんでいる」とはどのような意味か，落ちこんでいる時にどのような気持ちかもう少し詳しく説明してほしいと私は話しかけた。いつも気分がふさぎ，不機嫌で，喜び，幸せ，興奮といったことはめったに感じないのだと，彼は1時間話した。「僕は子どもの時も，落ちこんでいたように思う」とさえ言った。一日中，「まったく何も感じない」か「なんだか気分がふさいで，落ちこんでいる」ように感じていたという。めったに笑うこともないし，最後に本当に楽しい思いをしたのがいつかということさえ思い出せないとも付け加えた。自分は「物事の暗い側」を常に見る傾向がある不幸せな人間なので，他人からは否定的で退屈な人間と思われるか，避けられてしまうのではないかと考えていた。実際に友達は少なく，非常に親しい関係になったこともなく，重症のうつ病で留年したので，今では24歳になっていて，卒業が2年遅れていた。

　クレイグにとって人生は気分の落ちこみとの長い闘いであった。しかし，自分の気分が「常に」否定的で，「幸せだったことはほとんどない」と言ったが，彼が常に悲しかったというのが現実に正しいのかどうか私は疑問に感じた。彼は一日24時間，一週7日間，常に落ちこんでいたのだろうか？　落ちこみは常に強烈だったのか，それともそれには動揺があったのだろうか？　一日のうちでも，多少は肯定的で幸福感を覚えるような瞬間が来るのだが，それに気づかないことはなかったのだろうか？　私の話を誤解しないでほしい。私はクレイグが抑うつ気分と闘ってきたことを疑っているのではない。私の疑問は，彼が感じているように，落ちこみが一日中絶え間なく続いていたのだろうかというものである。彼の気分の状態がクレイグ自身が気づかなかったものの，実際には変動があった可能性はないのだろうか？

あなたは何を感じているだろうか？

　平均的な人の一日の気分の実態を，感情について研究している心理学者たちは明らかにしてきた。第1章で述べたように，一日のうちでも気分の大きな変化を経験することが今では明らかである。ある時点で，幸せだったり，悲しかったり，イライラしたり，怒ったり，欲求不満だったり，自責的で

あったりする。ところが，その後突然，他の感情を覚えたり，あるいは同じような気分が同じ強さで続いたり，強さや持続が変わったりする。このような気分状態は，自分の周囲の出来事や自分が何を考えているかによって大きな影響を受ける。さらに，いくつかの感情を同時に抱くこともある。たとえば，友人から批判的なことを言われると，怒りを覚え，傷つくかもしれない。さらに，気分は一日の時間によっても変化する。心理学者たちは気分の日内リズムを明らかにし始めている（このページ下の「気分の日内リズム」を参照）。

一日のうちのこのような変化や動揺はすべて，実際の気分状態がどのようなものであるか理解するのが難しいことを示している。クレイグのように，あなたは常に気分が落ちこんでいると感じるかもしれないが，自分が感じている以上に実は気分には変動があるということはないだろうか？　悲しみが弱い時間や，喜びを感じている時間に気づいていないだけなのかもしれない。あなたの一日の気分に満ち引きがあることをどれくらい正確に気づいているだろうか？　あなたが落ちこみと必死で闘ってきたならば，自分の気分が長期にわたる落ちこみ，失望，失敗に強く影響されているととらえているだろう。うつ病が自分に忍び寄り，ごく短期間の平穏，幸福，満足を奪い去ってしまったと，あなたは感じているのかもしれない。しかし，自分の気分についてのあなたの考えがどの程度正しいのだろうか？　自分が気づいている以上に肯定的な瞬間を実は経験しているかもしれないのだが，否定的な気分を強く意識しすぎるあまり，肯定的な気分に気づいていないのかもしれない。クレイグのように，あなたも「抑うつ的であることに落ちこむ」という罠に捕らえられてしまっている可能性がある。持続的な抑うつ状態に囚われきっていて，気分がますます落ちこんでいくといった状態である。

したがって，自分の一日の気分に対して過度に否定的な見方をすることの結果は深刻である。たとえば，リサは一日のほとんどの時間落ちこんでいるので，自分は悲しくて，孤独で，みじめな人間だと思っている。しかし，実際には強い悲しみを覚えるのは，夕方や週末だけだった。職場では悲しみが減り，肯定的な気分さえ感じる時があることに気づけなかったために，否定的な気分状態を改善させることに，過度に手厳しく，皮肉で，絶望していた。「私には希望がない。何を試みても意味がない」と彼女は誤った結論を下しているのかもしれない。本章に掲げた自己モニター練習がとても重要である。自分の抑うつ気分の程度をより現実的にとらえることができるようになるだろう。

> 一日の気分はけっして常に安定しているわけでもなければ，静的でもない。それは動揺し，否定的な気分や肯定的な気分を伴う。

気分の日内リズム

一日のうちで気分が上がったり下がったりする自然のリズムがあることについて，感情に関する研究者たちはこの10年間で多くのことを明らかにしてきた。いくつかの大規模調査では，過去1〜2日のうちでどのような気分だったかを質問してきた。たとえば，ギャロップ・ヘルスウェイ幸福尺度でアメリカ人の日常生活を調べたところ，回答者の54％は，2012年7月の最初の週において前日にとくに多くのストレスや心配を抱えずに，多くの幸福感や喜びを感じたと答えた[1]。11％の人は正反対の回答をし，多くのストレスや心配があったという。残りの人々は両者の中間を示していた。したがって，アメリカ人の10人中9人はほとんどの時間，とても幸せであると回答している。

他の研究では，気分状態について一日のうちに何度か調べた。スタンフォード大学のローラ・カー

ルステンセン（Laura Carstensen）らは，186人に対してある1週間で毎日5回その時点の気分状態について点数をつけるように依頼した[2]。幸福や満足といった肯定的な感情に比べると，悲しさや自責感といった否定的な感情の頻度は低かった。

　コーネル大学のスコット・ゴールダー（Scott Golder）とマイケル・メイシー（Michael Macy）は2008年2月から2010年1月までの期間，84カ国で240万人の英語でツイッターを利用している人が発した5億900万のメッセージ内の気分についての単語を言語学的に分析した[3]。ツイッターのメッセージは昼夜を問わず交わされているので，この方法では，数日内の時間による気分の変化を追跡することもできた。ツイッターで用いられた気分に関する単語を分析したところ，否定的な感情は朝が最低で，日中に上がり始めて，夜間に最高に達することをゴールダーとメイシーは発見した。一方，肯定的な感情は，早朝と夜間就寝前の2つのピークが認められた。また，肯定的な感情は一般的に，ウィークデーよりも週末に高かった。否定的感情は肯定的感情よりも変化が乏しく，そして，肯定的感情とは関連がなかった。夜間に最高になった否定的な気分が朝方に改善するということは，睡眠によって気分が改善されているのかもしれないという点もゴールダーとメイシーは発見した。33カ月間630万人のツイッターの中の45億の単語を検討した同様の調査においても，同様の結果が得られた[4]。平均的な幸福度は土曜日に最高で，それに金曜日と日曜日が続いた。火曜日は幸福度は最低であった。幸福感は朝に最高で，午後遅くで低かった（コーネル大の調査結果とは異なり，午後10〜11時に最低となっていた）。一日のうちの気分の浮き沈みについて以下のようないくつかの洞察が得られるだろう。

- 喜びや幸せといった肯定的感情は早朝に最高で，その後徐々に下がっていき，午後あるいはおそらく夜間に最低となる。
- 幸せは金曜日と週末に最高になるが，一週間のうちで火曜日に最低となる。
- 一般に，悲しみや自責感といった一日のうちの否定的感情はより頻度や強度が低く，一日を通じて安定し，あまり変化なく経過する。
- 少なくともいくつかの肯定的感情を覚えずに，一日中否定的な気分を経験するという人は稀である。
- 一般に，悲しさは幸せとは反対の傾向を示す。悲しさは朝に最低で，日中を通じて徐々に高くなり，夜間に最高となる。
- 一日のうちの肯定的気分と否定的気分はそれぞれ明らかに別の経験である。これが意味するのは，否定的感情には気分改善戦略を，肯定的感情には気分高揚戦略を用いる必要があるということである。

　肯定的気分と否定的気分には自然な浮き沈みがあるという本章で得た知識は，抑うつ気分を改善することを学ぶための第一歩である。本章で取り上げる戦略は，後の章で解説する気分改善介入法の多くの基礎となる。

以下のような場合に気分改善のために自己モニターを使う

- ■ 永遠に気分が落ちこんでいると感じる場合。
- ■ 最後に幸せや喜びを感じた瞬間を思い出せない場合。
- ■「気分が落ちこんでいることに圧倒されている」と感じる場合。
- ■ 自分の否定的な気分に囚われている場合。

自分の気分のリズムを知る

　自分のもっとも強烈で持続的な経験を忘れないというのは人間の本性である。あなたが，頻繁に，持続的で，強烈なうつ病に見舞われた時には，あなたは否定的気分を忘れることができずに，またそれが襲ってくるのではないかと心配するだろう。時間経過とともに，自分の気分状態の評価が偏っていき，抑うつ気分に過度に囚われるようになってしまい，肯定的な感情を抱いたことがあるなどとは覚えていられなくなってしまう。しかし，それでも他の人と同様に，おそらくあなたも一日のうちで気分の変動を経験している。ウィークデーよりも週末のほうがより肯定的な気分でいられて，夕方よりも朝のほうが気分がよくても何の不思議もない。そこで，自分の気分の日内リズムについて知っておくのは，気分改善に向けた重要なステップとなる。

　ラストシーンでひどく泣いてしまったので，リタは最近観た映画のせいで悲しくなってしまったと思っていた。しかし，その映画の他の場面ではしばしば笑っていたことを彼女は忘れていた。多くの絶望や失望をもたらした仕事の報告書を書き上げた後に，ジャン・ポールはセラピストのもとにやってきて，ここ数日気分が落ちこんでいると話した。同じ時期に，友人とスカッシュをしたり，信頼できる同僚と昼食に出かけたりしていた間は幸せで気楽

> あなたは自分が考えているほど実際に抑うつ感を覚えているのだろうか？　あなたの感情の日内リズムはどのようなものだろうか？　一日のうちで，気分が最高で，もっとも肯定的に感じる時間があるだろうか？

な気分だったことをすっかり忘れていた。一日のうちで幸せだった時間もあれば，悲しかった時間もあることを研究が明らかにしているので，時によって自分の感情がどのようなものであるのかを客観的にとらえることは重要である。気分改善の第一の課題とは，正確なデータを集めることである。すなわち，一日のうちの自分の気分経験の実態を把握して，気分改善のための戦略的アプローチを定めることである。もしも，自分が考えていた以上に実際はより肯定的な気分を経験していることや，あるいは，一日のうちのある時間には否定的な気分がそれほど強くないことに気づいたならば，こういった気分の自然な変化を活用して，全般的な感情状態を改善させるのに役立てられる。

➡改善戦略❶：気分についての期待や予測を修正する

　前述したように，自分は常に気分が沈んでいると考えると，さらに抑うつ感が深まってしまうように感じる。一日のうちでたしかに悲しみや不幸せな感じをしばしば覚えている時間があるかもしれない。しかし，朝起きて，ずっと暗い雲の下で生きなければならないと考えると，あなたの抑うつ状態はさらに悪化してしまう。

改善戦略❶を用いるのは，

- 自分がひどく「怖気づいている」ように思える場合。
- かつて気分がよかったことがあったなどと考えられない場合。
- 悲しみと絶望感以外に何も期待できない場合。

改善戦略❶の指示

1. この練習では，まず紙を取り出して，ウィークデーに悲しく感じた時の平均的なパーセンテージと，ウィークデーに幸せに感じた時の平均的なパーセンテージを書いてみる。
2. 次に，週末に悲しく感じた時の平均的なパーセンテージと，幸せに感じた時の平均的なパーセンテージを書いてみる。こうして4種のパーセンテージを書き出したことになる。本章の冒頭で示したクレイグは，ウィークデーに悲しく感じた時75％，幸せに感じた時25％。しかし，週末には悲しく感じた時90％，幸せに感じた時はわずかに10％だった。
3. 時間毎の悲しさと幸せの経験の平均的な強さを，時間毎の感情記録（以下の改善戦略❷を参照）に0から10で評点をつける（すなわち，0＝まったくない，5＝中等度，10＝ひどく〜である）。改善戦略❷に示した2週間にわたる自己モニターの練習を終えるまで，この予測は脇に置いておく。クレイグは，幸せの頻度（10点満点中2点）よりも悲しみの期間のほうがはるかに強い（10点満点中8点）と考えた。
4. 次に予想が正しかったかどうかを確かめる。気分の自己モニター（改善戦略❷）を終えたら，あなたの予想と，時間毎の感情記録に記入した幸せな経験と悲しい経験の時間のパーセンテージを比較してみる。あなたは悲しくなるだろうと考えた時間の長さを大げさに考えていたり，幸せに感じるだろうと考えた時間の長さを見逃していなかっただろうか？ 幸せと悲しさの強度についての予測はどれくらい正確だったろうか？

> あなたは実際の経験よりも，悲しさが強く，幸せが少ないことを予測していないだろうか？

　もしもあなたが悲しく感じるだろうとの予測が実態よりも大きいことに気づいたら，日常生活におけるあなた自身や個人的な状況が実際よりも抑うつ的だと考えているのかもしれない。このために，より気分が下がってしまうように感じるのかもしれない。

> あなたの否定的な予測を修正する。自分が予想していたよりも，毎日がうまくいくことがあるだろうか？ 日常生活における気分についてより正確でバランスの取れた期待をすると，日々の自分の気分の状態を改善できる。

　自分の抑うつ感をとらえたうえで，「私は自分の悲しみを大げさにとらえていて，少なくとも何らかの幸せを見逃しているのではないだろうか？ 私の日々の感情生活は自分が考えているほど否定的なものなのだろうか？」と自問自答することによって，この練習を気分改善戦略として活用することができる。

　次に，この判断の偏りを正すには，肯定的気分と否定的気分に関する日々の記録を再確認して，自分の感情経験が実際にはどのようなものかを正確に把握する必要がある。このようにして，「抑うつ

的な状態であることに落ちこんでいる」という感じのもたらす影響を和らげることができる。

➡改善戦略❷：自分の感情温度を測る

　自分のいわば「感情温度」（emtion temperature）を少なくとも定期的に測っている人はいないといっても差支えないだろう。私たちは日々，何らかの程度満足し，あるいは不幸せだったり，不満だったり，喜んだり，満足したり，神経過敏になったり，不安になったりするのだが，こういった感情の浮き沈みに気づいていない。しかし，ひどく気落ちしている人であっても，一日のうちで感情の変化があることを私たちは知っている。自分が認識している以上に幸せを，また，実際の不幸せの度合いは認識以下かもしれない。実際の日々の気分の状態を把握することは，気分改善に向けて戦略的に努力することの助けになるだろう。一日のうちにいつがもっとも気分が落ちこみ，いつが希望に満ちているか理解できるようになる。日々の感情の自然な流れが理解できると，気分改善戦略を一層焦点を絞って，効率的に活用できるようになる。この気分の自己モニター戦略は，本章とそれ以後の章で解説するすべての気分改善戦略の基礎である。

改善戦略❷を用いる目的は，

- 自分の日々の気分をより現実的に理解するようになるためである。
- 自分の肯定的感情や否定的感情の自然な流れを発見するためである。すなわち，自然に幸福感を覚えるのはいつで，落ちこみやすいと感じるのはいつかを知るためである。
- 自分の感情が変化するパターンを把握するためである。すなわち，どういった活動状況が気分がよくなったり，悪くなったりするのに関連しているのかを知るためである。
- ある気分改善戦略が実際に日々の気分を改善するのに有効かどうかを検討するためのベースラインを定めるのに役立てるためである。

　日々の気分の変化をより正確に把握するためには，肯定的感情と否定的感情の日常的経験について系統的な記録をつけることが重要である。理想的には毎日，時間毎の気分状態について最低2週間記録する。

改善戦略❷の指示

1. ある1時間について次のような質問を自問する。「この1時間に私はどれくらい幸せに感じただろうか？」「この1時間に私はどれくらい悲しく感じただろうか？」その強さに0から10で点数をつける（すなわち，0＝まったくない，5＝中等度，10＝とても強かった）。このようにして，毎時間，幸せと悲しさについて点数をつけていく。時間毎の感情記録に点数を記入する。時間毎の気分記録は部分的には次のページに掲げてあるが，用紙全体はwww.guilford.com/clark7-formsで入手できる。
2. あなたの気分を数日間モニターしてみたら，これまでに記入した時間毎の感情記録を見直して，何らかの変化のパターンを探してみる。あなたは一日のうちのある時間に幸せに感じたり，悲しく感じたりする傾向はないだろうか？　悲しさや幸せの強さに何らかの変化があることや，その

ような気分がどのくらい続くかという点に気づくだろうか？　これらの情報のすべては時間毎の感情記録から得られる。したがって，少しばかり時間をとって，あなたの肯定的な気分と否定的な気分の変化を追ってみることにしよう。

あなたはあまりにも面倒で細かすぎるために，この練習を飛ばしたいと思うかもしれない。あるいは，これには時間も労力もかかりすぎると思うかもしれない。しかし，毎時間に数分の時間をかけて，気分の自己モニターをするように，私はあなたに

> 自分の気分の日内サイクルについて現実的な理解ができるようになると，一日のうちでもっとも悲しく感じる時，あるいはもっとも幸せに感じる時に，気分改善の焦点を当てることができるようになる。

強く勧める。他の気分改善戦略を試みようとすると，気分の変動がたしかに存在することに気づくはずである。あなたの悲しい気分や幸せな気分を記録するのに，1時間に30秒間しかかからない。これは一日に合計してもせいぜい5分から10分間である。もしもある1時間の記録ができなかったら，そこを空欄にしておけばよい。というのも，あとから記憶をたどるよりは，その時点で観察して記録することが重要であるからだ。

➡改善戦略❸：気分改善の取り組みをいつ実行するか

肯定的気分や否定的気分をどのように感じるかは個々人で微妙に異なる（これは，改善戦略❷の気分のモニターの練習をするとわかるだろう）。それでは，あなた自身の気分の自然な浮き沈みに合わせて気分改善をしてはどうだろうか？　うつ病が重症であったり，これまでに気分改善を試みたことがなかったりするのであれば，抑うつ気分があまり重くないと思われるような時に始めるほうがよいだ

時間毎の感情記録

氏名：＿＿＿＿＿＿＿＿＿＿＿＿＿＿＿＿＿＿＿＿＿＿＿＿＿　　日付：＿＿＿＿＿＿＿＿＿＿

指示● あなたがこの1時間に，どれほど強く幸せに感じたか，そして悲しく感じたか，0から10点で点数を記録つける。その間にあなたの気分に影響を及ぼしたかもしれない状況を右の欄に記入する。

時　間	幸せの度合い	悲しさの度合い	備　　考
午前5時			
午前6時			
午前7時			
午前8時			
午前9時			
午前10時			

ろう。諺にあるように，「百里の道も一足から」である。夜間，あるいはひとりでいる，疲れている，自然に悲しく感じるといった実際に難しい状況ではなくて，一日のうちで抑うつ感がそれほど重くない時から取りかかるようにしよう。ほとんどの人は，朝や週末から始めることを考える。というのも，そのような時間帯は一般的に，悲しみの度合いが最低で，幸せな気分が普通は最高であるからだ。

改善戦略❸を用いるのは，

- もっとも悲しいと感じるような，難しい特定の時間がある場合
- あなたの気分が他の時間よりも肯定的な特定の時間がある場合
- うつ病が重症で，気分改善にあまり反応しない場合
- あなたにとって意図的な気分改善が初めての場合

改善戦略❸の指示

1. 朝には抑うつ気分がしばしばもっとも和らいでいるので，朝に経験している否定的な気分から始める。気分の自然な日内変動を利用しない手はない。
2. 朝の気分改善がある程度うまくいったら，次に，抑うつ気分がより強い午後に焦点を当てていく。午後は一日のうちでも否定的な気分やストレスとしばしば関連しているので，午後の気分に対処するのはさらに難しいだろう。

自分の時間毎の感情記録を検討してみたところ，クレイグは一日のうちで気分が沈み悲しい思いをしている割合が平均的な人よりもはるかに高いことに気づいた。しかし，午前10時から正午までの時間は，他者と同様に，いくらか肯定的で，抑うつ感が低かった。自分は幸せよりも悲しさが強いと考えてはいるものの，午後遅くや晩と朝とでは幸せと悲しさの評点の差がそれほど大きくなかった。最初に気分改善がいくらかはうまくいったことは重要であり，クレイグは以後の章で解説する認知行動療法に基づく気分改善戦略を用いて，さらに午後遅くの否定的な気分を改善していった。朝の時間帯の気分改善にいくらかの成功を収めたクレイグは，午後遅くの抑うつ気分や，金曜日や土曜日の午後といった，より大きな問題に取り組む準備ができていた。

> ある気分改善にいつ取り組むかは，他の気分改善策と一緒に使う時に重要な戦略である。このページに栞を挟んでおいて，しばしばここに戻り，気分改善の取り組みを戦略的に進めなければならないことを思い出そう。

➡ 気分改善戦略❹：気分の序列を創る

重症の不安障害やうつ病をきわめて有効に治療できると証明された2つの基本的な介入法を，過去数十年にわたって，心理学者たちは発見してきた。第一は，複雑な問題をいくつかの部分に分解し，それぞれの小さな部分に系統的に取り組んでいくという方法である。第二の方法は，当初は不安の治療に導入されたのだが，暴露序列（exposure hierarchy）の概念を産み出したことである。不安を引き起こす状況を，もっとも不安の低いものからもっとも高いものの順で並べる。不安を抱えた人はま

ず中等度の恐怖の状況に暴露する。それを克服できたら，次に恐怖を引き起こす可能性の高い状況へと進んでいき，最後には序列のもっとも高いところにある恐ろしい状況を克服する。同様のアプローチをあなたの気分改善でも計画していく。

気分改善戦略❹を用いるのは，

- うつ病に圧倒されていると感じる場合。
- 「うつ病であることに落ちこんでいる」と感じる場合。
- 抑うつ気分の改善があまりうまくいかない場合。
- 気分改善について経験がない場合。

気分改善戦略❹の指示

1. 時間毎の感情記録を検討して，自分の抑うつ気分が一日のうちで変化する時間に注目する。たとえば，抑うつ気分が比較的軽い（1～3）こともあれば，中等度（4～6）のこともあれば，かなり強い（7～10）こともあるかもしれない。
2. 悲しさの強さが変化するのに関連する状況を備考欄に書きこんでおいたはずである。こういった時間や状況をもっとも抑うつ感が低いものから高いものへと順序をつけてみる。
3. 抑うつ感の強さの順序を用いて，気分改善のための計画を立てる。まず，強さがもっとも弱いものから始めて，徐々に強い抑うつ気分に伴う時間や状況を取り上げていく。

気分序列（mood hierarchy）の概念はうつ病の治療に一般的に用いられているものではないのだが，序列に基づくアプローチが（他の感情の障害である）恐怖症や不安障害に有効であるという科学的な根拠があるので，うつ病の治療にも有効であると考えられる。一日のうちで抑うつ感がそれほど強くない時から気分改善に取りかかり始めて，その時間に気分の改善がうまくいったら，中等度の抑うつ感に，そして，さらに気分が下がってしまう時へと進んでいくようにする。ほとんどの人にとって，仕事中や余暇といった誰かと一緒にいる時よりも，ひとりでいる時のほうが抑うつ感が強い。そこで，ひとりでいるという状況は，気分序列ではもっとも上に置くべきかもしれない。そのような時に気分改善を始めるよりは，抑うつ気分がより短く軽い時から始めるほうがよいだろう。たとえば，ひとりで自動車を運転して職場に行くような時には，この気分改善の取り組みを始めないほうがよいだろう。一日のうちのそのような時間は，抑うつ気分が短くて軽いので，気分序列の低いほうになるだろう。

> 戦略的に進めていく。抑うつ感がそれほど強くない時にまず焦点を当てて，その後，一日のうちでももっとも状態の悪い時間へと進めていく。

自分の気分のリズムを知る

真面目に取り組むことが重要：気分のモニターを真剣に行う

　私たちの多くが，自分の感情は自力でコントロールできないと考えがちである。まるで感情は，修正や意思の力の影響が及ぶ範囲を超えた，人生の状況に対する生物学的な反応であるととらえているかのようである。感情に関する研究が明らかにしたのは，以前に可能と考えていた以上に，人間には自分の感情生活を統御する大きな能力があるという点である。しかし，効果的な感情統御には，自分自身の感情に関する正確な理解と感情統御のための系統的・意図的なアプローチが必要である。否定的な気分改善は感情統御に重要な役割を果たす。気分改善スキルを高めるには，一日の気分状態を正確に理解することが不可欠である。これが可能になるのは，自分の肯定的気分と否定的気分の状態の頻度と強度のベースラインとともに，このような状態の変化に関連する状況について知っておく必要がある。

　本章で解説した戦略はすべて，一日の気分の状態をモニターすることに焦点を当てている。このような練習から得た情報は，以下の章で取り上げる認知行動療法に基づいた気分改善戦略を用いるうえで非常に重要である。さらに，あなたは単に自分の気分の日内変動をモニターするだけでも，気分の状態が実際に改善することに気づくだろう。ある思考，気分，行動を単にモニターするだけでも，経験に対して重要な影響が生じることを，心理学者たちは長年にわたって知っていた。

気分の日内変動を単にモニターするだけでも，肯定的な気分改善の影響がもたらされる。

　以前，パニック障害に対する認知行動療法の最初の臨床試験への参加を待っていた人々に私は向きあったことがある。患者は一日の表にパニック発作の情報をただただ書き記していった。とくに積極的な治療は行われなかった。しかし，積極的な治療を受けていなかったにもかかわらず，このウェイティングリストに載った患者たちは3〜4週間もすると，パニック発作が減少したことに，同僚たちと私は気づいた。系統的にパニック発作をモニターすることによって，患者が考えていたほど発作はひどいものではないことに気づいたのだろうと，私たちは考えた。時間毎の感情記録を始めると，同様の肯定的な効果が現れるだろう。悲しさや幸せの気分に一日のうちでも変化があることがよくわかるようになり，この新たな洞察が日内気分の状態に肯定的な影響を及ぼすだろう。

　あなたが気分改善プログラムを，本章で解説したモニター練習から始めることを私は期待している。系統的かつ意識的な気分改善に真面目に取り組むことによって，あなたは感情経験の不均衡を修正する出発点に立つことになるだろう。

第3章　問題をとらえる

> 環境によって，
> 私たちがどのように感じるかが
> 形作られる。

　20代後半のヘクターはここ数年間反復するうつ病と闘ってきた。この数カ月間，抑うつ気分は頻繁に襲ってきて，その強さが増していた。それは彼の自立と成熟を妨げる多くの人生の問題や失望のせいであった。ひどい倦怠感や学業不振のため，学位を取得できないまま退学しなければならなかった。いくつもの低賃金の仕事に就こうとしたが，仕事を得られたのはせいぜい出前のピザ店のアルバイト程度であった。経済的な問題のため，州の農村部にある実家に戻り，年老いた両親と暮らさなければならなかった。大学時代の友人は多くはなかったが，彼らとの接触もほとんどなかった。長いこと付き合ってきたガールフレンドと別れた後は，ヘクターはこの2年誰かとデートをするのを避けていた。友人たちが仕事の経験を増していき，家庭を持つのをただ眺めているほかなかった。ヘクターには慢性の皮膚病と肥満の問題があり，それを恥ずかしく思って，引きこもりがちになっていた。自分の人生がなんて「みじめ」なんだとしばしば思った。喪失と失敗の経験は避けられないように思えた。それはまるで密林の中にひそんでいる「虎」のように感じられて，今にも自分に襲いかかってきて，食われてしまいそうな気がしていた。あらゆる所に新たな失敗や失望が待ち構えているようにも思われた。人生や自分の置かれた状況を考えるたびに，どんどん気分が落ちこんでいった。ヘクターには，現在の悲惨で絶望に満ちた状況から逃れる方法などないように思えた。

　人生の問題，状況，環境は多くの人にとって気分の落ちこみを振り払うことができない重大な原因である。対人関係の問題，経済的な問題，健康上の問題，学業や仕事上の不振，子どもに関連する問題，不満足な住宅などは，人々の気分を落ちこませる多くの問題のごく一部である。悪いことが次々に起きて，これからの人生でも大きな失望が待っているだけのようにあなたは感じているかもしれない。まるで虎があなたにそっと忍び寄ってきて，手薄な時間を狙っている運命にあって，自分が狙われている獲物のように感じているかもしれない。

本章の戦略をとくに活用できるのは，

- 人生の予想外の問題に突然襲われたように感じたり，「不可能な状況」のために気分が落ちこんでいるように感じたりしている場合。
- 人生の非常に深刻な喪失や失敗を経験した場合。
- 家庭や職場における日常的なストレスや要求に圧倒されていると感じている場合。
- 人生をコントロールできないとか，自分は状況の犠牲になっていると思われる場合。

人生の中の問題：悲しみを引き起こすもの

　私には虎狩りをした経験がない。映画やドキュメンタリーで虎狩りを見たことがあるだけなので，私の個人的な経験は我が家の猫エイプリルについての経験だけである。エイプリルが鼠を捉えようとしている時は，まるで自分が虎だと思っているようだ。私はエイプリルが驚くほど我慢強いことに気づいた。エイプリルは鼠を追いつめたと思うと，その獲物に襲いかかる絶好の時が来るまでじっと待つ。気分がすっかり落ちこんでいる人は，人生においてまるで虎が自分を待ち構えているようにしばしば感じている。もちろん，人生の難問があなたを食い尽くそうと待ち構えているわけではないのだが，日常生活における出来事や状況が気分に大きな影響を及ぼすことは現実であり，予想外の出来事に対応しなければならない。あなたが自分は猫というよりも鼠のように感じているならば，すなわち，人生の問題や状況が突然自分に襲いかかってきて，週末にはすっかり参って抑うつ的になってしまうように思えるならば，今こそ形勢を逆転させて，虎退治を始める時である。

　一日を通じて起きていることは感情に大きな影響を及ぼす。人生の状況，自分が置かれた環境，周囲の人々がどのように振る舞い，それにどう反応するか，こういったすべてのことが，肯定的な感情を抱くか，否定的な感情を抱くかに関連している。人生の重要な出来事（例 愛する人の死，失業）や些細な問題が山積する状況（例 長時間の不快な通勤，常にわずかな修繕が必要な古い家）のために，あなたは気分が落ちこんでいるかもしれない。物理的な環境のわずかな変化さえ気分に影響を及ぼす。たとえば，狭苦しくて暑苦しい部屋に座っていると，ほとんどの人は否定的な気分になる。

> あなたの抑うつ気分を引き起こしている日常的な問題，ストレッサー，要求，すなわちあなたの人生における「虎」を探すことは，気分改善の重要な一部である。

　日常生活における気分の変化を追跡した研究の結果明らかになったのは，たとえ些細なストレッサーであっても，対人関係の問題や緊張を引き起こし，大きな変化をもたらすため，気分に重要な影響を及ぼす。仕事をしている女性に関するある研究では，仕事上のプレッシャーや通勤といった日常的な活動と幸福度の低さが関連する一方，買い物や友人と楽しい時間を過すことは幸福度の高さと関連していた[1]。そこで，あなたは自分自身に次のように問いかけることが重要である。「私が悲しくなったり，気分が落ちこんだりする原因となるどのようなことが私の人生で今起きているのだろうか？」

　第1章で解説したように，個人的な喪失や失敗感を引き起こし，重要な個人的目標を妨げると思われ，まるで何もできない，結果をコントロールできないと思うような出来事や状況は，否定的な気分を引き起こす可能性が高い。しかし，抑うつ気分を引き起こす可能性を高めてしまう他の要素がある。すなわち，こういった出来事や状況に対するあなたの反応である。人生には自分を狙っている虎がたくさんいると実際に信じているならば，あなたは否定的な影響に弱いかもしれない。たとえば，上司に非難されたからといって，上司から嫌われているとか，仕事を失うことになると解釈するならば，あなたの気分は下がるが，これは他者の単なる意見だと解釈できれば，失望感を修正し，気分が落ちこむことは避けられるだろう。本章の気分改善戦略とは，抑うつ気分を引き起こす外的な契機，すなわち，いわばあなたの人生の中にひそんでいる虎に焦点を当てることである。このような契機に対処するのは，気分改善の重要な方法である。この戦略を成功させるには，以下のような鍵となる質問を自問しなければならない。

- **自分にとっての虎とは何だろうか？** 今日，何が起きたために，明らかな喪失，無力感，目標達成の失敗に関連し，抑うつ気分が起きたのだろうか？
- **自分の反応はどんなものだろうか？** この状況をどのように考え，それを評価し，解釈したことが抑うつ気分を生じているのだろうか？ それにどのように対処しようとしているのだろうか？

➡ 改善戦略❺：状況をモニターすることによって問題をとらえる

　抑うつ気分を引き起こす外的な契機は，まるで草原に潜んでいる虎のようなものである。それに気づいていないか，あるいは，慣れてしまっていて，あなたはそれが気分に及ぼす影響にほとんど気づいていないのかもしれない。あるいは，それがもたらす否定的な影響を完全に理解できていないのかもしれない。すなわち，あなたはその問題が存在することはわかっているのだが，自分に及ぼす否定的な影響を見逃している。あるいは，自分の抑うつ気分を認識していたとしても，その原因についてはそれほど明らかではないかもしれない。そして，単にとても微妙で一時的な外的契機であるのかもしれない。配偶者と喧嘩したり，職場での業績評価が低かったりしたといったことははっきりとわかるのだが，新しい家具に少し傷がついたとか，親友から冷たい言葉をかけられたといったことで，ひどく気が滅入るといったことに気づくのはとても難しい。また，契機がつい先ほど起きたわけではないかもしれないが，過去の否定的な出来事を思い出したために引き起こされているのかもしれない。あなたはその出来事に囚われる必要などないと考えているかもしれないが，まさにその理由で，その影響を否認したり，合理化しようとしているのかもしれない。このような要因はすべて，抑うつ感に関連する外的状況を探り当てるのが難しい課題であることを意味しているだろう。

> 困難な状況とともに生きている期間が長ければ長いほど，それが個人に及ぼす否定的な影響を完全に理解するのが難しくなる。自分の抱えた問題が，まるで草原に潜んでいる虎のように，部分的あるいは完全に私たちの目に見えなくなってしまう。

改善戦略❺を利用するのは，

- 自分がなぜしばしば落ちこむのか理解できない場合。
- とくに明らかな理由もなく，悲しみが突然深くなるように思われる場合。
- 日常生活の状況がどのようにして自分の気分状態に影響を及ぼしているのかよくわからない場合。

改善戦略❺の指示

　悲しさを引き起こす契機がはっきりしない場合に，以下のようなステップを踏んでそれを明らかにしていく。

1. **以前に行った気分のモニター（第2章参照）に戻り，気分がふさいでいる時に起きた出来事のいくつかに注目する。** あなたの人生で何が起きていたのだろうか，あるいは，何を考えたために，喪失，失敗，失望，無力感が引き起こされたのだろうか？ あなたは誰と一緒にいて，何をしていて，それはどこで起きたのだろうか？ この状況のどのような点を煩わしく思っているのだろ

うか？　肯定的な気分が増すことに関連する出来事や，否定的で抑うつ的な気分が増すのに関連する出来事は何だろうか？

2. 過去1～2週間に行った気分のモニターを再検討して，次の文章を完成させてみよう。「私が今落ちこんでいるのは，_____だからだ」

3. 否定的な気分を感じた状況における特定のテーマや傾向を探ってみよう。毎日のように繰り返される傾向のある出来事や状況に注目する。たとえば，他者の意見があなたにとってとても重要であるならば，不親切な言葉をかけられたり，仲間外れにされたりするといった経験は，とくに気分を落ちこませるだろう。あなたが完璧主義であるならば，失敗をしたり，高い目標に到達できなかったりしたといったことは，ひどく気分を落ちこませるだろう。それが何であれ，抑うつ気分を引き起こすある種の出来事に対する過敏性を探っていく。

4. もしも時間毎の感情記録（第2章の改善戦略❷を参照）に契機となる状況を記録していなかったならば，あらためて2週間にわたって時間毎の感情記録を詳細につけてみる。ただし，今度は，時間毎にあなたの気分の状態に影響を及ぼした出来事にとくに焦点を当てていく。どのような出来事が肯定的な気分を増したり，否定的な気分を増したりしているだろうか？　それぞれの出来事や状況はあなたの気分状態に強い，あるいは弱い影響を及ぼしているだろうか？

5. 重大な対人関係の問題，家族の葛藤，経済的損失，病気などといった，抑うつ感がより強いような人生の重要な出来事を振り返ってみる。あなたはこのようなストレスに満ちた状況についてしばしば考えるだろうか，そして，それが抑うつ気分を引き起こすだろうか？　過去の喪失や失敗を思い出すと，気分に深刻な影響を及ぼす。

> 否定的な気分を引き起こす喪失，失敗，失望等に関連する，日常的な状況について探る。

この練習は本章の他のすべての気分改善戦略の基礎である。これらの契機に対処し，抑うつ感を和らげる前に，抑うつ気分に深刻な影響を及ぼす可能性のある反復する状況とともに，今の時点しか起きない独特な状況も明らかにしなければならない。

➡改善戦略❻：否定的な影響を最小限にすることで，虎を檻に入れる

虎のたとえ話を続けるならば，あなたの気分状態を改善させる明らかな方法は，あなたにとっての虎を檻に入れることができるかどうかを考えることである。すなわち，人生の問題や状況があなたの心の健康を脅かすという否定的な影響を防いだり，和らげたりできるかということである。マリリンは，姑と電話で話した後はかならず落ちこむことに気づいた。というのも，自分では何もうまくできないと思わされるように感じるからだった。姑は，マリリンの家事，育児，夫との関係に口をはさんだ。マリリンは姑から褒められたことがなかった。そこで姑からの電話を週に一回に限ることにした。電話がかかってきたら，夫のマイクがまず電話に出ることにした。マリリンは姑を完全に避けることはできなかったものの，人生に否定的な影響をもたらす源を制限できたのだ。すなわち，ある程度は，彼女にとっての虎を檻に入れることができたといえるだろう。すでに述べた状況モニターの練習を終えて，抑うつ気分をもたらす虎を見定めることができたならば，それがもたらす否定的な影響を減らすのにこの練習を用いることができる。

改善戦略❻を用いるのは，

- 抑うつ気分を常に悪化させるような特定の人や状況が存在する場合。
- その人や状況を考えることに常に囚われているわけではない場合。
- 人生に不都合をもたらさずに，その特定の人や状況に接するのを減らすことが可能な場合。

改善戦略❻の指示

1. **困難な人や状況に接するのを減らすことができるかどうかを見きわめる。** あなたは難しい問題や状況とともに長い間暮らしてきたのかもしれない。その状況に接するのを減らすか，少なくとも気分にもたらす影響を減らすという視点から抑うつ的な状況を再検討する。たとえば，同僚のひとりがとくに否定的な人物で，他者に対して常に文句を言っているとする。状況モニターによって，この同僚と一緒にいるとあなたの気分が落ちこむことに気づく。この人を避けたり，あるいは，少なくとも一緒にいる時間を減らしたりする方法を思いつくことはできないだろうか？ あるいは，バーに行って，何杯か酒を飲むと，さらに気分が下がることに気づいたとするならば，この種の行為を減らすように努力する。もしもあなたがあまりにも長い時間テレビを見ていたり，配偶者としばしば喧嘩したりすることが，抑うつ気分に関連していることに気づいたならば，双方のタイプの行動を減らすことが気分を改善させる鍵かもしれない。抑うつ気分を生じる状況を完全に解決したり，落ちこませる人物を完全に避けたりすることができないこともあるだろうが，あなたの感情状態に及ぼす否定的な影響を和らげる方法を探すことは可能である。

2. **困難な問題や人へに接する機会を減らした後，これが日常生活を妨げることなく，気分の直接的改善をもたらしたかどうかを検討する。** ただし，抑うつ気分を引き起こす要因の否定的な影響を小さくしようとする努力が，慢性的な回避を生じないということが重要である。第13章で解説するが，先送りや他のタイプの回避はかえって抑うつ感を増してしまう。したがって，気難しい配偶者をたえず避けたり，困難なプロジェクトを先送りにしたり，友人からの招待に返事をしなかったりするのは，気分改善を増すための過小評価反応や回避反応にはならない。長期的には，回避がもたらす否定的な結果のために，こういった反応は，より深刻な不幸を生じることになるだろう。難しい人や状況に接するのを避けようとしている時は，本章の最後に解説する問題解決戦略で効果的に対処できる問題を単に避けているだけになっていないか留意すべきである。

> 否定的な人や状況に接するのを減らそうとするのは，それが長期的な回避や先送りにならない限りは，有効な気分改善戦略になり得る。

　ヘクターは抑うつ気分をもたらしている最近の人生の状況の多くの側面に気づいた。低賃金のアルバイトをしている，両親と同居している，退学した，2年間デートもしていないといったことは，日々の抑うつ気分のごく部分的なものにすぎなかった。実家に住んでいることに伴う問題は，夜に両親と過ごす時間を減らすことで改善できると彼は考えた。母親はどうしたら若い女性と出会えるかといつもアドバイスしようとして煩かったし，父親は経済的な問題に不満を言い，決められた額の年金で生活するのがいかに難しいかを言い続けた。抑うつ気分をもたらす人や状況に接するのを減らすことは，最高の気分改善戦略のひとつになることがある。

3. **否定的な点を除去しようとするのではなく，それを減らそうとする。** ここで断わっておくが，社

会の多くの有名なポジティブ思考や動機づけの大家たちが声高に言っているように，私は何もあなたの人生の否定的な点をすべて取り去ってしまうことを説いているのではない。バーバラ・エーレンライヒ（Barbar Ehrenreich）はその著書『明るさへの偏り：ポジティブ思考の流行がいかにアメリカを蝕んだか（Bright-Sided : How the Relentless Promotion of Positive Thinking Has Underminded America)』（英国での書名は『微笑か死か：いかにポジティブ思考がアメリカや世界を愚弄したか（Smile or Die : How Positive Thinking Fooled America and the World)』において，否定的な情報や批判は有益であり，非現実的で偏ったポジティブ思考を保つために，回避したり，捨て去ったりしてはならないと，説得力のある主張を展開している。実際のところ，あまりにも否定的であるからといって，あなたはハリケーン警報を無視しようとは考えないだろう。私が主張しているのは，あなたの一般的な感情状態に重要な影響を及ぼす否定的な点を減らそうとすることなのだ。

➡改善戦略❼：責任ある計画で狩りの主導権を握る

　抑うつ気分を引き起こす人生の状況の多くは，過小評価や回避ではどうにも対処できないかもしれない。このような場合には，唯一の解決策は状況を変化させることかもしれない。虎のたとえ話を続けるならば，あなたは「狩りの主導権を握る」必要があるだろう。すなわち，不快な状況に対処する方法を変化させることによって，その状況に責任を持つのである。しかし，このようにできるようにするには，それぞれの状況に対する自分の能力と責任のレベルについて現実的な理解をしておくことが重要である。自分の能力や責任を過大評価していると，状況を変化させようという試みに対して欲求不満に陥り，かえって抑うつ感が強まってしまう。そこで，実行計画を立てる前にすべき最初のことは，自分の能力や責任を現実的に把握しておくことである。以下に示した責任に関する図はこの目

責任を示す図の例

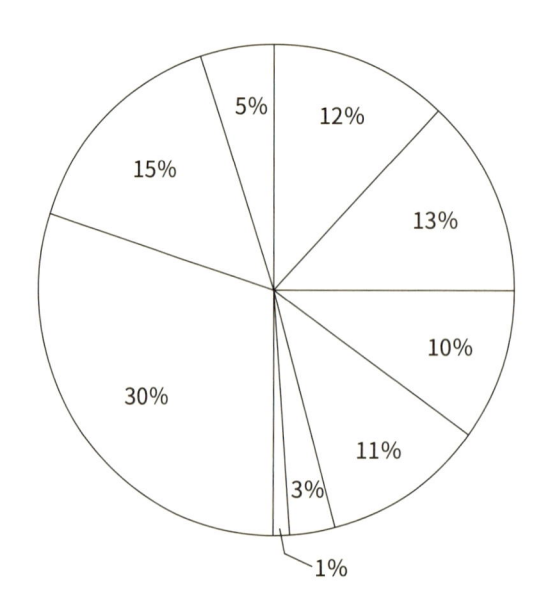

的にとって有用なツールである。図の一つひとつの部分は，特定の問題に関連する要素を示している。問題を生んでいる要素に対する能力や責任を一つひとつの部分が示していて，全体で100％となる。

改善戦略❼を用いるのは，

- 家庭，仕事，近隣で起きる否定的な出来事に関してあまりにも責任を感じる傾向がある場合。
- 困難な個人的状況を変化させるのにあまりにも無力であるとしばしば感じる場合。
- あなたがどれほど努力しても，難しい状況や人が変わらない場合。

改善戦略❼の指示

1. 問題（他者，外的要因，時期，あなた自身の行動など）に関連すると思われる要因をすべて書き上げる。
2. 次に，これらの要因を，影響力が最大のもの（問題にもっとも関連する要因）から，最小のものの順で並べてみる。
3. 一つひとつの要因に対する自分の能力や責任のパーセンテージを考えてみる。
4. その状況に対して自分の能力や責任のパーセンテージを見る。
5. 実際よりも，自分の能力や責任が大きいと思いこんでいないかどうか考えてみる。個人的にその状況をコントロールできる力を過大評価しているならば，状況を変化させようという努力を減らすことが重要である。責任を示す図を見て自分の能力や責任のレベルを考えて，どの程度，状況に変化をもたらすことができるか再検討してみる。

あなたは自分ができると思っていたほどには，否定的な状況を変化させるほどの能力や責任がないことに気づくだけでも気分状態は改善する。というのも，自分では変化させられないことを受け入れ，自力でコントロールできる問題だけに努力を集中させることができるようになったからである。アルコホリックス・アノニマス（Alcoholics Anonimous）といった多くの21段階の組織で用いられているニーバーの祈り（Serenity Prayer）にこの意味がよく表されている。

　　神よ，
　　変えることのできるものは，
　　それを変える勇気を私に与えたまえ。
　　変えることのできないものは，
　　それを受けいれる冷静さを与えたまえ。
　　そして，その両者を識別する知恵を与えたまえ。

ヘクターは慢性の皮膚の問題について責任を示す図を描いてみた。長期にわたって，彼はもっとも出てほしくない時に，顔が突然赤らんでしまい，そのために気分が沈み，がっかりした。顔のほてりを何とかしようと，彼はありとあらゆるクリームや薬を試してみたが，その効果はなかった。次のような責任を示す図を描いてみて，自分が考えていたほどには，顔のほてりに自分の責任（6％）は及ばないことに気づいた。遺伝や環境といった他の最大の要因は，自力でコントロールできるものでは

ヘクターの皮膚の問題についての責任を示す図

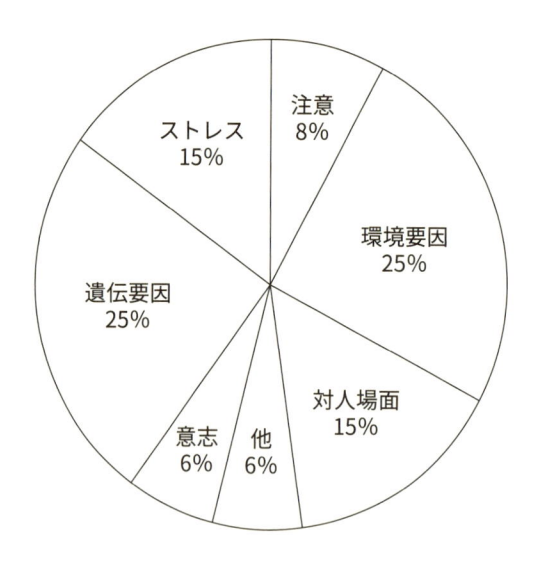

- 注意 8%
- 環境要因 25%
- 対人場面 15%
- 他 6%
- 意志 6%
- 遺伝要因 25%
- ストレス 15%

なかった。自力で何とかしようとするのではなく，皮膚の状態をそのまま受け入れることにしようとヘクターは考えた。

➡ 改善戦略❽：ありありと記述することで虎に向きあう

　心理学者のジェイムズ・ペネベイカー（James Pennebaker）は『心を開く：感情表現が持つ癒しの力（Opening Up : The Healing Power of Expressing Emotion）』という影響力の大きな本を書いた。困った問題について他者に話すこと，そしてとくにそれを記述することが心身の健康に良い効果をもたらすことを，この本は明らかにしている。一日に15分間でも，現在の困難な状況や経験について書いてみることが，感情に肯定的な結果をもたらすことを，ペネベイカーらはいくつかの実験で示した。困難な経験を書くことを実行した直後には一時的に否定的な感情が強まることはあったが，数時間後には消失した。被験者の過半数にとって，問題についてありありと表現することが救済感，幸福感，満足感といった肯定的感情につながった。あなたの人生の虎に実際に向きあうこと，すなわち，人生の失敗，喪失，不当な要求に表現的記述で直面することによって，自分の気分状態に肯定的な影響を及ぼすことができる。

改善戦略❽を用いるのは，

- 人生の重要な喪失，失敗，失望について解決できていない強い気分を感じている場合。
- 自分の感情を表現するのが難しい場合。
- 否定的な状況について話すことができない場合。
- 困っていることについて考えるのを避けようとしている場合。
- 困難な問題，状況，人について考えるのを止められない場合。

改善戦略❸の指示

1. **最近の心配ごとについて書いてみる**。それは現在あなたの人生とは関係のない状況で起きていたり，過去に起きた出来事なのに今でもあれこれと多くの時間思い悩んでいたりすることなのかもしれない。
2. **何が起きたのか客観的な経験について書く（例 誰に，どこで，何を言われたのか）のだが，そのまま書いてみて，その経験についてのあなた自身の深い思考や気分についても記録する**。あなたはその状況についてどう感じていて，その理由は何か？ その状況が今のあなたにもたらした影響とは何か？ あなたにとってその状況がもたらす可能性のある結果や意味は何か？
3. **文法，綴り，文章構成などは気にせずに書き続ける**。たとえば，15分間といった具合に，時間を定めておき，その時間を守る。書くことがなくなったら，すでに書いたものをまた書いてみる。
4. **あなたが書いたものはあなただけの秘密であって，他者に見せてはならない**。こうすることで，あなたの心の中の深い考えや気分を表現することができる。3〜4日間連続してこのようにありありと書くことを実行したら，しばらく休むようにと，ペネベイカーは勧めている。なお，これは日記ではなく，あなたに起きたすべてのことを書く必要はない。あなたがとても困って，気分が落ちこんだような状況についてだけ書くことにする。

　困惑させられるような状況について考えるのを回避したり，抑制しようとするのは，より否定的な気分に関連した不適切な対処戦略であるのだが，表現的記述はこれに対抗するものである。また，望ましくない侵入的思考を表現する機会を与えてくれて，あなたの気分状態に及ぼすこれらの思考の影響を和らげてくれる。

　表現的記述によって，困難な状況についてしばしば新たな意味を発見する。あなたは状況を変化させる新たな方法を発見し，その否定的な影響を弱め，どのように対処するかについて新たな理解を得ることになるかもしれない。

> **ツールファインダー**
>
> 気分改善にとって思考を抑制することがなぜ非生産的であるのかという点についての説明は第1章を参照してほしい。

➕ 注意

　表現的記述は日記と同じではない。長期間にわたる経験について日記をつけてきた多くの患者に私は長年出会ってきた。このようなやり方はよい効果をしばしば失ってしまう。表現的記述は習慣ではない。表現的記述は，真に困惑し，気分を落ちこませるような状況だけに活用すべきである。表現的記述を実行したら，その後，数日は休みを取り，困惑するような状況に新たに出会うまでは，再び行わない。こうすることによって，表現的記述を新鮮なものとしておき，それを陳腐な決まりきった課題としないようにする。

→ 改善戦略❾：「虎」について新たな視点をとらえる

　私は幸せな結婚生活を40年近く続けてきたが，それでも他の夫婦と同様に，妻との間に意見の相違が生じる時もある。最近も，こういった出来事があり，ふたりのやり取りはかなり熱くなった。口論の最中，私は自分がひどくうろたえ，防衛的になり，妻を非難し，問題について自分なりの視点に囚われているのを感じた。口論が夫婦関係にもたらす悪影響をひどく心配したのだが，なんとか和解しようとすればするほど，解決からほど遠くなってしまうのだった。最後に，数分の沈黙の後，「私は口論している夫婦に対して診察室ではどのような助言をするだろうか？　私は彼らとともに状況にどのように向きあうだろうか？」と自問した。別の視点から私たちの口論について考えたところ，ふたりのやり取りの中で起きていることに対して新たな洞察を得た。私は妻への対応を変化させたところ，私たちはその出来事にうまく対処することができた。

　日常生活における問題は，どこからともなく突然姿を現す虎のように思われることが時々ある。何か起きてもいつものようにやり過ごすこともできるかもしれないし，突然の出来事にすっかり動転してしまったり，その問題を真に理解していないためにひどい反応をしてしまったりするかもしれない。自分自身の考えに囚われ，長期的な否定的結果を心配するあまり，可能な解決策が見えなくなってしまうこともよくある。問題に対してある特定の対処法にあまりにも拘るあまりに，臨機応変な思考ができなくなってしまう。対処のための他の方法が考えられなくなってしまう。言い換えると，自分自身の視点や，独りよがりな問題解決法に囚われきってしまう。このような狭い視点のために，状況を変えたり，他の解決策を見つけたりすることが妨げられる。長いこと悩まされ，突然，予期せぬ形で現れた問題に対処するには，少し問題との間に距離を置いて，問題を別の視点からとらえるようにする必要がある。

> 問題に対して長期的な視点，あるいは別の視点からとらえると，新たな洞察を得ることができ，絶望感が和らぐ。

改善戦略❾を用いるのは，

- ■ 突然の，あるいは長期的な問題や状況に圧倒されていると感じる場合。
- ■ あなたが過剰反応をしていると家族や友人が考えている場合。
- ■ その状況があなたや愛する人たちにもたらす否定的な結果に囚われきっている場合。
- ■ 否定的な出来事や状況のために不全感と必死で戦っている場合。

改善戦略❾の指示

　ある問題についての洞察を深めるために，認知療法家はしばしば**視点獲得**（perspective taking）と呼ばれる介入を用いる。とくに突然，予期せぬ人生の変化が起きて，将来に対する強い不全感に襲われるといった，まるであなたの人生に虎が待ち受けているように感じる場合に，この戦略が応用できる。

1. **あなたの問題が友人や家族に起きたらどうするかと想像してみる。** あなたは友人にどのような助言を与えるだろうか？　問題にどうやって対処すべきであると助言するだろうか？　問題の状況に直接関わっていない第三者の視点から，あなたはその問題をどのように理解するだろうか？

2. **次に，問題に対する時間の視点を変えていく。**次のような質問を自問する。「この問題は5年後も重要であるだろうか？ 長期的な影響はどのようなものだろうか？ 私はこの問題の重要な長期的な結果を大げさに考えていないだろうか？」

> 人生に耐えられないと固く信じていると，抑うつ気分は増していく。より現実的な視点を得ると，時が癒してくれる，問題は永久には続かない，自分が思っている以上に回復力があるといったことがわかってくる。

困難な状況に向きあった時に私は自分自身に繰り返し言って聞かせる言葉がある。「これはそのうち過ぎ去る」というものである。あまりにも単純すぎるように響くかもしれないが，けっして終わることがなく，人生を耐えられないものにしてしまうように思われる問題に思い悩んでいる時に，すべてが変わり得るのだと自分に言い聞かせることは非常に大きな力を与えてくれる。

1960年代末に高校生だった私は，長髪とヒッピー風な服装について，両親と大喧嘩になった。とくに母は，私が薬物中毒患者で反戦運動家と人から思われると確信していた。これはまさに彼女にとっての恐るべき視点であった。もしも，母が時が経つにつれて多くが変わり得るという視点を得て，そのうち息子が思春期の反抗期を終えて，その後とくに長期的な影響も残らないと理解できていたならば，親子の間の感情的な衝突や困惑の多くは避けることができただろう。

ロイスは18歳の息子の飲酒に頭を抱えていた。息子は酒を飲んだために，帰宅しなかったことがある。飲酒運転をしているという確たる証拠はなかったが，週末に深夜に帰宅したので，彼が飲酒していることにロイスは気づいた。息子に言って聞かせようとしたが，ふたりは口論になってしまい，彼女はひどく気分が落ちこんでしまった。夫は妻が大げさに反応しているだけだと考えていたため，何の助けにもならなかった。教会に行った後のある晩，ロイスは息子の飲酒についての心配を友人に打ち明けた。その友人にも飲酒をする息子がいたのだが，その人の気分は自分とは異なることにロイスは気づいた。ふたりがお互いの経験について話したところ，ロイスは未成年の飲酒の問題についてより広い視点を得ることができた。北アメリカの非常に多くの親が子どもの問題に直面しているが，ほとんどのティーンエイジャーはアルコール依存症にならないし，アルコール乱用のためにひどい交通事故で死んだりしないことに，ロイスは気づいたのだ。これは息子の行動への彼女の対処戦略や感情的反応に重要な影響を及ぼした。行動を起こして，問題に効果的に対処する前に，私たちは問題に対する自分の視点を再調整しなければならないことがしばしばある。

➡改善戦略❿：行動を起こすことで虎を飼い馴らす

本章でこれまでに解説してきた気分改善戦略は，次の最後の結果へとつながっていく。すなわち，行動を起こすことである。あなたの抑うつ気分に関連している状況や経験を変化させるために何らかの行動を起こすことである。これはまさに「虎を飼い馴らす」こととらえることができるだろう。日常生活であなたに襲いかかる，否定的な出来事，喪失，失望，失敗といったことの犠牲になるのを拒否し，それを自力でコントロールしようとするのだ。長年にわたって，認知行動療法家は抑うつ的で不安な患者に日常生活のストレッサーを減らすために**問題解決**（problem solving）と呼ばれる一連の対処戦略を教えてきた。ここで，あなたは抑うつ感を引き起こしている状況を変化させる気分改善戦略としてこの同じ戦略を活用することができる。抑うつ感を改善させるもっとも効果的な方法と

は，人生でみじめな気分を引き起こしている問題や人により効果的に対処することである。

改善戦略❿を用いるのは，

- ■あなたの気分状態に否定的な影響を及ぼす人，状況，環境が存在する場合。
- ■人生の問題に効果的に対処するのに，他の気分改善戦略があまり有用ではない場合。
- ■人生の問題に何らかの解決をつけなければ，あなたの幸福感が改善しない場合。

改善戦略❿の指示

　問題解決は，いくつかの自習書で解説されている（本書の資料の部分を参照）が，ここで6段階の問題解決を簡潔に示すことにしよう。

1. **問題を見定める**——問題のある状況に取り組む前に，その性質をはっきりと理解する必要がある。気分についての漠然とした，一般的な言葉ではなく，特定の，行動科学的な単語で問題を表現する。複雑な問題は，一時に焦点を当てられるような特定のいくつかの部分に分解する。それに注意を払い続けるのに役立つように，その問題にひとつかふたつの名前か文章を用いる。たとえば，学業成績の低下を「授業を欠席する」とか「復習をしない」などと書き表すことができるだろう。身体的健康の問題は「運動不足」とか「不適切な食習慣」などと呼ぶことができるだろう。信仰心について自責感をいだいているならば，「教会に通わない」とか「祈りや瞑想に時間を使わない」などとすることも可能だろう。
2. **変化のための目標を設定する**——その状況をどのように変化させるのか，特定の，具体的，現実的な表現をする。あなたの抑うつ感を和らげるために，状況をどのように変化させることができるだろうか？　あなたはその状況をどのように取り扱って，どういった現実的な結果を得たいのだろうか？　もしも「身体的な不健康」のために落ちこんでいるのならば，健康が回復したならば，どういった点に変化が具体的に現れるのだろうか？
3. **ブレインストーミング解決法**——どれが最善であるかなどと前もって決めつけずに，思いついた問題解決策をできる限り多く書き出してみる。判断を保留にしておくことが重要であり，馬鹿らしく思えたとしても，思いついた解決策は何でも書き留めておく。たとえば，もともと運動が好きだったレイチェルだが，手術から回復した後，身体がなまっているために落ちこんでいた。彼女は自分の問題を「身体がなまっている」「運動能力の低下」ととらえた。目標は，術前の運動のレベルに回復し，10キロメートル走に参加することとした。彼女のブレインストーミング解決には次のようなものが挙がった。できるだけ早く長距離走を再開する，ジムの正式な会員になる，個人的なトレーナーを雇う，身体能力を徐々に上げていく，まず短距離走の訓練をする，自転車に乗る。
4. **解決策を一つひとつ評価していく**——ブレインストーミングで編み出した解決策を評価し，それぞれの長所と短所，利点と欠点を書き出していく。レイチェルは，ただちに長距離走をする，走る情熱を諦める，走るのではなく自転車を漕ぐ，といったどれもが非現実的であると考えた。他の解決策もそれぞれに長所と短所があったので，もっとも長所があり，もっとも短所が少ないと思われる行動計画を選んだ（すなわち，個人トレーナーを雇い，体力を高めるプログラムを始めた）。
5. **行動計画を実施する**——ある解決策を選んだら，それを試してみるために，いくつもの要素や課

題に分解する。何かを実施するとして，その課題を実施するにあたって遭遇する可能性がある問題や，しなければならないことを書き上げる。レイチェルは体力増強計画を始めるにあたって，友人に助言を求める，いくつかのジムを訪ねる，術後回復プログラムをインターネットで探す，運動について担当医に相談する，運動トレーナーに会う，運動開始前に体力を評価する，運動の第一週の計画を立てるといったことをした。

6. **結果を評価する**——問題解決は，行動を起こしただけでは終わらない。この最後の段階に進んでいき，あなたの取った行動に効果があったか，あるいは少なくとも正しい方向に進んでいるのか確かめることが重要である。とくに次のふたつの結果について考慮するのが重要である。第一に，あなたの選んだ解決法が問題に対して望んでいた変化をもたらしただろうか？　第二に，解決法を実施する過程（すなわち行動計画）があなたの気分の改善をもたらしただろうか？　自分の行動によって，気分は改善したのか，あるいはさらに落ちこんだと感じているのだろうか？　正しい行動計画を選んだので，目標を達成するためにさらに長期にわたってそれを続けなければならないかもしれない。あるいは，その解決法は適切なものではないと判断したので，もう一度原点に立ち返って，他の解決法を選びなおして，新たな行動計画を立てなければならないかもしれない。体力増加プログラムを1週間実施したところ，レイチェルは強い痛みを覚え，術前の体力まで回復するのにまだ長いことかかると感じた。しかし，彼女の行動計画の効果を判定するのは時期尚早であることを承知していたので，月末までは結論を下さないようにした。体力の衰えに対して少なくとも何かをしているので，抑うつ感は和らいでいると彼女は感じていた。

抑うつ気分や否定的な状況など

　日常生活で起きた出来事が気分に深刻な影響を及ぼすことについてはほとんど疑いはない。誰であっても，自分の生活の中に虎が潜んでいるようなものである。そして，それは予想もしない形で現れ（悲劇的な結果をもたらすかもしれず），まったく解決の見込みなどない長期的な状況を生じさせるかもしれない。いずれにしても，そのために力を失い，状況，抑うつ感，失望の犠牲となる。もしもあなたが落ちこんでいると感じているならば，喪失，失敗，失望，無力感などといった否定的な出来事が抑うつ感を強めている可能性が高い。こういったあなたの心の中の「虎」に対処するのは，抑うつ気分を改善させるための重要な側面である。本章では，抑うつ感を和らげるために，否定的な状況がもたらす影響を和らげるように用いられるさまざまな対処戦略を解説してきた。

　私たちの経験は，突然の，あるいは長期にわたる重大な人生の出来事と関わっているかもしれないし，日常的に起きる些細だが困った出来事に関連しているのかもしれない。いずれにしても，個人的な環境や状況が気分に直接的な影響を及ぼしているわけではない。むしろ，出来事や状況をどのように考えて，評価するかが，幸福感や悲哀感を決定する。この評価は**査定**（appraisal）と呼ばれ，どのように経験を査定するかが，どのような感情を抱くかを決定することを，感情の研究者は知っている。抑うつ気分は，私たちが喪失，失敗，制御不能な出来事と解釈する状況と関連している。否定的な状況，自己，対処能力についての考え方を変えるのは，抑うつ気分を改善させる重要なアプローチとなる。次章では，重症のうつ病患者の治療にきわめて有効であることを心理学者が発見した一連の気分改善戦略について解説する。抑うつ感を改善させる努力を強化するために，本書の状況変化戦略と次章の認知戦略を活用したいとあなたは考えることだろう。

第4章　心の中の批評家を黙らせる

> あなたは
> 自分が考えていることを
> しばしば感じている。

　クリスティンは輝かしいキャリアを誇る，とても成功した人事コンサルタントだったが，数日間も続く否定的な気分の発作がしばしば繰り返し襲ってきた。涙もろくなったり，気力も枯れ果ててしまったりしても，彼女はいつも何とか仕事をこなしていた。仕事に集中できず，いつもの調子で物事を片づけられなくても，気落ちした自分を何とか奮い立たせて，気分を盛り立てようとした。しかし，クリスティンの考えは，一層暗く，否定的で，皮肉めいていった。家族や友達と距離を置き，人生で失われてしまったさまざまなこと，とくに人生の伴侶についてベッドの中であれこれと思い悩みながら長い時間を過ごした。過去の関係を振り返り，拒絶された理由について悩んだ。自分は「太っていて醜い」，「冷淡で，男の人との付きあい方を知らなかった」と考えた。自己批判や自己嫌悪の結果，自分の人生には意味がなく，将来も孤独でみじめであるという結論に当然達した。クリスティンの自己，世界，自分の人生の状況，将来はひどく否定的なものになっていった。気分が沈んでいる時には，まるで自分の心の中の法廷に立たされていて，とくに厳格な裁判官が証拠について検討し，彼女の人生は完全な失敗であったと判決を下しているかのように感じた。クリスティンにとって，心の中の批評家の口を封じることを身につけるのは，気分改善の重要な一部であった。

あなたは否定的なことに圧倒されているだろうか？

　この世界で生きていくという能力は，情報を常に処理していくという脳の受容力にかかっている。これが意味しているのは，自分の周囲で起きていること，他者や自分自身，人生のすべての要求に対してどのように振る舞い，反応しなければならないかといったことを常に考えているということである。人間であるということの独特の特徴のひとつとは，自意識の能力である。すなわち，自分自身について考え，評価し，自分が他者にどのように見えるかに注意を払い，自分の行動の結果について深く検討することである。私たちの自意識とは，自分の思考に注意を払い，重要な課題のために自己の思考過程をその方向に向けたり，コントロールしたりする重要な能力ということもできる。たとえば，人間の心理についてこういった文章を書くために，私は私の思考過程をある程度コントロールしていく必要がある。私は今扱っている話題である認知の歪みについて思考を集中させて（人間の認知），天気，これから2時間にわたって私がすることや，今週起きた煩わしい出来事などについて考えることなどのために注意が散漫にならないようにしなければならない。私は「これはおそらくよくな

い」とか「もしも編集者がこれを馬鹿馬鹿しいと考えたらどうしようか？」などといった自己評価で思考が集中力を失うようなことがないようにコントロールする必要もあるだろう。言い換えると，**心の中の批評家を黙らせる**というのは私が本を書くという目標を達成するうえで非常に重要なのである。

> 喪失や失敗について考えると悲しい気分になるのだが，成功や受容について考えると幸せな気分になる。

意識下の自動的で否定的な思考の影響で，「明るい面を見ろ」とか「肯定的に考えろ」といった善意に満ちた助言に注意を払うのが難しくなり，この心の中の批評家の火に油を注ぐことになる。このページの下の表「抑うつ的思考の発見」に示してあるように，否定的思考というのは，気分が落ちこんでいる時の否定的気分に一致しているので，きわめて受け入れやすい。たとえあえて肯定的に考えようと努力したとしても，それはひどく馬鹿馬鹿しくて，信じられないように思えてしまい，肯定的思考にすがりつくことができない。それは，あなたの感じ方を変えたりはしない。そこで，心の中の批評家を黙らせることが重要な作業となってくる。そうすることによって，より肯定的で現実的な思考が可能になり，抑うつ気分を改善させることができる。以下に挙げるのは，受け入れやすいのだが，単に気分をさらに落ち込ませるだけの否定的思考のいくつかの例である。

「私が何かしようとするとかならず失敗や失望に終る」

「私には何の才能も能力もない」

「私は人生の負け犬だ」

「私の人生がよくなるなどということはけっしてない。私はずっとみじめなままだ」

「私の身に起きたことなど誰も本当に気にしてくれたりしない」

「私は人から嫌われている。私など傍にいてほしくないのだ」

「私は何もできない。私はあまりにも弱々しくて，能力もない」

「私は誰も信じられないし，誰にも頼ることができない」

抑うつ的思考の発見

1960年代初めにペンシルバニア大学医学部の精神科教授アーロン・T・ベックは，精神分析でうつ病の患者を治療していて，重要な発見をした。治療中に心に浮かぶどのような考えについても話すようにとベックは患者に指示した。患者には実際に2種の思考が，それも同時に起きていることに気づいた。最初の思考の流れは，たとえば「今週ひどいことばかりだったことをベック先生に話さなければならない」とか「私は要求の多い母親について話さなければならないだろう」といった現時点の課題に患者は強く注意を払っていた。精神科医はこのような強く意識された思考に分析技術を集中させる。さらに，意図しない，より自動的で，患者がほとんど気づいていない思考の流れがあることにベックは気づいた。この種の思考は**自動思考**（automatic thought）と名づけられた。ある程度努力して，訓練を重ねることによって，ベックは患者がこういった自動思考に注意を払うように指導して

いった。

　ベックが発見したのは，重症のうつ病患者は，自己，自分の周囲の環境，そして将来に対してしばしば非常に否定的な自動思考を抱いているのだが，患者はその存在にほとんど気づいていないという点であった。治療中に患者は「今週は大変なことばかりだった」とか「困難な子ども時代だった」などと語るのと同時に，「私はこれをうまくやっていないと思う」「私はおそらくベック先生が治療した中でもっとも絶望的な患者だろう」「彼はおそらく私のことを文句ばかり言っていると思っている」などといった自動思考を繰り返していた。うつ病患者にはこのような自分に対して手厳しい批判をする心の中の声があり，それがそっと囁いているのだが，うつ病の過程に深刻な影響を及ぼしていることにほとんど気づいていないことをベックは発見した。

　さらに20年以上にわたって，ベックは**認知療法**（cognitive therapy）と呼ばれる心理療法を開発してきたが，それは過度の否定的自動思考を修正し，重症のうつ病の症状を緩和するのにきわめて有効であることを証明してきた。この心理療法で重要な要素は本章で解説されている戦略の中心部分であり，あなたの心の中の批評家を沈黙させて，抑うつ気分を改善させる手助けとなるだろう。

　ベックの画期的な発見によって，心理学者や精神科医の研究方向に大きな変化が生じ，抑うつ気分に囚われた時に人はどのように考えるのかということへの理解に関心が向くようになった。以下に挙げるのは，この50年間にわたる臨床研究の成果である。

- 自動思考はすべての人に存在するのだが，ある程度の訓練を積まないと，この種の思考を意識できるようにはならない。
- どのように考えるかは，どのような気分になるかに影響を及ぼす。抑うつ気分がごく短期間で中等度か，あるいは長期にわたり重症かによって，自動思考の程度も異なる。幸せで喜びに満ちているように感じていれば，肯定的な自動思考を持つ一方で，ひどく落ちこんでいる時には自動思考も圧倒されるような否定的なものである。
- 否定的な自動思考はほとんどの場合，過度に誇張され，現実を歪曲したものである。落ちこんでいる時には，否定的自動思考は喪失や失敗に囚われきっていて，私たちはひどく自己批判的になる。ひとつの面だけに焦点を当ててしまうため，抑うつ気分を感じている間の自動思考は，自尊心や個人的な状況についてひどく貧困で不正確なとらえ方をする。
- 抑うつ気分を覚えている際には3種の自動思考がある。**否定的な自己像**とは，自分は不十分で，欠陥があり，無価値であることに囚われる。**否定的な世界観**とは，個人の置かれた環境を失敗や不足といった観点からとらえる。**将来を否定的にとらえる**とは，将来が困難で，苦痛に満ち，何も得ることがないなどと考える。
- 否定的思考は極度に自己に焦点を当て，厳しい評価を下す。よいか悪いか，愛されているかいないか，成功か失敗かといった具合に，私たちは自分自身を他者と比べて低く見ることで，自己の価値を評価することがしばしばある。自分が愛されず，拒絶され，不完全だといった感覚を確認するかのように，この種の思考は私たちの人生の状況に焦点を当てる。そして，もっとも否定的な側面に囚われきってしまう。
- 否定的な自動思考は受け入れやすいために，それが思考のほとんどを占めてしまう。否定的な自動思考は否定的な気分状態と一致しているため，否定的な思考を信じ，肯定的な側面を受け入れるのが一層難しくなる。

認知療法に基づく気分改善

　思考法を変化させるには系統的なアプローチが必要である。それは，重症のうつ病の治療のためにアーロン・T・ベックが最初に開発した方法である（前掲の表参照）。**認知の再構成**として知られているのだが，この治療法にはいくつかの段階があり，それを私は4つの戦略に分けた。あなたは改善戦略⓫，⓬，⓭の順に行った後に，気分戦略⓮で終える。気分戦略⓫〜⓭はある程度の気分改善をもたらすだろうが，よりバランスの取れた，代替の思考法を受け入れるという気分戦略⓮もかならず終えるようにする。

認知療法に基づく気分改善を用いるのは，

- あなたの心が，自己，周囲の環境，将来に対する否定的思考に圧倒されていると感じた場合。
- 自分の人生について，バランスが取れた，合理的な思考をするのが難しい場合。
- 心の中の批判の声を信じてしまう場合。
- 否定的思考から注意を逸らすことができず，それに囚われきってしまう場合。

➡改善戦略⓫：心の中の批評家について知る

　心の中の批評家を黙らせる第一のステップは，あなたが自分自身をどのようにして批判しているのかを知ることである。悲しさに襲われている時には，否定的で批判的な思考が繰り返し襲ってくる傾向がある。しかし，幸いなことに，あなたは自分の中の批判的な声に今よりも気づくように練習すると，否定的な気分状態の原因に対処できるようになる。

改善戦略⓫の指示

1. **自分の否定的気分状態を追跡することから始める。**白紙を取り出して，次のページに示した「否定的思考の記録」を作るか，ホームページから完全な用紙をプリントアウトする（*www.guilford.com/clark7-forms*）。
　　この記録用紙の主な目的は，抑うつ気分の状態の時に起きる否定的思考をとらえることである。そこで，用紙のとくに最後の列に集中してほしい。
2. **否定的思考の記録用紙ができたら，一日のうちで抑うつ気分の引き金となった環境，出来事，状況について具体的に書き出していく。**最初の列にはそれぞれの状況が起きた時の日時を書く。否定的思考をとらえる最善の方法は，問題の多い出来事，人，状況に関連した思考に焦点を当てることである。
3. 次に，10点満点で，その状況に関連した悲しさの強さを表していく。0＝まったく悲しくなかった。10＝これまでに経験したことがないほどの悲しさを感じた。
4. 最後に，「どうして私は今気分が落ち込んでいるのだろうか？」「私を落ちこませるような何かが今日起きただろうか？」「私は何かで非難されたり，失望させられたりしただろうか？」などと，あなたの気分状態について自問して，最後の列に取りかかっていく。さらに，「この状況や

否定的思考の記録

日　時	抑うつ気分に関連した状況	抑うつ気分の強さ (0〜10)	否定的思考 (私の心の中の批判的な声)

環境の何に対して私は煩わしく感じているのだろうか？」「これがどのようにして悪影響を及ぼしているのだろうか？」「この状況がどうしてこんなに絶望的で困惑させるのだろうか？」といったことも自問してみる。これらの質問の答えを，「否定的思考」の欄に書き込むのが重要で，次に以下のような質問を自問していく。

「この状況に関連して，私は今自分をどのように考えているのか？」

「私は自分を非難しているのか？　否定的な出来事や環境は自分に責任があると考えているのか？」

「私は否定的な結果について考えているのか，それともおそらく将来どうしようもなくひどい結果が起きると考えているのか？」

「私はこれが人生のすべての側面に永遠に続く悪影響を及ぼすと考えているのか？」

こういった質問の要点は，自己，自己価値，人間としての意義についての確信を反映させている深い自動思考を探ろうとするものである。自己価値についての批判的な評価は以下のような究極の質問によって明らかにされるだろう。

「私はどうしてこれほど自分について悪く考えているのだろうか？」

「私を失望させているのは何なのだろうか？」

「私は自分のどこがもっとも嫌いなのか？」

「私は自分のどこを必死で変えたいのか？」

心の深い部分から湧き起こるこのような自己批判的な自動思考は，否定的な出来事によって引き起こされて，抑うつ気分や失望感の状態を維持させている。

抑うつ気分と闘っているほとんどの人には，失望によって引き起こされた，繰り返し生じる批判的なテーマがある。心の中の批評家は，無能，失敗，拒絶，不承認，愛されないこと，遺棄，恥辱，困惑，喪失といった事柄に焦点を当てる。職場，学校，対人関係，健康，経済状態，そして余暇でさえ

> 何があなたにとっての自己批判的問題，すなわち，落ちこんだ時に自分自身について自動的に湧き上がる否定的な事柄なのだろうか？　この種の思考を探り当てるのは，抑うつ気分を克服する重要な鍵となる。

も，否定的な状況は，自己に対する批判的な自動思考を生じ得る。そこで，心の中の批判的な声を克服して，抑うつ気分を改善させるための第一歩は，あなたがいかに自分自身に対して厳しすぎるかという点に気づくことである。あなたの自己批判のテーマは何だろうか？　自分のどこがもっとも嫌いなのだろうか？

　仕事で遅くなり，誰もいないアパートに帰ってきて，空腹なのに，まともな食事を作ることさえできないほど疲れきっている時に，クリスティンは抑うつ気分がもっとも強いことに気づいた。否定的思考の記録の「状況」の欄に，「アパートの部屋にひとりで座って，テイクアウトの中華料理の残りを食べて，馬鹿馬鹿しいテレビのラブコメを見ている」と書きこんだ。その際の抑うつ気分の強さを10点満点で7点と付けた。「否定的思考」の欄には，「私はひとりぼっちでここに座っている」「他の人の人生には誰かがいるけれど，それは私ではない」「仕事以外に何もない」「私の人生は空っぽで，みじめだ」「私は意味のない存在だ」「孤独で，みじめだ」「残りの人生でもひとりぼっちでみじめだろう。こんなにだらしなく太っているのはすべてわたしの責任だ」と書いた。クリスティンは自分が置かれた状況（誰もいない部屋に帰ってくること）についてどう考えているか書き出した。自分自身について考えていることを次々に書いていったのだが，真に抑うつ的な思考とは，残りの人生でもずっと抑うつ的でみじめであるだろうと，人生の状況について自分を責めている点であった。クリスティンが抑うつ気分を改善させるために修正しなければならなかったのは，認知療法家が「熱い思考」（hot thought）と呼んでいる，心の奥の自動思考であった。抑うつ感が強い時にあなたの心を支配している重要な思考は何だろうか？　抑うつ的な時に心の中に湧き上がる批判的な声に気づくようになることは，否定的な気分を改善させる重要な一段階である。あなたは否定的思考がいかに批判的で一方的なものかを自問することから始めることができるだろう。これによっていくらかの気分改善が生じるだろうが，さらに安定した気分の変化をもたらすには，本章の残りの練習を続けていく必要がある。

➡️ 改善戦略⓬：事実の重みづけをする

　心の中の批評家が発する思考の中にしばしば出てくる否定的なテーマを発見したら，次のステップは，それがどの程度正確であるかを検討することである。自分の思考は現実の人生とどのように比較されるだろうか？　あなたの否定的で批判的な自己評価を支持する，あるいは支持しない客観的証拠はあるだろうか？　あなたの人生が不完全であるという証拠はたくさんあるかもしれないが，その状況の否定的な側面や重要性を過大評価していないだろうか？　自分の否定的な自動思考に立ち向かうようになることは，すなわち，否定的な自動思考を修正して，現実をより正確に反映させるようにすることは，抑うつ気分を改善させるもっとも有力な認知療法的介入である。この治療技法を証拠収集（evidence gathering）と呼び，次のページの用紙を使って，この種の気分改善法を実施できる。

> 現実的思考は，抑うつ気分を改善させるための重要な対策である。証拠収集は，あなたの思考がいかに現実離れしているかを見定める最良の方法である。

改善戦略⓬の指示

1. 証拠収集用紙の最初の部分に，前の練習（改善戦略⓫）で発見したあなたの主要な自己批判的思考を書く（用紙の一部は以下に示す。あるいは，*www.guilford.com/clark7-forms*で用紙全体を入手できる）。あなたが否定的な気分の時にしばしば湧き上がり，非常につらい思考を書く。今でも経験し，多くの苦しみを生じさせ続けている自己批判であるでなければならない。
2. 次に，何が起きたために，この自己批判的思考が正確であると信じるようになったのかを自問する。あなたの答えを左の欄（「自己批判的な思考を支持する証拠」）に書き出していく。
3. さらに，この思考を支持しない証拠について自問する。この件について理解するのにもっと現実的な方法はないだろうか？ 用紙の右の欄（「自己批判的な思考を支持しない証拠」）に答えを書き出す。

　たとえば，自分の身体的な外見に関するジュリーの自己批判的思考を見てみよう。体重を落とすことができそうにないという理由で彼女は抑うつ的ですっかり落胆していた。気分が落ちこむと，ひどく自分に厳しくなり，たとえば，「怠け者で，ダイエットも運動もしないから，私はとんでもなく太っていて，醜い」などと自分を貶めるように考えた。ジュリーが最初に自問しなければならなかったのは次のような質問であった。「どうして，私が怠け者だから，太っていて醜いと考えるようになったのだろうか？」「身体的な美しさと体重減少についての私の考え方はどれほど正確なのだろうか？」まず，自己批判的思考を支持する欄に，彼女は自分の答えを書きこんだ。次に2番目の列に進んでいき，「私の経験からは何か，自己批判的思考が不正確であったり，誇張されたものであったりすることを示すものはあるだろうか？」とか「身体的な美しさと体重減少について考えるのに，もっと現実的で正確な方法はないだろうか？」という質問について考えながら，批判的な思考を支持しない答えを書きこんだ。ジュリーの答えの例を次のページに掲げておいたが，彼女の否定的な自動思考に対するいくつかの証拠収集反応である。

　この気分改善戦略の主要な点は，否定的で自己批判的な自動思考が，現実に合致しない誇張された

証拠収集用紙

あなたの自己批判的な「熱い思考」を記録する：＿＿＿＿＿＿＿＿＿＿＿＿＿＿＿＿＿

自己批判的な思考を支持する証拠	自己批判的な思考を支持しない証拠
1.	1.
2.	2.

証拠収集用紙：ジュリー

自己批判的思考を支持する証拠	自己批判的思考を支持しない証拠
1. 私は何度もダイエットを試みたが，体重を落としても，それを維持できなかった。	1. 私はうまく体重を減らすことができた場合もあるが，減らした体重を維持できなかった。
2. いくつものジムに参加したが，数回通っただけで止めてしまった。	2. 私はそれほど運動が好きだったわけではない。それでは45歳にもなって運動を始めなければならないなどと考えなければならないのだろうか？
3. 私は50ポンドも体重オーバーだ。	3. 私は子どもを産んで数年後から実際に体重が増えた。だから，体重を少し落とすとよいだろう。
4. 私は結局，食べてはいけないと承知している食物を食べてしまう。	4. 私はしばしばあまりよくない食物を口にするというのはたしかだ。しかし，ファーストフードを食べる量は減らしたし，デザートはほとんど食べない。
5. 私は自分の外見についてめったに誉められたことがない。	5. 平均体重だからといってどれほど賞賛されるだろうか？ 他人がどれくらい誉めてくれるかといったことに，私はおそらく非現実的な望みを抱いているのかもしれない。私は時々誉められていても，それに気づいていないのかもしれない。
6. 夫は私に性的な魅力を失ってしまった。	6. 私の外見のせいで，どれくらい性的な魅力が失われたのだろうか？ そして，加齢，多忙，ストレスに満ちたライフスタイルとの関係はないだろうか？
	7. 平均的な中年女性と比べて，私はどれほど魅力がなくて，体重が多いだろうか？ 私はビューティクイーンにはほど遠いことは承知しているが，私が思っている以上に，私の身体的外見は平均に近い。
	8. 幸せであるために，私は美しさや体重減少の重要性を誇張してはいないだろうか？ 私の仕事や家族は，身体的な外見よりも人生の満足にとって重要である。
	9. ダイエットの最中は私は実際にはそれをしっかりと実行した。ダイエットをしたすべての人と同様に，減らした体重を維持するのはとても難しい課題である。
	10. 私は実際には怠け者でもなければ，自制心のない人間でもない。仕事は成功しているし，仕事と家庭の両立も果たしてきた。
	11. 新しい服を着ると，女性の友達は私を誉めてくれる。

考え方であるという客観的な証拠を集めることである。たしかに自己批判にはいくらかの真実が含まれていることは明らかである。わずかな自己批判が問題であるのではなく，それはむしろ実際に有益でさえある。抑うつ気分を維持しているのは，過剰で，誇張され，非現実的で，偏った自己批判である。そこで，抑うつ気分を改善させる方法とは，非現実的なほどに誇張されている自己批判を修正することである。証拠収集とは，単なるその場しのぎの一時的な手直しではない。抑うつ気分を改善させる戦略を用いるには，多くの練習が必要である。しかし，それでも頑張ってほしい。現実の生活から得た客観的証拠でもって内なる批評家を修正することができたら，少しばかり気分がよくなり，抑うつ気分もわずかに和らいだことを感じられるはずだ。

⇒改善戦略⓭：自分の偏りを知る

　私たちが自分自身，人生の状況，将来，あるいは他者をどのようにとらえているかというのは，かならずしも完全に正確ではない。過去は，私たちが現在をどのようにとらえて，将来をどのように想像するかに影響を及ぼす。肯定的で，楽観的で，明るい面に焦点を当てて，物事はきっとうまくいくのだとごくあたりまえに期待するような人がいる。一方，生まれつき否定的で，厭世的で，暗い面ばかりに注意を払い，将来の可能性について深刻に考えがちな人もいる。あなたがどちらのグループに入るにしても，自分や世界のとらえ方はおそらく完全に明らかでも正確でもない。私たちはいくらか曇ったレンズ越しに物事を見ていて，その明るい面か，暗い面のいずれかを見る傾向がある。私たちは情報を処理し，自分自身，自分の周囲の世界，人々との関係を理解しようとするのだが，**認知の誤り**（cognitive errors），あるいは思考の間違いを犯している。落ちこんでいたり，抑うつ的になっていたりすると，このような認知の誤りはとくに顕著になる。

　ベックらは，抑うつ的なときに陥りがちないくつかの認知の誤りを同定した。このような認知の誤りのために，否定的な評価を下し，心の中の批評家の声を増幅させるような傾向がある。

- **全か無かの思考**（all-or-nothing thinking）——自己，他者，状況を白か黒かの両極端でとらえ，中間の灰色がない傾向である（例完全にすべてにうまくいったならば自分は有能であり，人生のごく一部の領域でも問題があったら自分はまったくの負け犬だと考える）。
- **否定的濾過**（negative filtering）——人や状況の否定的側面だけをとらえ，肯定的要素を無視する傾向である。（例同僚からの批判的な言葉にいつまでもこだわり，他者からの親しげで，褒め称えるような言葉を覚えていられない）
- **自己関連づけ**（personalization）——否定的な出来事や他者のひどい振る舞いについて自分に責任があるととらえて，他者や外的な状況ではなく，自分自身を必要以上に責める傾向である。（例友人のマーラにひどいことを言われた。その日はたまたま彼女に嫌なことが重なったのかもしれないなどとは考えられずに，自分が何か彼女を怒らせてしまったのだろうと思いこむ）
- **過度の一般化**（overgeneralization）——とくに根拠もなく急いで結論を下す傾向である。すなわち，些細な出来事や状況から漠然と一般化する傾向を指す。（例家計について激しく口論した後，結婚生活は問題を抱えたと思いこむ）
- **破局視**（catastrophizing）——より否定的な点が少なく，起こる可能性の高い結果について考えるのではなく，将来かならず最悪なことが起きると考える傾向である。（例会社がリストラを発表すると，自分は仕事を失ってしまい，住宅ローンが払えなくなるとただちに結論を下す）

- **～すべき思考（imperatives あるいは should thinking）**――非常に頑なで柔軟性に乏しい思考や期待で自分や他者を判断する傾向である。（例 他者が自分のことを常に礼儀正しく適切な方法で扱うべきだと期待する）

<u>改善戦略⓭の指示</u>

あなたの認知の誤りに気づいて，バランスの取れた思考法を考えつくと，抑うつ気分を改善させる有効な戦略となる。

1. 記入を終えた否定的思考の記録を用いて，あなたの気分が落ちこんでいる時に否定的思考の中に認められる認知の誤りを同定する。
2. 気分が落ち込んだ時に次のような質問を自問する。

> 「この状況を思い出したり，自分について考えたりする時に，どのような思考の過りがあるだろうか？」
> 「このような思考の誤りのために，自分自身や人生の状況に対して過度に否定的で，批判的な結論を下しているのだろうか？」
> 「このような出来事について考えるのにもっと正確な方法はないだろうか？」

認知の誤りを発見して，修正することを身につけると，否定的な気分状態の改善につながることを，認知療法家は明らかにしてきた。

ジョージは有名な法律事務所で働いていたが，最近，引退し，妻とともに南フロリダの新居に引っ越した。彼はこれまでの人生のほとんどの間，抑うつ気分と闘ってきたのだが，それが引退後にさらに重くなってきた。老後の人生を楽しむどころか，気分はますます落ちこみ，夫婦にとって大きな問題となった。否定的で焦燥感を伴う気分を記録していったところ，彼の思考の中の批判的テーマとは，「私にはもはや何の目的もないし，役にも立たない。能力も減退し，役立たずの老いぼれだ」というものであった。ジョージはすぐに抑うつ気分の中の認知の誤りに気づき始めた。自分自身と引退を全か無かの思考でとらえていた。すなわち，もはや法律の仕事をしていないので，世の中の役に立たず，自分には意味がないとも考えていた。また，否定的な側面に過度に焦点を当てていた（**否定的濾過**）。すなわち，自分は日中，何も有益なことも生産的なこともしていないと信じていた。さらに，いくつかの「**～すべき思考**」もあった。すなわち，「何か生産的な仕事をしているからこそ，価値がある」「仕事をしていなければ，何も期待すべきではない」「人々はこの考えに同意すべきだ」といった具合であった。さらに，**破局視**もあり，自分の老後を単に死を待つだけの時間でしかないととらえていた。

▶ 改善戦略⓮：他の思考法を発見する

本章の最初の3つの気分改善戦略を練習したら，次に，自分自身，人生の状況，他者についてよりバランスの取れた，現実的な思考法を編み出すことを身につけていこう。実際のところ，これまでの練習を積んでいくことで，あなたは抑うつ気分を引き起こす否定的な自動思考よりも，むしろ，合理的な思考法を考えるようにすでになっているかもしれない。過度に否定的な思考を修正し，合理的で

バランスの取れた視点で置き換えていくことを身につけていくというのは，否定的で抑うつ的な気分を改善させるのにとくに重要な方法である。この認知療法の重要な要素は，重症のうつ病を効果的に治療するのに有効である。

気分改善戦略⓮の指示

1. すでに記入済の証拠収集用紙を検討する。自己批判的な「熱い思考」を支持する，あるいは支持しない証拠について考えてみる。
2. 支持する，あるいは支持しない証拠について眺めてみて，あなたの「熱い思考」はどれほど誇張されているだろうか？　自己や状況についてより現実的な思考法とは何だろうか？
3. 用紙の最下段に他の思考法を書き上げていく。実際に，あなたは2つか3つの他の思考法を思いつくだろう。しかし，他の思考法は，用紙に記録された思考にとくに合ったものでなければならない。すなわち，他の思考法は状況の長所や短所を認識し，否定的な「熱い思考」ではなく，より現実的なものでなければならない。
4. 他の思考法を考えるにあたって，「治療者の視点」で考えてみる。すなわち，自己，状況，自分自身の問題について肯定的な面も否定的な面もとらえるように努力する。

　他の思考法を編み出すことを示すために，「私は怠け者でダイエットも運動もしなかったので，ひどく太っていて，醜い」というジュリーの否定的思考を例にとってみよう。全か無かの思考，破局視，否定的濾過，過度の一般化といったいくつかの認知の誤りが見つかる。証拠収集の練習をすると，外見についてジュリーが考えているよりは，バランスの取れた，現実的な方法にいくつか気づくだろう。平均体重を超えているのは事実なので，もちろん彼女はこの点は否定できない。しかし，以前はもっと体重があった時もあるので，その頃に比べれば実際にはいくらかは体重が減ったことに気づく。言い換えると，望ましい体重までには減量できていないものの，減量にはある程度成功したのだ。比較的長期にわたって減量した体重を維持できたこともあり，減らした体重を維持することは減量自体よりもはるかに難しいことを，減量を試みたことがある人ならば誰でも知っている。

　証拠収集を通じてジュリーが気づいたもうひとつの点は，身体の美しさをあまりにも重視していることであった。平均的な中年のアメリカ人女性よりもはるかに素敵でありたいとばかり彼女は思っていたのだ。「ひどく太っていて，醜い」「あまりにも怠け者だ」といった自己批判を乗り越えるには多くの努力が必要であるだろう。そこで，ジュリーは次のような現実的で，バランスが取れた視点を思いついた。

「私が長年にわたって肥満で，ダイエットに必死になって取り組んできたことは事実だ。しかし，私はいくらかは減量に成功したので，かならずしも怠け者でもなければ，意志が弱いわけでもない。自信に満ちていて，自分自身に満足するために，美しくなければいけないという訳ではない。私の外見をそのまま受け入れるのに必要なのは，私がほとんどの中年女性と同じくらいには素敵であると信じることだ。そこで，私の目標は，ダイエットや運動でいくらかの変化をもたらして身体的な健康を改善させて，自分の人生で達成できたいくつかの小さな成功を喜ぶようになることだ」

自分の体重や身体的な美しさに関してバランスが取れた現実的な思考法ができるようになると，彼女の抑うつ気分や落胆は和らいでいった。証拠収集と他の思考法を編み出すことは，身体的外見について絶望的になっている状態から自分の気持ちを引き上げる，彼女にとって主要な気分改善戦略となっていった。

　他の思考法を編み出すことを身につけるには，練習も必要だし，時間もかかるだろう。新たな思考法を編み出すということは，これまでの批判的な思考法に挑戦するものであるので，それを疑ったり，その効用が信じられないと感じたりするかもしれない。こういった疑いはあなたの心の中の批評家から発せられているということを忘れずに，練習を続けてほしい。現実的でバランスの取れた思考で，否定的な思考に立ち向かっていく練習を続けていくと，その過程に徐々に慣れていき，本質的な気分改善効果が現れてくる。思考法を変えていくことによって，感情を変える能力は，以下の「気分変容の実験」で解説されているように，科学的に証明されてきたものである。

気分変容の実験

　最近，心理学者たちは抑うつ気分を和らげるのにもっとも効果的な方法を発見するために数多くの実験を実施してきた。同僚と私は私の研究室でこの研究のいくつかを行い，**認知の再評価**（cognitive reappraisal）と呼ばれる気分改善戦略は数分間で抑うつ気分を有意に和らげる点について合意に達した。認知の再評価能力とは，状況の意味やそれに対処する結果をどのようにとらえるかという点を変化させて，状況がもたらす感情面への影響を変化させようとするものである。研究室での実験で，被験者は悲しみを呼び起こすような短い映画（例悲劇的な死を描いたような映画）を見せられた。次に，それが愛する人に起こったか，あるいは，まったくの架空の出来事のように想像してみるように指示された。愛する人にこれが起きたと想像した被験者は非常に悲しくなったのだが，架空の出来事として映画を観た被験者の悲しさは和らいだ。あなたの人生においても，ある状況や問題の意味をこのように置き換えて，同じようなことができる。

　たとえば，ジュリーは体重について，自分が思っている以上にうまく対処できる問題ととらえなおして，再評価した。彼女はある程度は増加した体重を受け入れて，それでも自信や自尊心を保ち，身体的にごく平均的な中年女性として満足した人生を送ることができた。このように再評価することによって，心の内なる批評家が彼女の感情状態にもたらす影響を和らげることができた。ダイエットや運動で彼女がもたらしたいくつかの変化について現実的に考えられるようになったために，気分は改善した。心の内なる批評家の口を封じることができ，体重減少の目標はより現実的なものになり，身体的な美しさだけが人生でもっとも重要なことではないと考えられるようになったため，自分自身をありのままに受け入れていった。

➡ 改善戦略⑮：結果について考える

　自分の否定的な思考を修正するように取り組んでいくと，認知療法に基づく気分の改善についてごく実用的な視点が生じてくる。次の質問を自問してみよう。

「否定的思考にいくらかの真実があるにしても，この否定的視点は私，状況，対人関係などにどのような影響を及ぼすのだろうか？」

「自分自身や自分の人生を色眼鏡を通して見続けていったら，私はどんな報いを受けるのだろうか？」

改善戦略⓯を用いるのは，

- これまでに学んだ認知療法に基づく気分改善戦略を試みたにもかかわらず，否定的思考に囚われてしまう場合。
- より現実的な他の思考法への確信を強めたいと考える場合。
- 否定的思考法がうつ病に及ぼす副作用について十分に理解できない場合。

　厳しすぎる心の中の声を聞き続けるか，それとも新たな適応力の高い思考法をとるか，あなたにとってどちらのほうが高くつくのか，その結果を見きわめることが重要である。たとえば，あなたの否定的思考が「私は人生でけっして成功しない」「私は仕事や対人関係でとんでもない失敗をしてきた」というものであるならば，証拠収集したとしても，否定的な結論に至るかもしれない。しかし，この状況を次のような実際的な視点でとらえることができる。たとえば，「人生でけっして成功しないといった考えが今の私にどのような影響を及ぼしているのだろうか？」「そのために諦めてしまったら，自分が期待していた通りの結果になってしまうことになる」「私は人生でけっして成功しないと考えると，大きな代償を支払わなければならない」「完全に正確ではないとしても，もっと希望に満ちた考え方をする方が有益ではないだろうか？」などである。認知療法家は，これを**利益と損失の分析**（cost/benefit analysis）と呼んでいるが，以下にその実施法を示そう。

改善戦略⓯の指示

1. 紙を取り出し，次のページにその一部を示した利益と損失の分析の用紙を作るか，ウェブサイト（*www.guilford.com/clark7-forms*）から完全な用紙を手に入れる。
2. これから検討しようとするあなたの否定的な自動思考，自己批判的な思考を書き出してみる。次に，このような思考に関連する過去の出来事について振り返る。批判的に考えることによって，どのような肯定的な結果や否定的な結果が生じただろうか？　このような思考の短期的，そして長期的結果はどのようなものであっただろうか？　将来について考えると，厳しすぎる心の中の声を聴き続けるとどのような結果が生じるだろうか？
3. そして，検討しようとしている他のバランスの取れた思考を書き上げていく。こういった思考についてあまり経験がなかったとしても当然であるので，現実的な思考の影響を想像してみて，利益と損失の分析をする必要がある。自分自身についてより現実的に思考が持つ長所と短所を書き上げる。新たな視点を受け入れることの短期的かつ長期的な結果はどんなものになるだろうか？　新たな思考を取り入れることによって，将来はよくなるだろうか，それとも悪くなるだろうか？
4. **結論を下す。**あなたが書いた利益と損失の分析を見て，**否定的思考あるいは新たな思考のどちらがよいだろうか？**　純粋に実用的な視点から，新たな思考か，あるいはこれまでの否定的な思考のどちらがよりよい人生をもたらすだろうか？　新たな思考が最大の利益をもたらし，損失は最小であるだろうとの結論に達したら，気分が落ちこんだような場合には，この結論を繰り返し自

利益と損失の分析用紙

パートA：検討しようとする否定的思考を記録する：＿＿＿＿＿＿＿＿＿＿＿＿＿＿＿＿

＿＿

否定的思考を受け入れることの利益	否定的思考を受け入れることの損失
1.	1.
2.	2.

パートB：検討しようとする新たな思考を記録する：＿＿＿＿＿＿＿＿＿＿＿＿＿＿＿

＿＿

新たな思考を受け入れることの利益	新たな思考を受け入れることの損失
1.	1.
2.	2.

分に言い聞かせる。

　自分自身に対する否定的思考とより建設的な思考についての利益と損失の分析をすると，心の中の批評家を黙らせて，自己価値や人生の状況や将来についてより適応力の高い合理的な視点の価値が明らかになってくるだろう。否定的な思考や新たな思考に関連するさまざまな経験をするので，利益と損失の分析の用紙を常に持ち歩いて，数日間，いや数週間にわたって利益と損失を書き続けていく。
　クリスティンは，「私の残りの人生は孤独でみじめだ」という否定的な自動思考と「私は将来を予想できない。歳をとってから恋をする人も多いし，たとえひとりであっても人生で絶望的なまでにみじめであるという訳ではない。私は自分の独身生活に満足したい」という新たな健康な思考について利益と損失の分析を行った。クリスティンは否定的思考についての利益を思いつかず，次のような損失ばかりが心に浮かんだ。(1) 気分が落ちこみ，みじめになる。(2) アパートの部屋に閉じこもる。(3) 自分がみじめだと家族や親友たちに常に不平を言う。(4) 自尊心が低下する。(5) 他者との関係で自分が劣っていると感じて，控えめで受け身になる。(6) 男性でも女性でも他者との交際を避けて，恋人になる可能性のある人に会う機会を失う。(7) 男性に対して冷淡で無関心に振る舞い，デートなどに興味ないといったメッセージを知らず知らずのうちに伝えてしまう。次に，より健康な他の思考を考えてみると，その短所とは次のようなものだった。(1)「このような考え方は正しいものと

も自然なものとも感じられないだろう」。(2)「私はおそらく誤ったことを信じようとしているのであって，残りの人生でも独身のままだろう」。(3)「思考や感情を変化させるには時間も努力も必要だ」。しかし，クリスティンは自分や将来に対して新たな視点を受け入れることには次のような多くの長所があることに気づいた。(1) 自分の人生の状況についての抑うつ気分が和らぐ。(2) 自信が高まり，男性と一緒に外出するようになる。(3) 自分を憐れんだり，他人に文句を言ったりするのが減る。(4) デートする可能性を受け入れるようになり，男性から声をかけられる機会が増える。(5) 楽しい活動をしている成人の独身者グループについて知りたくなる。(6) オンラインのデートサービスに加入することを考える。(7) 人生により満足するようになる。

> 心の中の批評家の声に耳を傾け続けることがもたらす個人的な損失と，より健康的な新たな視点を採用した時に失われる利益について考える。

⇒改善戦略❶❻：心の中の批評家に対して行動を起こす

「案ずるより生むが易し」という諺を誰もが聞いたことがあるはずだ。これは気分改善にとてもよく当てはまる。思考を変化させて，抑うつ感を和らげようとするには，行動を変化させる必要がある。すなわち，新たな思考に基づいた行動を起こさなければならない。これは，うつ病患者が否定的な自動思考から，肯定的で適応的な思考に変えていくために認知療法家が用いる最強のアプローチである。これは**経験的仮説検証**（empirical hypothesis testing）と呼ばれていて，否定的で自己批判的思考への確信を弱めて，新たな肯定的な認知への確信を強めることを目的としている。本質的にはこれは，自己の否定的思考と新たなより現実的思考に対する一連の検証から成り立つ。行動計画用紙を使うが，部分的にはこのページに示し，ホームページから完全な用紙をプリントアウトすることもで

行動計画用紙

否定的思考の検証：＿＿＿＿＿＿＿＿＿＿＿＿＿＿＿＿＿＿＿＿＿＿＿＿＿＿＿＿＿＿＿＿＿

＿＿

新たな思考の検証：＿＿＿＿＿＿＿＿＿＿＿＿＿＿＿＿＿＿＿＿＿＿＿＿＿＿＿＿＿＿＿＿＿

＿＿

行動計画	行動計画をどのように実施したか	行動計画の結果

きる（*www.guilford.com/clark7-forms*）。改善戦略❶に続いて，典型的な否定的思考を変化させるのに使える行動計画のいくつかの例についての指示を挙げてある。

改善戦略❶を用いるのは，

- 認知療法的気分改善を行っている場合。
- 新たな他の思考を受け入れる力を強めようとしている場合。
- 否定的で自己批判的思考に対する確信を弱めたい場合。

改善戦略❶の指示

1. **ある特定の否定的思考を選び，それを受け入れた場合の結果を書き出す。**たとえば，「私は常に間違いを犯すので，決断を下すことができない」というのがあなたの否定的思考であると仮定してみよう。この思考を受け入れるというのは，たとえばレストランを選ぶといった，ごく日常的な行動に決断を下すことさえ避けてしまうことを示唆している。どこで食事をするか決めるのに，常に他者に頼ってしまう。
2. **次に，否定的思考とその意味合いに直接的に向きあうための決まりきった行動について考えてみる。**先の例で考えてみるならば，友達や家族をあなたのお気に入りのアジア料理のレストランに招くことに決めたとする。これは，あなたが常に間違った判断をするという否定的思考を直接的に検証することになる。
3. **行動計画用紙の最初の欄（「行動計画」）に，いつ，どこで，誰と，どのように，あなたの行動計画を実施するかを書いていく。**どのような内容も偶然に任せてはならない。あなたの行動計画に反するような否定的思考を検証するために何をしなければならないかをはっきりと特定しておく。
4. **行動に移す前に，予想される肯定的な結果と否定的な結果を書いてみる。**否定的思考を支持するどのようなことが起こり得るだろうか，どのような行動の結果が新たな思考を支持するだろうか？　先の例では，友人がレストランについて不平を言って，あなたがよい決断を下せなかったことが証明されるかもしれないし，あるいは，友人があなたとともにそのレストランで楽しい夕べを過ごしたことが，あなたがすばらしい決断を下すこともあるという新たな思考を支持するかもしれない。
5. **行動を実行して，行動計画用紙の第二の欄にあなたの経験を書いてみる。**経験したことは，否定的なものも肯定的なものも，そして，あなたが期待していたことや期待していなかったことの行動の側面についてもすべて書く。
6. **経験したことについて結果を検討し，行動計画用紙の第三の欄に記録する。**行動の結果はどのようなものだっただろうか？　先の例では，何名の人がレストランへの招待に応じただろうか？　料理は美味しかっただろうか？　招待された人々はその晩を楽しんだだろうか，そうでなかっただろうか？　不満はあっただろうか？　あなたの結論はどのようなものであったか，すなわち，あなたはよい決断が下せたか，あるいは下せなかっただろうか？　この行動は，あなたがよい決断を下すことができる時もある，あるいはまずまず受け入れられる決断を下すことができる時もあることの証拠ではないだろうか？
7. **この練習からあなたが学んだことを用いて，否定的思考に立ち向かい，他の思考を強めるように**

するために，あなたの行動を変化させることができるだろうか？　たとえば，チームミーティングを計画する，プロジェクトについて意見を述べる，昼食を一緒にとろうと同僚を誘うといった具合に，職場で1週間に少なくとも3回の特定の決断を下すように計画してみるのはどうだろうか？

否定的自動思考	行動計画
「私の人生で何も楽しくはない」	以前は楽しんでいた何かの活動を実施してみて，その活動をどの程度楽しむことができたかを，0〜10点で評価する。以前ほど楽しむことはできなかったかもしれないが，まったく楽しくはなかったというのは事実だろうか（たとえ10点満点中1でさえなかっただろうか）？
「私がいつも落ちこんでいるので，私には友達がいない」	自分から知人や旧友に電話をかけてみよう。お茶，映画，外食などに誘ってみる。相手の都合のよい時にデートをする約束をするのもよい。その人が交際を楽しんでいることを示すような経験について記録する。
「私は負け犬で，何を試みてもうまくいかない」	新たな活動，趣味，仕事での課題を見つけてみる。この新たな活動を学ぶ経験と，その活動をどの程度身につけたかを記録していく。自分が試みることはすべて失敗するというのは本当だろうか？
「私はひどく魅力がない，醜いとさえ言える。こんな自分にどうして満足できるだろうか？」	あなたの人生の中にいるすべての人について，身体的な美しさや人生の満足の度合いを10点満点でつけてみる。身体的な魅力だけが人生の幸せを意味しているのだろうか？　次に，たとえば店や通りで見かけた見知らぬ人々，とくにカップルについて判断してみよう。身体的に魅力的な人だけが幸せで，魅力のない人は不幸せに見えるというのは本当だろうか？　あなたは人生で満足を得るのに身体的な魅力が重要であることを強調し過ぎてはいないだろうか？　もしも魅力のない人でも人生に満足して生きているならば，どうしてあなたもそのようにできないのだろうか？
「私には慢性の病気があるので，一生みじめで絶望的な生き方をしなければならない」	自分の病気について知っている人と話したり，同じ病気の人について書かれたことを読んだり，自助グループに加わってみる。同じ病気の人がどのように暮らしているか注意してみよう。この病気であることが即みじめで悲惨な状態をもたらしているというのは事実だろうか？　同じ病気を抱えながらも，満足して暮している人はいないだろうか？

　否定的思考に向き合い，バランスの取れた現実的な新たな思考を強化するために行動を計画するには，いくらかの想像力とともに創造力も必要だろう。しかし，新たな思考に基づいた行動を実際に取れば取るほど，それは自然なものになっていき，あなたの心の中の手厳しい批評家の声は小さくなっていくだろう。

難しい問題に向きあう

　「土地を売るにあたって大切なことが3つある。その場所，場所，場所」という言葉を聞いたことがあるはずだ。認知療法に基づく気分改善についても同じようなことが言えるだろう。すなわち，「練習，練習，練習」である。証拠収集，誤りの発見，他の思考の創出，利益と損失の分析，行動開始などを通じて，まず自分の否定的思考に向きあうと，初めのうちはこの過程の全体がとても難しくて不自然なものと思うかもしれない。しかし，諦めずにこういったスキルを繰り返し練習していくと，能率が上がっていく。徐々にこの過程を自然なものに感じ始めると，これらの気分改善法の効果が日常生活の中で明らかになってくる。認知療法に基づく気分改善戦略は，反復性の重症のうつ病の人が経験している日々の抑うつ感を克服する最強の治療であることを，心理学者や他の精神保健の専門家たちが明らかにしてきた。

ツールファインダー

以下のような問題のために認知療法に基づく気分改善が難しく感じたら，指示された章を参照する。

- 否定的思考が非常に強い：第6章。
- あまりにも分析的で，自分の思考をコントロールすることに囚われる：第7章。
- 認知療法に基づく気分改善の作業に過度に自己批判的である：第11章。
- 認知療法に基づく気分改善への動機づけが低く，興味が乏しい：第5章。

第5章　充電の時間をとる

> 行動の変化が伴わなければ，
> 感情の変化も起きない

　32歳のミシェルは，7歳と5歳の2人の子どもの母親で，専業主婦であった。心理療法の最初のセッションで，「ほとんどの時間，私は疲れ果ててしまっている。何をしようという気力も失った」と語った。最初の数年間は，彼女は家にいて子育てをし，家事をして，その傍らボランティア活動も楽しんでいた。しかし，この3年間は，とくにウィークデーの午後にしばしば気分が落ちこんだ。

　気分について質問されると，彼女はエネルギーや動機づけの低下，そして実際に何もできないという事実について繰り返し話した。いつもはとても活動的な人なのに，間違いを犯しやすくなり，ひどく「怠け者」になってしまったと落胆していた。ひどく落ちこむと，疲労感に圧倒され，居間に座って，テレビのトークショーをボンヤリと眺めながら午後の時間を過ごした。午後2時半に幼稚園から帰宅する5歳の子どもの世話がほとんどできなかった。午後のこういった時間には，彼女は自分を忌み嫌い，家で何もしないで過ごしていることに強い自責感を覚えた。ミシェルは他者との間に距離を置いた。彼女が電話を取ろうとしないので，夫は午後には自宅に電話をかけないことにしていたほどである。ミシェルは窮状から抜け出す道はないと感じていた。

　抑うつ気分を覚えている間は，行動も自動的に変化する。他者との間に距離を置き，まるでエネルギーを保とうとするかのように，人生への関わりを減らしてしまう。ミシェルはソファーから立ち上がって，何かをしなければならないと感じていたものの，実際にはそうするように見えなかった。そして，休めば休むほど，疲れが増すように感じていた。

　抑うつ感が強い時に，エネルギーや動機づけの低下に立ち向かう最善の方法というのは，行動を変化させることであると，心理学者たちが明らかにしてきた。実際に，重症のうつ病に対する心理学的介入のひとつが**行動賦活**（behavioral activation）と呼ばれていて，きわめて効果的な治療法であることが証明されてきた[1]。本章では，行動賦活で用いられる重要な戦略について解説し，抑うつ的な時に起きる，興味や動機づけの低下をどのように克服するかという点を示す。

> これは逆説である。行動を増すということは，落ちこんでいて，何もできないと感じるほどの疲労感に立ち向かう最善の方法である。

行動面の気分改善を用いるのは，

- 抑うつ感を覚えていて，興味や喜びの減退に気づいている場合。
- すっかりエネルギーが減退し，ごく日常的な活動をするのにも非常に多くの努力が必要な場合。

- 落ちこんでいる時にひどく引きこもり，孤立がちになっている場合。
- 本書でこれまでに解説してきた状況的気分改善法や認知療法に基づく気分改善法を使ってみたにもかかわらず，抑うつ感を繰り返し覚える場合。

行動の変化は，気分に非常に重要な影響を及ぼす。というのも，思考，感情，行動の間には強い関連があるからである。以下の図を見てみよう。

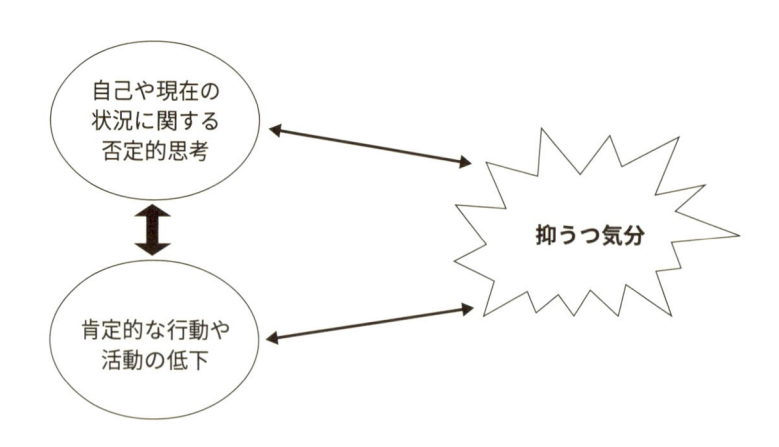

```
   ┌─────────┐
   │ 自己や現在の │
   │ 状況に関する │ ←──────→  ┌─────────┐
   │ 否定的思考  │            │ 抑うつ気分 │
   └─────────┘            └─────────┘
        ↕                    ↗
   ┌─────────┐          ←──
   │ 肯定的な行動や│
   │ 活動の低下  │
   └─────────┘
```

　肯定的な活動を減らしたり，課題や活動を避けたりすることは，両方とも自分自身や人生の状況についての否定的思考を強化することになる。ミシェルは何時間もテレビを見ていたが，その間ずっと自責や恥辱といった否定的思考を抱いていた。第4章で解説したように，否定的思考は抑うつ気分に容易に結びつく。そして，活動の低下も抑うつ気分を生じさせる。その両者はともに非常に強力な抑うつ効果をもたらす。これがまさに，抑うつ気分を克服するには，認知療法に基づく気分改善戦略と行動面での気分改善戦略を統合させることが重要であるという理由なのだ。

➡改善戦略❶：行動について調査する

　行動面での気分改善について最大の利益を得るには，最初に，あなたの基準の状態を知ることが重要である。すなわち，あなたの現在の活動のレベルの実際の状態と，たとえ落ちこんでいる時でもどの程度が達成可能かを知ることが重要である。一日中まったく何もできないとか，喜びを感じられないという人は実際には稀である。

気分戦略❶を用いるのは，

- 何に喜びを感じて，何が実際にできているのかがよくわからない場合。
- 何をすべきかがわかっていないので，前に進めないと思われる場合。

　第2章の時間毎の気分の記録（改善戦略❷）を終えたら，幸せの評点が高いものと，悲しみの評点

が低いものに関連する日常の活動を再検討するのが役立つだろう。これらは行動面の気分改善を行う上で標的とすべき活動となる。時間毎の感情記録を終えていてもいなくても、ここでの戦略では行動変化に関するさらに特定の自己モニター用紙を用いる。あなたの日常活動から得られる達成感や喜びを評価する用紙である。時間毎の感情記録をすでにつけていたとしても、あなたは今度はこの時間毎の行動記録という新たな用紙にも記入していく。

改善戦略⓱の指示

1. **時間毎の行動記録は部分的にはこのページの下に掲げてあるので、それと同じものを作るか、あるいは用紙全体は*www.guilford.com/clark7-forms*で入手できる**。1～2週間にわたってこの用紙に記入していき、自分の日常行動の一例をとらえる。
2. **毎時間のあなたの主な活動や行動を短い文章で書き出していく**。時間毎に最初の数秒を使って、その前の1時間の活動を記録していく。1～2時間記録するのを忘れたら、そこは空白のままにしておく。行動の正確な記録ができないので、後から振り返って記憶に頼るのではなく、実際の行動を起こした時間に近い時に用紙に記入するのが重要である。
3. **活動や行動を記録したら、どの程度の達成感や支配感が得られたか、どの程度の喜びや楽しみが得られたかを評価する**。0～10点で点数をつける。0＝達成感や喜びがまったくない、5＝かなりあった、10＝きわめて高かった。
4. **時間毎の行動記録を1～2週間にわたってつけてみたら、次にその記録を見直して、抑うつ気分に関連しているかもしれない主な行動傾向を探っていく**。達成感や楽しみの評点が低いことと関連するある種の行動や活動はないだろうか？　そのような行動に丸をつけて、それと時間毎の感情記録を比較する。抑うつ感が強い時に、このような否定的な行動がしばしば起きてはいないだろうか？　それがあなたの抑うつ感を引き起こしていないだろうか？　抑うつ気分を和らげるために改善しなければならない行動に焦点を当てる。
5. **時間毎の行動記録に戻って、達成感や喜びの評点が高いことと関連する活動や行動を探っていく**。ここでも、このような肯定的な行動と時間毎の感情記録を比較して、そのような活動が幸福感や喜びの気分に結びついていないか検討していく。もしもそのような傾向に気づいたら、気分

時間毎の行動記録

時　間	（これまでの1時間の） 主な活動や行動	達成感 （0～10）	喜　び （0～10）
午前5時			
午前6時			
午前7時			
午前8時			
午前9時			

充電の時間をとる

を改善させるために，そのような行動を増やしてみるとよいだろう。

6. ステップ5の肯定的な行動と，ステップ4の否定的な行動を別の紙の別の欄に記録しておくと，**肯定的な活動を増やして，否定的な活動を減らすことを試みる際に，参考にできる。**このリストを改善戦略⓲で活用する。

　ミシェルの時間毎の行動記録から，彼女の活動のいくつかが抑うつ感を引き起こしていることが明らかになった。ウィークデーには毎日午後に1～4時間もテレビを見ていたが，喜びは2点，達成感は0点と付けた。洗濯をしたり，子どもの片づけをするといった他の活動についても達成感（10点満点で3点）や喜び（10点満点で0点）が低かった。時間毎の感情記録から，ミシェルはこういった時間に抑うつ感がもっとも強いことに気づいた。午後テレビを見ること，洗濯をすること，片づけなどは抑うつ感に関連する否定的行動であることは明らかであったが，その替わりになる行動はそれぞれの行動によって異なった。テレビを見る時間を減らすことは抑うつ的な活動の解決策になるのは明らかであったが，洗濯や片付けなどはどうしてもしなければならないことで，それを避けて通ることはできなかった。したがって，こういった活動に対する解決策は別のものになった。

> 日常の些細な課題でさえも，達成感や喜びをもたらし，あなたの気分を持ち上げてくれる。

　ミシェルは時間毎の行動記録から，高い達成感や喜びに関連するいくつかの肯定的な行動に気づいた。たとえば，妹と電話で話す，ソーシャルメディア，とくにフェイスブックで他者と関わる，朝コーヒーを飲みながら新聞を読むといった活動に，彼女は高い達成感（10点満点で7点）と喜び（10点満点で8点）の点数をつけた。というのも，こうすることによって彼女は外界との関係を保つことができたからである。時間毎の行動記録と感情記録を比較し，こういった活動をしている時に肯定的気分が強いことに彼女は気づいた。

退屈に耐えられない場合には何ができるだろうか？

　大学の教授として，私は日々若い人たちと向きあっている。学生の多くは退屈だと不平を言う。それは，講義中，勉強している最中，あるいは日曜日かもしれない。退屈とは，考え得るなかで最悪の事態であり，どのような犠牲を払ってでも克服すべきものであるととらえているかのようだ。（したがって，「退屈な講義」を聴くよりは，友達にメールを送っている方がましだという訳だ！）しかし，この不平は問題である。すなわち，私たちが人生でしなければならないことの多くは退屈なものであるからだ。常に興奮して一生懸命に取り組むなどということはできないのだから，退屈であるという状態に耐えることを身につけなければならない。

　あなたは退屈さに耐えることに問題を抱えていないだろうか？　退屈な課題に取り組んでいる時に，抑うつ感が増すと感じているだろうか？　そういった課題に取り組まなければならないならば，心の準備をして，それがあなたの気分に及ぼす悪影響を和らげなければならない。時間毎の行動記録を検討し，達成感や喜びが低いことに関連した日常の課題に焦点を当てる。このような課題を避けることはできないかもしれないが，心の準備をして，決まりきっていて，当たり前で，面白味のない仕事（⑲自宅の掃除，請求書の支払い，芝刈り）に耐えなければならない。実際のところ，ある課題が退屈で，不快で，決まりきったものであると思うならば，それに使う時間を減らすことによって，抑うつ気分への悪影響を減らすことができる（⑳これをさっさと済ませて，何かもっと楽しくて，

役立つものに取りかかることができる）。

　決まりきった，退屈な課題に取り組むための別の方法についても説明しよう。こういった決まりきった活動の中に「退屈の中の喜び」を見つけられるかもしれない。日常の課題が，より難しい問題から気分転換を果たし，リラックスした状態をもたらし，休息の時間となるかもしれない。最近，私は昔からある仕事，すなわち，電動ノコギリなどを使わずに，斧を使って暖炉の薪を割ることが面白いことに気づいた。これは退屈で，同じことを繰り返す仕事であるが，文章を書くことから30分間ほど休憩し，薪を割るというのは，格好の気分転換になる。あなたも時間毎の行動記録の中にある，それほど楽しくもないし，達成感もない仕事を「退屈だけれども楽しい」課題に変えることができるかもしれない。一度試してみてはどうだろうか。

> 日常生活の中の決まりきった仕事への耐性を増し，むしろそこから喜びさえ得ていく。

ツールファインダー

第13章では，日常生活において必要ではあるものの，あまり報われないような課題にどのように取り組むかという点について詳しく解説する。

➡改善戦略⑱：行動面での選択肢を増やす

　あなたは時間毎の行動記録を検討することによって，達成感や喜びをもたらす肯定的な活動をほとんど行っていないことに気づいたかもしれない。おそらく自分の人生でほとんど喜びや満足を感じない，とても長い時間を抑うつ感と必死で闘ってきたのかもしれない。

改善戦略⑱を用いるのは，

- 日常生活の行動で喜びや自己支配感をあまり覚えない場合。
- 日常の機能が低く，活動のレベルがひどく下がっている場合。
- 日常生活の課題を行うのに他者に頼るようになっている場合。

改善戦略⑱の指示

1. 改善戦略⑰の最後にあなたが記入した肯定的行動と否定的行動の2つの欄から成るリストをもう一度取り出してみる。肯定的行動の頻度を増し，否定的行動の頻度を減らす課題を，0点から10点で評価していく（0＝難しくない，5＝中等度に難しい，10＝非常に難しい）。**各行動の脇に評点を書きこむ。**ミシェルの例では，フェイスブックに今よりも多くの時間を使うというのはとても易しかったが（10点満点中1点），テレビを見る時間を減らすというのは比較的難しく感じられた（10点満点中6点）。
2. 次に，**過去において楽しんでいたことを振り返ってみて，肯定的行動のリストを増やしていくようにする。**ここでブレインストーミングをやってみよう。たとえば，過去，それは何年も前かもしれないが，楽しんでいた趣味，余暇の活動，レクリエーション，スポーツ，社交はどのような

ものであったか？　配偶者（あるいはパートナー），親友，家族などに質問して，あなたがずいぶん前に止めてしまった，楽しくて，報われる活動を思い出すのを手伝ってもらうことにしよう。このような過去に楽しんでいたことを肯定的な行動リストに付け加えていき，それぞれの活動に評点をつける（すなわち，この活動を始めるのがいかに難しいか点数をつける）。

3. **今度は，あなたに何らかの達成感をもたらしてくれる新たな行動について考えてみよう。** このような行動をリストに含めるとともに，それを日常的な行動のひとつにしていく難しさについて評点をつけていく。喜びをもたらし，自己支配感を高める行動を思いつくのが難しいならば，インターネットの「楽しい出来事のリスト」を参考にして，いくつかの例を見つけることができる（例 www.healthnetsolutions.com/dsp/PleasantEventsSchedule.pdf）。これらのリストには，非常に簡単な物（例 キャンドルを灯す）から複雑で高価な行動（例 クルーズで旅行に出かける）まで非常に幅広い活動が含まれている。このようなリストからいくつかの活動を選んで，自分の行動の中に含めていく。標準的なリストを検討していくと，肯定的な行動についての新たなアイデアを思いつくのに役立つだろう。

4. **次に，否定的行動についても同じことをしてみる。落ちこんでいる時や，楽しさや達成感が低いことに関連する否定的な行動についてブレインストーミングをする。** ジャンクフードを食べる，眠る，テレビを見る，不満を言う，子どもに怒鳴る，仕事を怠ける，他者との間に距離を置く，会話を避ける，インターネットサーフィンをするなどといった例があるだろう。前述したように，ジャンクフードを食べるといったこともその一例かもしれないが，一見楽しげな行動なのだが達成感が低いものもあるので，この判断をするのはそれほど容易ではないかもしれない。一時的には快感をもたらすものの，自分は怠け者だという感じをしばしば残すような行動は，低い動機づけに関連した行動であり，当然，あなたの活力を奪ってしまう。問題なのは，こういった行動が不適切な対処反応であり，長期的にはあなたの抑うつ感を悪化させてしまうことである。回避はしばしばこのような抑うつ的行動の核心である。行動を減らすのがいかに難しいかという評点を一つひとつつけていって，このような行動を同定することが重要である。もう一度，あなたが落ちこんでいる時に何をしているか，配偶者（あるいはパートナー）や親友に質問してみよう。あなたの否定的行動のリストは肯定的行動のリストよりもおそらく短いかもしれないが，気分改善を試みる際には同様に重要である。

5. **最後に，肯定的行動と否定的行動の2つのリストについて，変化させるのに最も易しいものから最も難しいものへと順番をつけていく。** 同時に，肯定的行動に関連した楽しさと達成感の評点と，否定的行動に関連した悲しさの評点もつける。変化させるのがそれほど難しくなく，楽しさと達成感が高い肯定的行動に丸を付けて，日常生活においてこのような行動を増していくように努力する。否定的行動についても同じことをする。変化させるのがそれほど易しくなく，中等度の悲しさをもたらす否定的行動に丸を付けて，日常生活においてこのような行動を減らしていくような取り組みを始める。否定的行動を減らすには改善戦略⑳が，肯定的行動を増すには改善戦略㉑がとくに役立つだろう。

➡ 改善戦略⑲：行動面での変化の目標を定める

　ここまでで，あなたは行動面における気分改善の取り組みをすでに始めてきたと言えるだろう。改善戦略⑰と⑱を終えて，抑うつ気分を改善させるために増やさなければならない行動と減らさなけれ

ばならない行動について，あなたはよく理解できるようになったはずだ。抑うつ気分が明らかに改善するほど，行動面での変化をきたしたかもしれない。しかし，もしもそうではなかったとしたら，あなたにとってもっとも重要な人生の側面に焦点を当ててこなかったために，動機づけを欠いていたのかもしれない。あなたがすでに肯定的な行動を増し，否定的行動を減らしているとするならば，改善戦略❶は飛ばしてもよい。しかし，もちろん改善戦略❶と❶の練習をする必要があるのだが，あなたがどこかでいきづまっていると感じているならば，この目標設定の課題に取り組んでいくべきである。

補助的な気分改善戦略として改善戦略❶を用いるのは，

- 日常生活のどこから行動を変化させたらよいのかよくわかっていない場合。
- 活動のレベルに何らかの変化をもたらしたものの，気分の状態にあまり影響が出ていないように思える場合。
- 日常生活で行動を変化させる重要性について疑いを持っている場合。

改善戦略❶の指示

1. **優先順位をつけることから始める。** あなたはどのように変化をもたらしたいのだろうか？　個人的な価値観や人生の目標など，あなたにとって重要な視点からとらえて，変化に向けた目標にするのに，もっとも重要で意義のある課題は何だろうか？　人生の重要な領域で行動面の変化をもたらすことは，抑うつ気分を改善させるのに最大の影響を及ぼす。したがって，どのような人生の目標があなたにとってもっとも重要であるだろうか？　家族との関係，結婚，仕事，経済状況，レクリエーション，健康，余暇，友情，信仰だろうか？　行動変化プログラムの手引きとして，これらの領域から1つか2つを選び，この領域を紙に書き出してみる。
2. **どの肯定的行動を増やし，どの否定的行動を減らして，それぞれの人生の領域で改善をもたらすことができるかを考えてみる。** たとえば，あなたの人生の重要な目標や価値のひとつが経済的な自立であるとしてみよう。あなたはこういった価値観が重視される家庭に育ったか，あるいは，負債，収入，支出などをことさら心配しなければならないような人生の経験があったのかもしれない。収入の一部を貯金する，クレジットカードの支払いを清算する，公共交通機関を使って通勤するといった肯定的な行動は，あなたの経済的自立という目標に関係するので，達成感をもたらすと気づくかもしれない。それと同時に，支払いが遅れる，酒や煙草に大金をはたく，毎食テイクアウトの食事を注文するといったある種の否定的行動はさらに抑うつ気分と関連してしまう可能性がある。これらの行動はあなたの経済的自立という目標を妨げるので，これに焦点を当てるのは重要である。
3. **次に，目標に関連した行動に焦点を当てて，行動面の変化をもたらすプログラムを始める。** 目標を達成することに近づける行動を増やし，目標を妨げる行動を減らしていく。
4. **気分が落ちこんでいると感じた時には，自分が否定的で目標を妨げる行動に及んでいないかどうかを確認する。** もしもそうならば，肯定的で目標達成に向けた行動に置き換えるように努力する。健康な食事や体重管理をしているにもかかわらず，ウィークデーの晩にテイクアウトの食事を食べた後に気分がどんどん落ちこんできたと感じたような場面を想定してみよう。この行動に伴って浪費したために，あなたが落ちこんでいるとする。それならば，目標設定の課題で，早く

職場から帰宅して，自宅で食事を作れば，気分は改善するだろう。というのも，そうすることによって，自分は責任あることをしていると感じられるからである。

ミシェルが時間毎の行動記録や肯定的行動と否定的行動のリストを検討したところ，子どもたちや夫との関係を改善することが最優先課題であると考えた。この目標を達成するには，肯定的行動（例子どもたちに学校での出来事について質問する，学校から帰宅した後のおやつの時間を一緒に過ごす）を増やし，否定的行動（例子どもたちが散らかすことについて怒鳴る，自分が肥っていて怠け者などと夫に自己を卑下するようなことを言う）を減らす必要があった。

> 行動面の変化をもたらすためには明確な目標を立てる。

抑うつ感が増すことに関連している職場のストレスを減らしたいというのがマイ・リーの目標だった。この目標を達成するために，職場に遅刻するのをやめ，夜遅くまで職場に残らず，通勤時間の交通渋滞に焦ったり，イライラしたりしないようにする必要があるとわかった。同時に，楽しかったのだが仕事が遅れる原因となるので，同僚と会話する時間を減らし，先延ばしにするのではなく早めにプロジェクトを始め，仕事量について上司にきっぱりと主張しなければならなかった。

▶改善戦略⑳：行動変化を受け入れる

これまでの戦略が重要な行動変化を起こすのに役立っていたとしても，とくに変化に抵抗を示す行動もあるかもしれない。

改善戦略⑳を用いるのは，

- ある種の否定的行動を変化させるのがとくに難しい場合。
- 否定的行動パターンがあなたの気分に深刻な影響を及ぼしている場合。
- 否定的行動が長期にわたる問題であって，行動面でのいくらかの変化はあったものの，気分状態の真の改善にはさらに変化が必要な場合。
- ふたたび気分が落ちこむことを防ぎたい場合。

行動賦活アプローチでもっとも重要なのは，ACTIONという頭字語で表される変化の枠組みで，この戦略の焦点である[1]。

A：Assess mood and behavior. 気分と行動を評価する。

C：Choose alternative behaviors. 他の行動を選択する。

T：Try out the alternative. 他の選択肢を試してみる。

I：Integrate the changes into your life. 変化を人生に組み入れる。

O：Observe the results. 結果を観察する。

N：Now evaluate. そして，評価する。

改善戦略⑳の指示

1. <u>A</u>ssess（評価）：あなたの時間毎の行動記録（改善戦略⓲），その難しさの評点（改善戦略⓳），そしてすでに実施してあるならば，目標設定を検討し，気分が落ちこんでいる時に起きる否定的で非適応的な行動が楽しさや達成感をもたらさないことと関連し，重要な目標を妨げてはいるが，変化させるのがそれほど難しくない行動は何かを見定める。抑うつ気分をもたらしているさまざまな非適応的行動に働きかけるうえでACTIONを用いることができるはずであり，そのためには戦略的でなければならない。変化をもたらすのがそれほど難しくない行動から始めて，徐々にもっとも困難な非適応的行動へと進んでいく。

　ミシェルは「散らかしたからといって子どもたちを怒鳴る」ことは，さらにイライラして気分が落ちこむように感じるだけの否定的な行動であると考えた。そんなことをしても，子どもたちは言うことを聞かないばかりか，さらに反抗的になり，彼女はますます怒鳴り散らすだけだ。これではたしかに子どもたちとよい関係を持つことはできない。しかし，「怒鳴り散らす」という行動はむしろ最近始まったことなので，変化させるのはそれほど難しくないと考えた。その後，午後に長時間テレビを見ることに取りかかった。これまでも長々とテレビを見ないようにしようといつも努力してきたので，これは変化させるのはより難しい行動だと考えた。子どもに怒鳴ることと長時間テレビを見ることの両者に最初から取りかかろうとするのはまずうまくいかないだろう。そこで，彼女は焦点を当てたACTION戦略を取る必要があると理解した。

2. <u>C</u>hoose（選択）：あなたが除去しようとしている否定的な行動と一致しない新たな行動について考える。

　ミシェルは「怒鳴り散らす」行動と，どうしたら子どもたちが散らかすという問題に対処できるか考えた。その問題について夫や他の何人かの母親たちと話し合い，育児に関する本も数冊読んでみた。彼女が考えた他の方法とは，家族で話し合いの場を持ち，子どもたちに家が散らかっていることがとても気になるけれども，いつも怒鳴っていたくはない，だから彼女の働いている部屋を散らかさないでほしいと頼むことにした。子どもたちが遊んでいる部屋を散らかさないことを期待するのはさすがに無理があると考えたので，就寝前の15分間に子どもたちと両親が一緒になって家を片づけようと提案した。その代わりに，ミシェルは家の中を散らかしたからといって子どもたちに怒鳴り散らすのを止めると約束した。この話し合いの場では皆がこの新しい提案に賛成した。ミシェルは大げさに合意書を作って，皆に署名を求め，約束を忘れないようにとそれを冷蔵庫の扉に貼っておいた。ミシェルが散らかっていることについて文句を言いそうになると，子どもたちは母親に合意書を示して，怒鳴り散らす傾向を減らしていくのを助けることにした。

　この例のように，問題解決アプローチが必要な新たな行動もあるだろう。あるいは，楽しくて，大きな達成感をもたらすような新たな行動もあるだろう。エリックは，仕事を終えて帰宅するとビールを飲んでから少なくとも1時間は眠ってしまうことがしばしばあり，その後，目が覚めると，空腹で，イライラし，気分が沈みがちだった。短時間眠ってしまうため，その夜は寝つきが悪くなり，翌朝は起きられず，気分が沈み，仕事の能率も妨げられた。そこで，エリックは元気な友人とともに仕事が終わったら規則的に運動する計画を立てた。彼は以前はスカッシュ，自転車，ウォーキングを楽しんでいたので，改善戦略⓳の肯定的活動リストを作ってみて，その中の非常に楽しくて自己支配感の高い活動に焦点を当てることにした。否定的行動を減らして，

肯定的な活動を増やすことによって，エリックはこの戦略から得られる利益を倍増させた。

> **ツールファインダー**
> 第12章では，気分を改善させる運動能力の利点について解説してある

抑うつ気分を改善させる能力が最大の新たな行動には次のような特徴がある。

- 問題の状況に対して，よりバランスのとれた，適応的な解決をもたらす。
- 非適応的行動を除去したり，少なくとも減らしたりする。
- 楽しむことができて，利益があり，強い自己支配感をもたらす。

3. <u>Try</u>（試す）：**ある特定の期間，新たな行動を試みるように計画する**。何を，いつ，どこで，誰と行うのか書き出してみて，新たな行動や活動について具体的に記述しておく必要がある。いつも行ってきたことを変化させるのは非常に難しいので，新たな何かを試みる。最初は違和感を覚え，抑うつ気分が直ちに改善しないことに気づくかもしれない。しかし，あえて毎日行うように計画を立てておき，新たな行動があなたの気分に何らかの影響を及ぼしてくるように十分な時間をとっておく。自分の計画を配偶者（あるいはパートナー）や親友に話しておいて，新たな行動を実施するうえでの自分の関わり合いを強める。「責任あるパートナー」を持つことは，変化への動機づけを高める重要な方法である。

> 回避とは正反対の新たな対処法には，最大の気分改善効果がある。

　ミシェルは「怒鳴り散らさない」計画について家族に説明し，エリックは仕事を終えた後の運動の計画に友人の協力を求めた。

4. <u>Integrate</u>（組み入れる）：**数日間は新たな行動を繰り返し行い，それを毎日の決まりきった行動に組み入れるようにする**。新たな行動が一日の決まりきった行動に自然になってくると，その後も長期にわたってその行動を維持できる可能性が高まる。たとえば，同僚たちに愛想よくしようとするならば，職場に着いてまず挨拶するほうが職場の行動の流れにぴったりと合うことだろう。後になって挨拶しようとすると，皆が忙しそうにしているからである。新たな行動が自然で，とくに努力が必要でなくなるには練習も必要である。たとえば，夕方，小説を読みながらインターネットサーフィンをするのを減らそうとしているとする。これが一度や二度ならば，気分に大きな影響を及ぼすことはないだろう。しかし，これを何度も繰り返し，一日のうちの決まりきった行動となっているならば，あなたの気分に重要な影響を及ぼすことになりかねない。

5. <u>Observe and Now evaluate</u>（観察し，そして評価する）：**行動の変化が幸福感や悲哀感にどれくらい影響を及ぼしたかという点にとくに注意を払う**。新たな行動をとった後の，幸福感や悲哀感の一時的なレベルを10点満点の尺度で測る。そして，これを時間毎の感情記録に記述した一日の同じ時間の気分の評点と比較する。新たな行動は肯定的な気分の増加や否定的な気分の減少と関連しているだろうか？　気分改善に影響を及ぼす何らかの行動を変化させる必要はあるだろうか？　新たな行動は，抑うつ気分をもたらす非適応的な行動を減らすことになっただろうか？　この行動の変化の影響が肯定的なものであるならば，それはどのくらいの期間持続しただろうか？

ミシェルは怒鳴らないという戦略を2週間以上試みた。最初のうちは彼女は子どもたちが散らかしているのを無視するのが難しかったが，徐々にそれができるようになっていった。子どもたちが母親に生意気な態度を取ることが減っていき，就寝する前に進んで片づけを手伝うようになってきたことにミシェルは気づいた。さらに重要な点は，彼女がイライラすることが減り，子どもたちが学校から帰宅した後に家を片づけることに集中できるようになったことであった。夫からも好ましい反応があり，ミシェルはこの計画を守り続けることに決めた。次に，さらに難しい非適応的行動である，午後に長時間テレビを見るという問題に取り組むことにした。

➡改善戦略㉑：肯定的行動を増す

　この時点では，あなたは否定的行動を減らすと同時に，肯定的行動を増やしていく必要もある。しかし，抑うつ気分と必死に闘っている多くの人は否定的行動を減らすことばかりに焦点を当ててしまう。というのも，抑うつ感が強い時には，喜びや満足を味わうという努力が成功するとはとても考えられず，そのように試みるのがあまりにも難しいと信じているからである。そして，自分の気分状態を改善できる経験をすることを避けてしまう。したがって，この戦略は，日常生活で意味がある肯定的な経験を増やしていくことにとくに焦点を当てる。

改善戦略㉑を用いるのは，

- 否定的行動を除去するのがとくに難しく，楽しくて報われる行動に取りかかるのを避けてきた場合。
- いつ最後に何かを楽しんだり，幸せに感じたりしたのか思い出せない場合。
- 喜び，満足，達成感といった日常的な経験について考えることさえ難しい場合。

改善戦略㉑の指示

1. あなたの時間毎の行動記録（改善戦略⑰）と過去の肯定的行動のリスト（改善戦略⑱）を見直すことから始める。今度は，少なくとも中等度（5点以上）の喜びや達成感に関連する活動のリストを書き出していく。平均的な週では，中等度に楽しむことができて，報われるように感じるのは，どの程度の時間だろうか？　肯定的経験をまったく感じられないのは一日のうちでどのような特定の時間だろうか？　快感も自己支配感も低い時間は抑うつ気分も強いだろうか？　肯定的経験が一日の1/3以下ならば，あなたはおそらく肯定的な反応の率も低いだろう。この不均衡に働きかけていくことは，重要な気分改善の影響をもたらす。
2. あなたのリストの中から中等度に楽しめて，報われると感じられる行動をいくつか選んで，このような活動を一日の中に組み入れていく。このような活動を落ちこんでいる時間帯に実施するように計画を立てる。非常に単純な活動，すばやくできる活動（例 熱い風呂に入る，いれたてのコーヒーを味わう，フェイスブックをチェックする等），より複雑な活動（例 公園を散歩する，友人と夕食を共にする，庭の手入れをする）といった具合に，時間帯や複雑さがさまざまな行動や活動を計画する。単に楽しみをもたらす活動もあれば，地下室の隅を掃除したり，芸術のクラスに申し込んだりといった自己支配感を与えてくれるような活動もあるだろう。どれもあなたの

人生に何か新しいことを差し出してくれるものでなければならない。というのも目新しいことは多くの場合，気分を持ち上げてくれるものであるからだ。
3. **日常生活で報われた思いがして，楽しむことができる経験の影響について観察し，評価する。**あなたの試みは抑うつ感にどのような影響を及ぼしただろうか？　あなたは人生のささやかな喜びを満喫できているだろうか？　人生のささやかな喜びが悲しみを「治す」わけではないのだが，否定的な思考や感情から一時的に抜け出す手助けをしてくれて，気分を少しばかり改善させ，その瞬間の肯定的側面に焦点を当てるのを助けてくれる。

> **ツールファインダー**
>
> 第7章では，現在に焦点を当てる戦略について解説している。これは，否定的な思考や感情の火に油を注ぐような，繰り返しあれこれと思い悩まずに済むように助力する。

　ミシェルは午後に抑うつ感に陥った時に積極的な行動に出る必要があることに気づいた。そこで，時間毎の行動記録と，肯定的活動と否定的活動のリストを点検し，正午から午後4時までに行う，さまざまな楽しくて報われる活動について考えてみた。たとえば，毎週少なくとも一度は友人と昼食を共にする，午後早い時間の読書会に参加する，近所のジムの運動のクラスに加入する，毎日数時間新たに庭の手入れをする計画を立るなどで，それらを実行した。さらに，美容院や顔の手入れの予約といった，いくつかの楽しくて自分の手入れをするような活動を午前中から午後に移した。楽しくて自己支配感が高い活動を一日のうちでも抑うつ感が強い時間に系統的かつ意図的に組み入れることによって，ミシェルは午後の気分の落ちこみから抜け出すことに大きな一歩を踏み出した。

➡改善戦略㉒：変化を楽しむ

　行動の変化それ自体が利益をもたらすのだが，その気分改善効果を強めるためには，自分が行ってきたことや，達成してきたことに気づく必要がある。時間をとって，行動面の変化の肯定的影響について振り返り，自分の気分状態をどの程度支配できるようになったか考えてみる。
　数年前に，私は娘の結婚式のために12フィート四方のヒマラヤスギの東屋を建てた。急な川堤に建てたこともあって，完成するのに数カ月もかかる困難な作業であった。それ以来，私は時々その東屋に座り，建築中のことを思い出し，その完成に大きな満足を感じる。東屋に座って，私の（それも多くの）間違いに気づくこともあれば，あるいは，東屋の完成に想いをはせることもある。あるいはそのどちらもしないで，その東屋のことなどすっかり忘れて，別のプロジェクトについて考えることもできるだろう。私は時間をとって，私が達成してきたことに焦点を当てることを選び，肯定的な達成感を味わい，とても満足する。あなたが気分の落ちこみに圧倒されていると感じているならば，最近のあなたの進歩や肯定的な変化に焦点を当てて少しばかりの安心感を得ることにしてみよう。

改善戦略❷の指示

1. **次の新たな変化の試みを計画する前に，時間をとって，これまでにうまくやってきたことについて振り返ってみる。**この時点では，まだ努力する必要がある行動の変化に目が向きがちであるし，実際にまだ多くの変化が必要である。しかし，これまでに達成してきたことに注意を払うことにする。さらなる変化に対処するにはこれからも十分な時間をかける必要がある。
2. **自分を誉める言葉を練習する。**ほとんどの人は，自分が達成してきたことや，何かをうまく成し遂げたことを認めるのが難しいと感じる。他者からの賞賛を受け止めるのも難しいのに，自分を誉めるなどということはまさに反道徳的とさえ感じられるかもしれない。しかし，それでもある程度の自分自身に対する賞賛は，行動面での変化を維持するのに重要である。たとえば，あなたが禁煙を試みているとするならば，小さな勝利を得た時や，あるいは，すぐに諦めてしまいそうになった時には，自分を誉めたり，鼓舞したりする必要がある。行動面での気分改善に努力する時にも同様のことが起きる。あなたが達成してきたことを認めないと，諦めてしまったり，すっかり落ちこんだりしかねない。
3. **進歩したことを他者に話す。**前述したように，自分が成し遂げたことを他者に伝えるというのは，行動を変化させる重要な動機づけとなる。（アルコホリックス・アノニマスや他の12段階組織でもこれは成功への重要な要素である）行動面に変化を起こすという決意を家族や親友に伝え，行動面での変化の進歩についてもそのたびに報告していく。たとえば，「私は今週ジムに3回出かけた」といった具合に，成功したことを他者に伝えるのは，失敗したことを話して自己卑下に陥るよりは，行動変化を維持するのにはるかに役立つ。
4. **落ちこんだ時には，うまくいったことを繰り返し口にしてみる。**落ち込んでいて，自分への疑問に満ちているような時には，自分が成し遂げてきた行動面での変化や，気分改善で進歩してきた点を思い出してみよう。あなたが達成してきたことを大風呂敷を広げて，自分を欺くようにと私は言っているのではなく，実際の成功を素直に認めることがあなたの能力を高めて，目標が難しくてもそれに向かって歩み続けることができるようになるというのだ。

ミシェルが落ちこんだと感じた時には，テレビや昼寝の時間を減らすことができて，以前ほど子どもたちを怒鳴らなくなったことを思い返した。自分がもたらした成功を思い出すと，誰もが一時的に気分が高揚する。そこで，あなたが次に落ちこんだように感じた時には，この戦略を使ってみてはどうだろうか？　行動面での気分改善を始めてからあなたの人生でどんな変化が生じたかについても振り返るようにしてほしい。

行動を変化させることの障害

これまでに行動を変化させようとして，あなたの期待通りにいっただろうか？　おそらくその努力に対する障害に出会ったことだろう。行動の変化は気分に対して肯定的な影響をもたらすのだが，正しい姿勢がぜひ重要である。思考と行動の関係について，本章の冒頭で示した図を思い出してほしい。あまりにもしばしば抑うつ感に圧倒されてしまってきたので，自分の気分と闘うことなど無理だといった確信を抱いていないだろうか？『抑うつ感に打ちのめされる前に，それに打ち勝つ（Beat the Blues before They Beat You)』という本の中で，ロバート・リーヒ（Robert Leahy）は動機づけを下げるいくつかの否定的思考と確信について述べている。以下の文章をよく読んで，自分自身にも当てはまるかどうか正直に自問してほしい。

「私は何もできない」

「私は何の役にも立たないから，試す意味などない」

「私には何をするエネルギーもない」

「抑うつ感が和らぐのを待つことにしよう」

「それを楽しむことなどできないだろう。それならばなぜそんなことをしようとするのか？」

「私は怠け者で何もしようとしない」

「私には気分がよくなるだけの資格がない」

「やる気が湧き起こるまでは私は何もできない」

「私が何かをする前に，それをしたいと思えるようになる必要がある」

「何をするのにも圧倒されてしまって，私はそもそもどこから始めたらよいのかさえわからない」

「いっそのこと何もしないで，エネルギーを蓄えておいたほうがましだ」

「私はけっして成功しない。だから何かを試みようとしても意味がない」

「こんなことは難なく片づけられなければならない。ほんの簡単なことさえ私のエネルギーをこれほど使い果たすなんて，とても気分がふさいでしまう」

この種の思考は悪影響をもたらす。このいった思考はすべて，不活発や極度の無力感を引き起こしかねない。

> **ツールファインダー**
>
> 無力感のために行動面の気分改善を行うことが妨げられているならば，第4章の認知療法に基づく気分改善がとくに効果的である。実際のところ，行動の変化が十分に成功する前に，このような戦略が必要であるだろう。

変化の力

　これまでの章で解説してきたように，認知行動療法は重症のうつ病に対するもっとも効果的な治療法のひとつとして知られている。否定的思考（第4章参照）と気分を下げるような行動（本章参照）を変化させることは，この治療にとって不可欠であると考えられている。**したがって，第4章と第5章で取り上げた戦略は，本書で解説する他の気分改善戦略のすべての基礎と言える。**この2つの章に栞を挟んでおいて，他の介入法をあなたの気分改善ツールキットに含めようとする時には，しばしば参照してほしい。

第6章　心のトレッドミルを止める

> あれこれ思い悩むだけでは，何の解決にもならない。

あなたはトレッドミル[訳注]がどのように動くかよく知っているだろう。ジムでその上に乗っているあなた，あるいは籠の中のハムスターの動きで，トレッドミルは動き続ける。運動にはなるかもしれないが，どこかに行き着くということはない。もちろん，トレッドミルというものは，あなたが多くのエネルギーを使い，終いにはすっかり疲れ果ててしまうのに，あなたのいる場所が実際には少しも変わることがない。同じ部屋の，開始した場所と同じ所にいて，同じモニターを見ていることになる。実を言うと，だから私はトレッドミルを使うよりも，戸外を走るほうが好きなのだ。いつまでも同じ所にとどまるのに，どれだけ走ったかというのが得てして進歩したという錯覚をもたらしてしまう。

落ちこんでいる人の中には，この「心の中のトレッドミル」に乗っているかのような人がいる。（よい意味で）運動用のトレッドミルと同様に，心の中のトレッドミルはあなたを（悪い意味で）すっかり消耗させてしまうのに，どこにもあなたを移動させることがない。あなたは思考の悪循環に陥ってしまい，コントロール不能で非生産的な方法であれこれと自分に対する否定的な見方を繰り返すことになる。この心のトレッドミル体験は**反芻**（rumination）と呼ばれていて，本章で取り上げる主題である。

反芻は，正常の悲しさや苦悩を重症のうつ病へと悪化させてしまう重要な要因であるとする研究者もいる[1]。

> 反芻は，抑うつ気分を悪化させて，重症のうつ病にしてしまう可能性がある。

43歳のハロルドは配管工で，結婚していた。抗うつ薬の効果が現れない重症のうつ病が繰り返し襲ってくるので，臨床心理士に受診すべきであると考えた。私のもとを受診したハロルドは，ひどく気分がふさぎ，焦燥感が強かった。椅子にじっと座っていることもできず，神経質そうに揉み手をしていた。面接を進めると，抑うつ気分，動機づけの低下，倦怠感，不眠などといった症状の中で，あるひとつの症状が前面に立っていた。それは**抑うつ的反芻**（depressive rumination）であった。面接の間中，「ひどく気分がふさぐ。私は何をしようとしているのだろうか？　私は落ちこんでいるべきではない。私には落ちこんでいる権利などない。私はけっしてこのうつ病から抜け出せない。となると，私は何をしたらよいのだろうか？」などと言い続けた。自分の問題の他の側面について語ることはできるのだが，うつ病についての自己批判や破局的思考というこのようなテーマに繰り返し戻ってしまうのだった。

[訳注] トレッドミル（treadmill）——屋内でランニングやウォーキングを行うための健康器具。ルームランナー，ランニングマシン，ジョギングマシンのこと。

面接を通じて，ハロルドは真面目で，どちらかというと不安の強い人で，人生の問題をひどく心配したり，それに囚われきってしまったりする傾向がある点が明らかになった。頑なで，頑固で，完全主義的とは言えないまでも，彼は仕事や家族との関係で細かい点をひどく気にしていた。仕事に真面目に取り組み，献身的で家庭的な男性であったが，人々は彼のことを緊張が強く，ユーモアに欠け，取り越し苦労が多いと見ていた。また，彼は気難しくて，人生に怒りや不満を感じやすく，しばしばひどく落ちこんでしまうため，他者は彼との間に距離を置く傾向があった。ハロルドは信仰心が篤く，「キリスト教徒はうつ病などにならない」との信念のために，自分がうつ病との闘いに敗れつつあり，専門家の助力が必要であるといった現実がとくに受け入れ難かった。

ハロルドは重症のうつ病という診断をひどく気にするようになった。なぜ気分が落ちこむなどといった最悪の事態が自分に起きたのか，自分がうつ病になってどれほど恥ずかしいかといったことを，一日のほとんどの間繰り返し考えた。他の人々は自分のことをどう思うだろうか？　一体うつ病はよくなるのだろうか？　うつ病に負けてしまった自分を神はどのように受け入れてくれるのだろうか？　ハロルドはうつ病は罪と神への不信心の印であるとも考えた。彼は神と正しい関係にあることを知っていて，自分の問題を祈りながら神に捧げるならば，苦悩は消え，平穏と快適さを感じることができると考えた。祈りを忘れていないにもかかわらず，抑うつや焦燥が強いのは，神との関係が適切ではないからであるととらえていた。うつ病になったことの暗い面ばかりを繰り返し考えたために，自責感や自己批判が増していき，無力感や絶望感が極度になり，自殺願望まで生じてきた。ハロルドの抑うつ的反芻は，重症のうつ病が長引いていることや，抗うつ薬治療に反応しなかったことの重要な原因となっていた。

> 気分が沈んでいて，それがあなたの人生にもたらす悪影響に囚われている限り，抑うつ感を改善することはできない。

反芻は，受動的かつ持続的で反復的な否定的思考の一種である。抑うつ気分，その原因，そしてその結果にひどく拘って，同じテーマに繰り返し舞い戻る[1]。これは，非効率的な信念，感情に焦点が当てられた反芻，完全主義的な尺度，過度の自己批判といった，思考のさまざまな面を含む複雑な過程である。本章で取り上げる4種の気分改善戦略のうち，とくに最後の戦略はどのタイプの抑うつ的反芻にも適応できるより一般的な介入法であるが，4種すべての戦略のどれもこれらの要素のいずれかに焦点を当てている。

ハロルドは重症のうつ病であったのだが，反芻は気分が下がっている人の誰に対しても影響を及ぼすことを認識しておくのは重要である。そういった反芻が習慣になっていると，単なる気分の落ちこみが重症のうつ病へと発展していく可能性があるので，あなたの問題がハロルドほど重症ではなかったとしても，この点を取り上げていくのは重要である。

> **ツールファインダー**
>
> 第7章では，抑うつ的反芻に対して有効な他のアプローチである，マインドフルネス瞑想に基づく戦略について解説してある。

抑うつ的反芻：心の中のトレッドミル

　すでに述べてきたように，ハロルドはなぜ自分がうつ病になったのかを理解しようとしたり，気分が落ちこんだことを極端に悪く考えたり，不信心なキリスト教徒だといって自分を責めたりして，何時間も過ごした。この種の否定的で反復的な思考は，反芻を示すサインである。反芻に囚われている人，すなわち，あれこれ思い悩んでいる人は次のような同様の思考を繰り返して，それにすっかり囚われている。

　「私のどこがいけないのだろうか？」

　「私はどうしてうつ病から回復できないのだろうか？」

　「残りの人生でこんな具合に生きなければならないとするとどんな具合だろうか？」

　「問題がけっして解決しなかったら，どうなるだろうか？」

　「私はどうして他の人よりも抑うつ気分に悩んでいるのだろうか？」

　反芻は，どのような問題解決ももたらさないので，受動的なタイプの思考と考えることができる。ハロルドが常に繰り返していた考え方では，気分の改善をもたらさないばかりでなく，とうとう仕事ができず，病休が必要になってしまい，自宅で生活するのもさらに難しくなった。しかし，反芻はより程度の軽い抑うつ気分でも認められる。18歳のタニーシャは仲間とのやり取りをほとんどすべてあれこれと分析した。彼女は気分が落ちこみ，不機嫌で，陽気ではないので，自分は友達から好かれていないのではないかとひどく心配していた。実際には，人生で起きる何に対してもあれこれ思い悩むことはできるのだが，本章の主題である抑うつ的反芻では，反復的思考が焦点を当てているのが，まさに抑うつ的な状態に対してであるのだ。そこで，タニーシャは，自分がしばしば落ちこんでいるので，友達から好かれているかどうかを繰り返し思い悩んでいたのだが，一方，ジョセフィンは成績不良だと数日間抑うつ的になるので，学校の成績をあれこれと思い悩んでいた。

　抑うつ的反芻が何も解決しないばかりか，実際には巡り巡って，また元に戻ってくる。抑うつ的であるのがどれほどひどいことかを考え始め，抑うつ的であることのさまざまな側面について考え，そして，かならず最後には，抑うつ的であるのがいかにひどいことかと最初に考えていたことに舞い戻ってしまう。

　私は臨床心理士として30年以上働いてきたが，抑うつ的反芻が何らかの効果をもたらした人など誰ひとり出会ったことがない。この課題についての研究は私の観察を支持している。抑うつ的反芻には多くの悪影響が伴う。抑うつ的反芻に陥りがちな人は，くよくよと心配したり，厭世観，否定的態度，絶望感といった他のタイプの否定的思考とも必死で闘っている。そのような人はあまり効果的でない感情的な対処戦略（例 第1章で解説した抑圧や回避）をしばしば用いる。さらに，反芻を呈する人は，重症のうつ病に陥る危険が高く，うつ病の期間も，うつ病ではあるが反芻を呈しない人よりも長いだろう。そして，反芻を呈する人は，抑うつ気分の期間が長くて，その程度も強くなり，自分自身，人生の状況，動機づけの低さ，決断能力の低下，生産的な活動を始める能力の低下，対人的な問題解決の悪さ，対人的なサポートの低下などが増悪する。

思考の一形態としての反芻がうつ病を悪化させるのは，うつ病に関与すると知られているいくつかの心理的過程を強化するからである。たとえば，反芻のために，抑うつ気分の際の否定的な思考や記憶にこだわる，非能率的な問題解決に陥る，動機づけが低下する，他者からのサポートが減るなどである。うつ病についてあれこれ考えて時間を使っていき，ハロルドは否定的思考にすっかり囚われてしまった。その結果，午後にどこに行こうとか，食堂で何を注文すべきかといった，ごく単純なことさえ決定するのが難しくなってきたように思われた。彼はそういった思考に囚われきってしまい，何かをしようとする気さえ失い，彼が話すことといったらどれほど気分がよくないかといったことばかりなので，周囲の人々は彼を避けるようになった。抑うつ的反芻にはこのような否定的な結果が関連しているので，あなたが落ちこんでいる時にこういった否定的思考が生じたら，その悪影響をもたらす否定的思考を取り除くことが重要である。

> 反芻は，否定的思考を強化し，動機づけを下げ，問題解決を妨げる。

多くの人々は時には個人的な問題に囚われ，考えすぎて，自分を責めることがあるかもしれない。あなたも時に何かの件についてあれこれ思い悩んでいると誰かに打ち明けたことがあるかもしれない。しかし，ここまでの部分を読んで，あなたが繰り返している思考が，抑うつ的反芻と言えるほど極端なものなのかと疑問を抱いているかもしれない。あなたの否定的思考が反芻へと変化したことをどのように判断できるだろうか？ これを見きわめるには，心理学者たちが抑うつ的反芻のさらに害をもたらす側面を言及するのに**気に病む**（brooding）という単語を用いているというのを知ると役立つだろう。

気に病むというのは，抑うつ的な思考の一種で，たとえば，「私はどうしていつもこのように反応してしまうのだろうか？」「私はなぜ他の人々には起きないような問題を抱えているのだろうか？」といった具合に，抑うつ感の原因と思われる出来事にとくに関心を払う。ひどく気に病む人は，自己批判をしたり，多くの時間を費やして批判的な自己検討にしばしばふけったりするかもしれない[1]。現在の状況と達成できていない結果（例「なぜ私はその状況にもっとうまく対処できなかったのか？」）を否定的に比較することに囚われていき，極度の不安と心配に圧倒されてしまう。ハロルドは気に病む態度のために，神への不信や自分の罪深さについて延々と自分を責めるようになっていった。さらに，どうしてもっと強い信仰を持てないのかと繰り返し自問した。その結果，自分は抑うつ的なので，キリスト教徒ではあり得ないし，地獄に落ちる運命だと結論を下した。

あなたの否定的思考は抑うつ的反芻だろうか？ 以下の描写があなたにあてはまるか考えてみよう。

- ❑ 数週間あるいは数カ月間，自分自身や自分の抑うつ気分の状態について同じ否定的な思考を繰り返し抱いていた。
- ❑ あなたの否定的思考はかなり独りよがりな点に焦点が当てられている。他の人々はそれを「自己憐憫」と呼ぶかもしれない。
- ❑ 抑うつ感に囚われていて，その結果，「抑うつ的であることについて抑うつ感」を覚えるようになっている。
- ❑ 否定的思考が停滞し，自分が循環思考に陥っているように思える。
- ❑ 否定的思考をコントロールできないように感じる。自分の思考が反復的な否定的思考に陥るのを止められない。
- ❑ 否定的思考が受動的である。それは，あなたの状況に対処する解決策やより効果的な方法を生み出さない。

- ❑ あなたは悩みすぎる。あなたの否定的な思考が，あまりにも深く，複雑で，抽象的になっている。
- ❑ 否定的な思考が，漠然として，抽象的で，過度の一般化を伴い，ひどく自己批判的である（例「私はどうしていつも負け犬なのか？」「なぜ私の人生には何の目的も意味もないのか？」）

（このチェックリストは気に病んでいることを示す一例であって，すべての例を挙げているわけではないのだが）ひとつかふたつの❑にチェックしただけであれば，あなたが反芻を呈しているということはないだろうから，本章の残りの部分を飛ばして，第7章に進む。しかし，3つ以上の❑にチェックしたら，あなたはおそらく反芻を呈しているので，反芻を減らすのに用いることができる5つの気分改善戦略を解説した本章の残りの部分を読んでいく。これらの戦略を取り入れていくことによって，あれこれ思い悩むことから脱して，否定的な気分を効果的に改善する過程となる受容，効果的な行動，肯定的な自己評価へと焦点を移していくことができる。

抑うつ的反芻を減らすためにこれらの戦略を用いるのは，

- 前述のチェックリストの項目のうち3つ以上を満たす場合。
- 第4章の認知療法に基づく改善戦略を試したものの，否定的思考が持続している場合。
- 否定的思考の同じパターンの中でまるで溺れているように感じる場合。すなわち，自分自身や否定的な気分状態について他の新たな考え方を思いつくことができない場合。
- 周囲の人々からあなたの否定的思考があまりにも極端だと言われるのに，それに納得できない場合。

⮕ 改善戦略㉓：反芻の影響を示す言葉を書き出してみる

抑うつ的反芻と必死で闘っている人は，反芻について次のような肯定的な確信をしばしば抱いている。

「私の抑うつ感を理解するためには，自分の抱えている問題を徹底的に考える必要がある」

「私はうつ病の原因を探るために，自分の問題を繰り返し考えてみる必要がある」

「自分の問題を徹底的に考えることは，もっとも重要な点に焦点を当てる手助けになる」

「過去についてよく考えると，将来，間違いや失敗をするのを防ぐ手助けになる」

コスタ・パパゲオルギオウ（Costa Papageorgiou）とエイドリアン・ウェルズ（Adrian Wells）というふたりの英国の心理学者は，反芻に関するこのような肯定的な確信のために，実際に反芻が引き起こされることを発見した[2]。反芻が何も産み出さないという十分な客観的証拠があるにもかかわらず，人々がそれを続けようとするのは驚くべきことである。どのようにして肯定的確信が抑うつ的反芻を引き起こしているかについては今のところよくわかっていない。ハロルドのように，多くの人々は，それが悪影響を及ぼすとわかっていても，反芻に関する肯定的確信に拘る（ハロルドは自らを救済する活動を続けなければならないと確信していた。すなわち，瞑想と聖書研究を通じて不信心の状態について考えなおさなければならないと強く信じていた）。ハロルドはうつ病についていつまでも拘り続けていると，家族からの距離が増して，仕事の能率も下げてしまい，人生を台無しにする

ことは理解していた。しかし，反芻の過程にひとたび入りこんでしまうと，否定的確信が賦活化されて，それが優勢になり，さらに反芻の否定的影響に焦点が当たるようになってしまう。「反芻のために自分でコントロールすることができなくなってしまい，ろくでもない人間になり，まったくの負け犬になってしまう」といったこれらの否定的確信は，より強い抑うつ感を生むことになる。「もしも私がこの点についてしっかり考えるならば，問題を解決できるだろう」といった肯定的な確信で始まったものの，「なぜ私はこの問題が解決できないのだろうか？　私は愚か者だ」といった否定的な結論に終るかもしれない。

反芻に関する誤った肯定的思考は，圧倒的な影響力を持つ。あなたが抑うつ的反芻に取り組むに当たって，まず次のページの反芻の影響を示す言葉の用紙を用いて，このような確信に向きあうことにしよう。

> 反芻に関して相矛盾した肯定的確信と否定的確信が共存し得る。そして，そのどちらとも反芻的思考を持続させてしまう。

第4章をすでに読み終えているならば，あなたは利益と損失の分析（改善戦略⓯参照）と呼ばれる気分改善戦略についてよく知っていることだろう。反芻の影響を示す言葉の用紙に書きこんでいくことは，うつ病の否定的思考を修正するために，利益と損失の分析を行うこととよく似ている。ここでは反芻の結果にとくに焦点を当てることにする。

改善戦略㉓を用いるのは，

- 反芻的思考の影響についてはっきりと理解していない場合。
- うつ病について深く考えることが何らかの利益をもたらすだろうと信じている場合。
- 抑うつ感を覚えている時にどのようにして思考を変化させるかまだよく理解できていない場合。

改善戦略㉓の指示

1. **反芻の核心的なテーマについて探る**。人は一般に，抑うつ感，その原因，結果などといったある側面についてあれこれと思い悩んでいる。たとえば，ハロルドは自分の信仰とうつ病の経験の不一致（例「敬虔なキリスト教徒はうつ病にならない」）や信仰生活の結果（例「私がうつ病だから，神は私を見捨てるだろう。だから，私は永遠に神と引き離される運命だ」）について反芻していた。うつ病が治らない，眠れない，動機づけが低い，大切な人間関係を失った，結婚や家族関係に問題がある，仕事で能率が上がらないといったことに，あなたはあれこれと思い悩んでいるかもしれない。
2. 次に，抑うつ的ではあるが，人生の要求に急かされたり，邪魔されたりしない時に20～30分間の時間を取る。紙を取り出して，2列からなる反芻の影響を示す言葉の用紙は部分的には次のページに掲げてあるが，用紙全体は www.guilford.com/clark7-forms で入手できる。
3. 反芻の影響を示す言葉の左の列に，問題や抑うつ感のある側面について繰り返し考えて，その結果生じる利益と思われる内容を書き上げていく。このような過度の思考によって，あなたは何を成し遂げようとしているのだろうか，これまでに何を成し遂げてきただろうか？　あなたは新たな洞察を得ただろうか，何か人生の問題を解決できただろうか，あるいは，この種の反復的思考をしたことによってより強い人間になっただろうか？　あなたの現在の感情状態からこれまでに実際に起きた，あるいは起きると想像したり，起きてほしいと思う，どのような肯定的なことが

反芻の影響を示す言葉

私がこの問題や抑うつ気分を経験していることについてあれこれと考えることによって，いったい何を成し遂げたい（利益）と望んでいるのだろうか？	私がこの問題や抑うつ気分を経験していることについてあれこれと考えることによって，いったいどのような悪影響が生じる（損失）だろうか？
1.	1.
2.	2.

あるだろうか？

4. 次に，右の列に，反芻のもたらす否定的結果をすべて書き出す。反復的思考はあなたに影響を及ぼしただろうか？ あなたの気分や行動にどのような影響を及ぼしただろうか？ 反芻は，あなたの仕事の能率，家族関係，身体的健康などに悪影響を及ぼしただろうか？

5. ふたつの列への記入を終えたら，自分が書き上げたことを読み直してみる。反芻には意味があるだろうか？ 予想していた利益よりも，損失のほうがはるかに多くはないだろうか？ 反芻はあなたの人生にどのような影響を及ぼしているだろうか？

6. 反芻の影響を示す言葉をすべて書き上げ，それを検討し終わったら，あなたが反芻を始めた時には，常にこれを見直してみる。抑うつ的反芻に陥ったら，自分の反芻について書いたものを繰り返し読み，反芻の過程について得た新たな洞察があれば，それを用紙に付け加えていく。こうして動機づけを高め，より肯定的で適応的な方法で反芻に立ち向かう決意を固めていく。

ルイーズにはティーンエイジャーの息子がふたりいたが，子育てにとても苦労していた。彼女は息子たちの反抗的な態度について一日中あれこれ思い悩み，子育てのどこが間違っていたのか，なぜ子育てに失敗したのかと考え，しばしば気分の落ちこみに襲われた。自分が失敗したとの思いこみは，ルイーズの気分が沈む重要な原因であった。以下は，抑うつ的反芻についての長所と欠点について彼女が思いついたことである。

よくない母親であることをくよくよ悩むことがもたらす可能性のある利益

「おそらくこのように考えることによって，ティーンエイジャーの息子の子育てにいくつかの新たな視点が生まれてくるだろう」

「おそらくこのように考えたり，心配したりすることによって，私は抑うつから一挙に抜け出せるだろう」

「おそらく夫は私がどれほど困惑しているのか気づいてくれて，子育てに今まで以上に責任を持ってくれるようになるだろう」

「おそらく息子たちは私がどれほど困惑しているのか気づいてくれて，今まで以上に協力的になるだろう」

「このようにくよくよと思い悩むのは，私の感受性が強くて，愛情にあふれた母親であることを意味している」

よくない母親であることにくよくよ悩むことがもたらす可能性のある損失

「息子たちのことをあれこれと思い悩むようになってから，私の気分の落ちこみの頻度も持続時間も増えたことに気づいている」

「息子たちが自宅にいる時間が減った。私が落ちこんでいると，息子たちは私を避けているように感じる」

「子育てやうつ病に囚われて多くの時間を過ごすようになったので，私は子どもたちとうまくコミュニケーションが取れていないように思える」

「子育てについて夫と口論することが多くなった」

「夫は私にあれこれと思い悩まないようにと言い聞かせてくるので，思い悩むことは夫婦関係に多くの緊張をもたらしている。しかし，夫の努力は実らず，ますます私に対して欲求不満になっている」

「夜にあれこれと思い悩み始めると，寝つくことができず，翌日はすっかり疲れ果てている」

「あれこれと思い悩むようになって以来，私の子育ては実際にひどくなってきていると思う。そして，私が悪い母親だという確信が一層強くなってきた」

「私があれこれと思い悩んでいる時は，他の人々との間に距離を置くようになるので，家族や友達からますます孤立してしまう」

「あれこれと思い悩むと，私はあまり家事ができなくなるので，自分が怠け者で役立たずと感じてしまう」

> あれこれと思い悩むことは，自分で気づいている以上に，あなたの感情に悪影響を及ぼす。

ルイーズは反芻の影響を示す言葉の用紙に記入してみたが，反芻は息子たちと向き合うためのよい方法を見つけるのに役立つという彼女の固定観念に疑問が投げかけられた。

➡ 改善戦略㉔：抑うつ気分を再評価する

すでに述べたように，反芻は元々の悩み自体に舞い戻るという傾向がある。すなわち，まさに気分が落ちこんでいるために，いかに抑うつ的であるかという点について繰り返し考えることに戻ってしまう。これは**感情に焦点化した反芻**（emotion-focused rumination）とみなすことができ，抑うつ的であることに対して抑うつ感を覚えることになってしまう。もちろん，抑うつ的であることに対して抑うつ感を覚えると，否定的思考と否定的感情の悪循環を持続させるような，否定的思考を強化して

しまう。

　たとえば，ルイーズは自分がいかに母親として失敗ばかりしてきたかということについてあれこれと思い悩んできたが，そのために人生で負け犬であることを示す他のことまでくよくよと思い出すのだった。こういった否定的思考のために，自分がどれほど落ちこんでいたか，そしてうつ病であったために親としての役割を果たせてこなかったかを実感させられるのであった。気分の落ちこみと闘っている限り，自分が置かれたひどい状況から抜け出す方法を見つけられなかった。ルイーズの視点からすると，抑うつ的であることが子育ての問題の重要な原因であった。あれこれと思い悩めば悩むほど，ほとんどの時間，気分が落ちこんでいるのがどれほどみじめであるかという点にますます関心が向けられるようになっていった。結局，ルイーズは抑うつ気分が息子との気まずい関係の主な原因であり，自分はそれに対して何もできないと確信するようになった。ルイーズにとって，暗くてみじめな日々が最悪の苦痛となり，人生は自制できないほどに急降下していくように思われた。

　この気分改善戦略の目的は，抑うつ的反芻を呈している人にしばしば起きる，抑うつ気分に対するこの偏った，過度に否定的な視点に働きかけていくことである。自問すべき中心的な質問とは，「悲しい気分は，私が考えているほどひどいものなのだろうか？　気分が落ちこむということは何がそれほど悪いのだろうか？　抑うつ気分は私の人生にどのように影響しているのだろうか？」というものである。

改善戦略㉔を用いるのは，

- 自分がいかに落ちこんでいるのかという点についてあれこれ思い悩んでいる場合。
- 落ちこみとの闘いに負けそうに感じている場合。
- 抑うつ状態について徹底的に考えようとしているのだが，それが何の解決策ももたらさないように思われる場合。
- うつ病が人生にもたらす影響について心配している場合。

改善戦略㉔の指示

1. やや肯定的な気分（あるいは，少なくとも中立的な気分）の時に，少しばかり時間をとって，抑うつ気分があなたの人生に及ぼす影響について正直に，率直に，現実的に評価してみる。抑うつ的な状態が日常生活でいかにあなたに影響を及ぼしているのか客観的事実に沿って検討していく。はっきりとした実際の出来事や結果が，どのように抑うつ気分に関連しているだろうか？　たとえば，抑うつ気分は，あなたの仕事，家族関係，身体的健康，配偶者（あるいはパートナー）との関係，余暇，対人関係などにどのように影響を及ぼしているだろうか？　おそらく，抑うつ気分が人生に多くの悪影響を及ぼしていることを思いつくかもしれないが，何かよい影響はないだろうか？　抑うつ気分のために，あなたは感受性豊かで，理解があり，思慮深い人になっているということはないだろうか？

　　精神科治療が必要な重症のうつ病にかかっているのではないまでも，あなたが落ちこんだ状態がもたらす悪影響を実際以上に誇張している可能性がある。ほとんどの人は，たとえ落ちこんでいても，仕事をし，家族や友達と関わりを持ち，ある種の拒絶にも耐え，気分をリラックスさせたりしている。あなたが重症のうつ病であるとしても，自分が考えているよりもはるかにうまく

事態に対処しているというのが現実だろう。

2. **抑うつ状態の時に，あなたの感情に焦点化した反芻の主なテーマや内容を紙に書いてみよう。** 落ちこんでいることについてあれこれと思い悩んでいる時に，あなたはうつ病の経験についてどのように考えているだろうか？ 抑うつ気分のとくに何がそれほどあなたを狼狽させているのだろうか？ 抑うつ気分がどのような恐ろしい結果をあなたの人生にもたらすと考えているのだろうか？ あなたは自分を責めているのだろうか，それとも，その結果や解決策を見出そうとしているのだろうか？ 反芻の影響を示す言葉（改善戦略㉓）をすでに書き上げてあるならば，あなたはすでにこの作業の多くを終えていることになる。この用紙をよく検討したうえで，次に，別の紙にあなたの感情に焦点化した反芻（抑うつ状態についてどのようにしてあなたがあれこれと思い悩むか）のまとめを書いていく。

3. **抑うつ気分についてより現実的でバランスの取れた評価と，あなたが抑うつ的反芻に陥った時の否定的で破局的な視点を比べてみる。** 抑うつ状態に対するふたつの視点の主な差は何だろうか？ あれこれと思い悩んでいる時には，抑うつ感に対する確信が誇張されることに注意を払う。抑うつ状態についてのどちらの視点のほうが妥当だろうか？ 前述したように，あまり落ちこんでいない時に，あるいは少なくともより中立的な気分状態の時に，この検討をすべきである。こうすることによって，抑うつ気分に伴う否定的視点があなたの判断力を曇らせる可能性が低くなる。

4. **自分がいかに落ちこんでいるかという点ばかりに焦点を当てた抑うつ的反芻を呈している時はいつでも，うつ病についての再評価の要約を取り出して，あれこれと思い悩んでいる時に抑うつ感についての破局視を修正するために活用する。** この再評価を使って，抑うつ気分が「自分が考えているほどひどいものではない」ことを自分に言い聞かせる。こうすることは，抑うつ状態の苦悩を和らげる手助けになる。これはさらに，否定的気分に対して受け入れやすく，抵抗の少ないアプローチを産み出す手助けにもなる。

> **ツールファインダー**
>
> 第7章では，抑うつ気分を受け入れるようになる戦略について解説してある。

5. **抑うつ気分について現実的で，バランスの取れた視点を得るのが難しいならば，あなたの抑うつ状態について知っている誰か近い関係の人にこの課題の達成を助けてもらう。** たとえば，あなたの配偶者やパートナーは，あなたがこれまでに何度も抑うつ気分をやり過ごすのをおそらく見てきただろう。あなたが抑うつ的な時には，どのような変化が認められるだろうか？ このような状態の時に，あなたは何ができて，何ができないだろうか？ あなたが抑うつ状態についてより現実的な視点を編み出すことをあなたの配偶者やパートナーに手助けしてもらえる。それを使って，あなたは感情に焦点化した反芻に直面することができる。

すでに述べたように，ハロルドがあれこれと思い悩んでいたことの重要な特徴は，うつ病が信仰心に悪影響を及ぼすという手厳しいほどの囚われであった。抑うつ気分をもう少し現実的に再検討してみると，彼は自分が考えていたほど信仰を放棄したわけではないことが明らかになった。彼は教会に行き，聖書を読み，祈り，神を深く信じていた。家族，神父，教会の友人たちは，ハロルドが敬虔な

キリスト教徒であることを疑わなかった。このように，彼が考えていたほどには，抑うつ感は信仰生活に深刻な影響を及ぼしていなかったことを客観的な事実が示していた。

これもすでに述べた点であるが，ルイーズの感情に焦点化された反芻は，うつ病が子育ての能力に及ぼす影響について向けられていた。彼女の抑うつ状態を再検討したところ，抑うつ状態であっても，家庭生活に多くの貢献をしていることが明らかになった。少なくとも息子のひとりとは意味のある会話をする時間を持っていたし，家計の管理もうまくいっていたし，数人の親友たちとの交際もある程度保っていた。そして，時々落ちこむものの，自分が考えているほどの悪影響はないと，ルイーズは結論を下した。

> 抑うつ気分に対して現実的で，バランスの取れた視点を育んでいくことは，感情に焦点が当てられた抑うつ的反芻をコントロールする鍵である。

ツールファインダー

抑うつ気分の悪影響について固く信じているならば，そのような信念を修正するために第4章の認知療法に基づく気分改善戦略が活用できる。

➡改善戦略㉕：あなたの基準を再調整する

重要な人生の目標が達成できないと，自分自身や自分の欠点についてあれこれと思い悩むようになりがちである。しかし，目標の基準が高すぎたり，極端な比較をしたりするために，この種の思考に囚われてしまうこともある。同僚が，その研究領域でノーベル賞（科学業績の最高峰）を受賞できなかったためにうつ病になった科学者を治療した経験について私に話してくれたことがある。あるいは，私が知っている女性は，自分が友達の誰よりも劣っていると感じてひどく落ちこみ，そこから抜け出せずに，重症のうつ病になってしまった。彼女は，裕福でなく，魅力的でなく，何かを成し遂げたと誇るべきものもなく，子どもも成功していないし，自宅も小さく，夫も理解してくれないと固く信じていた。高すぎる目標，完全主義，他者との過度の比較などはすべて，重要な目標を達成できなかったという感じや，結果的には，反芻や重症のうつ病につながりかねない。このような基準に拘っているならば，どうして自分が成功しないのか，他にどうやればよいのか，どうして他の人は自分よりうまくやれるのか，どれほど自分の将来はみじめかといった点についてあれこれ思い悩むことだろう。もちろん，これは，深刻な不満だけでなく，否定的な気分を一層強めることになってしまう。

この種の非適応的思考に対処するひとつの方法とは，自分の成功の基準を再検討することである。あなたは自分が考えているよりも目標達成に成功しているかもしれないのに，あまりにも高すぎる基準を持っていることが問題であるかもしれない。中学生の頃，私は陸上競技，とくに走り高跳びが大好きだった。しかし，私は背がそれほど高くなかったので，成績はよくなかった。私は走ることに専念すればよかったのだが，高飛びに拘ったために，成績不振が続いた。当時，私が繰り返し失敗する高さのバーを，他の誰もが易々と超えていくのを見て，とても失望した。おそらく，あなたは人生においてバーを高すぎるところにセットし続けていて，そのために繰り返し失敗を経験しているのかもしれない。抑うつ的反芻を呈している人がすべて過度に高い基準を持っているわけではないのだが，もしもあなたの基準が高すぎるならば，この戦略は効果的である。

気分戦略㉕を用いるのは，

- あなたに完全主義的傾向がある場合。
- あれこれと思い悩んでいる時に，自分の失敗，過ち，欠点についてしばしば考える場合。
- 他の人々からあなたの個人的な基準や期待が高すぎると言われたことがある場合。
- しばしば打ち負かされた感じを覚える場合。

<u>改善戦略㉕の指示</u>

1. **気分が落ちこんでいない時に，時間をかけて，自分にとってもっとも重要な個人的な基準や自分自身への期待についてリストを作ってみる。**そして，これらの基準を検討する。あなたの生活史，人生の状況，才能，能力などからして，あなたの目標は高すぎないだろうか？ 誰もがある程度高い目標を持ち，それを念頭に置きつつ，達成のために努力する必要があるが，あなたの目標が高すぎたり，あるいは実際的に達成不可能であったりするということはないだろうか？
2. **人生についていくつかの深い質問を自問してみよう。**たとえば，以下のような質問である。
    「私の価値観や人生の目的とは何だろうか？」
    「私がこの目標を達成するために何が必要だろうか？」
    「もしもこの目標を達成したら，私は本当に気分がよく，幸せで，抑うつ感も和らぎ，満足できるだろうか？」
    「10年，あるいは20年経っても，この目標は重要だろうか？」
    「私は他の人々にどのように記憶されていたいだろうか？」
    「私は人生で何を本当に達成したいだろうか？」
3. **親友，家族，セラピストとあなたの目標，基準，期待について話し合ってみる。**他の人々はあなたの基準が高すぎると考えるだろうか？ あなたの基準は，あなたが知っている人の規準と比べてどのようなものだろうか？
4. **あれこれと思い悩んでいる時に，あなたの基準や期待のリストを取り出してみる。**これらの非現実的な目標や価値が反芻の中に忍びこんでいるという事実はないだろうか？ 失敗，敗北，挑戦などについてあれこれと思い悩んでいるならば，あなたの期待や基準に向きあってみる。あなたが達成したことについてより現実的に考えられるだろうか？ 達成不能な目標を，新たなより達成可能な基準と置き換える練習をする。

> あなたの基準が自動的に上から与えられたものでないことを念頭に置いておく。あなたの基準は人生の経験から得たものであって，必要ならば，それを変えることができる。

ツールファインダー

第9章は，目標，価値，個人の基準にとくに焦点を当てている。抑うつ的反芻と必死で闘っていることに，完全主義的な態度が重要な役割を果たしているならば，本章を参照にしてほしい。

➡ 改善戦略㉖：気に病む時間を計画する

　気分が沈み，みじめな人生を送っていて，問題を解決できないことについて自分を非難するという，とくに有害な反芻のタイプである気に病む（brooding）ことについてすでに述べた。これにはしばしば過度の自己非難や不機嫌が伴い，抑うつ的反芻のとくに否定的要素である。

　気に病むことが抑うつ気分と強い関連がある理由のひとつとして，それがとても自然で，変えようがないように思われるからである。このようにあれこれと思い悩み始めると，そのような考え方が自然に湧きあがってくるように感じられ，まるで自分にできる唯一のことと思われる。今がまさに気に病む時などと自分に言い聞かせる必要はなく，何の苦もなく，自然にそれに陥ってしまうように感じられる。このような自然で自動的な思考は，重要で，信じやすいので，一層苦悩をもたらす。あなたが夜遅く自宅の一室に座っているところを想像してみよう。「娘は無事だろうか？」といった気持ちが突然湧き上がったとする。何か理由があってそういった考えが浮かんできたはずだと思いこんで，心配し，狼狽し始めるかもしれない。「おそらく，これは娘が本当に危険な目に遭っているということだ」と考えるかもしれない。それとは対照的に，あなたは私の診察室にいて，私があなたに娘が危険な目に遭っていると思うかと質問すると，あなたはその可能性について考えることはできるだろうが，あまり苦痛には感じないだろう。必要に応じて考えようとした，すなわち，私があなたに質問したから考えようとしただけなので，それはとくに何も意味をなさない。気に病むといったような思考過程は，ごく自然に，突然起きるので，だからこそそれは「現実にありそうなこと」であって，注意を払うに足る価値があるように思われる。この点に，繰り返し気に病むことにどう対応すべきかの鍵がある。もしもこの思考過程から自発性や自然さを取り除くことができれば，苦痛は減り，それをコントロールすることが容易になる。

改善戦略㉖を用いるのは，

- 自分の望み通りに人生が進んでいかないと思い悩む場合。
- 極端な自己非難や自己批判に陥っている場合。
- 自分の現状を他者の状況や他の望ましい結果と比べてばかりいる場合（例「どうして事態は好転しないのだろうか？」「私が何をしたからこんな目に遭うというのだ？」）
- あれこれと思い悩んだ末に，将来についてかえって不安になり，気分が落ちこむ場合。

改善戦略㉖の指示

1. **毎日30～45分間，意図的に思い悩む時間を取る**。それほど忙しくない時間で，ひとりきりになれて，邪魔されない場所を選ぶ。椅子にゆったりと腰かけて，そのほうがよければ目を閉じ，落ちこんだ時にあれこれと思い悩むことすべてに想いをはせる。この意図的に思い悩む時間を，ごく自然に思い悩んだ時と同様に，自然に，自発的に同じ事柄について考えてみるようにする。
2. **この時間に，あなたの注意はあれこれと他へ移っていくだろうが，このようなことが起きていると気づいたら，反芻している事柄へと注意をゆっくりと戻す**。実際の反芻に身を置くように試みる。すなわち，できる限り実際のように思い悩んでみる。今こそまさにあれこれと思い悩む時であると自覚して，繰り返し同じことを考えていく。たとえば，「なぜ私には友達がいないのだ

気病み日記

抑うつ気分や状況の 原因についての思考	抑うつ気分にどのように 対処するかについての思考	抑うつ気分の 結果についての思考

ろうか？　私が何をしたから，こんなに孤独なのだろうか？　どうして他の人は私を好きになってくれないのだろうか？　なぜ私はこんなに落ちこんでいるのだろうか？　なぜ私は気分の落ちこみを克服できないのだろうか？」このように繰り返し自問していく。解答を出す必要はないので，「なぜ？」と問い続けていく。

3. 気病み日記は部分的にはこのページの上部に掲げてあるが，用紙全体は*www.guilford.com/clark7-forms*で入手でき，もっとも効果的な気に病むセッションを行う助けとなる。気病み日記に記入する時には，あれこれと思い悩んだことを振り返ってみて，「私があれこれと思い悩んだ時に，私は何を考えるだろうか？　私はどのような点について繰り返し考えているだろうか？　何について私は『なぜ』と問い続けているのだろうか？」と自問する。人の記憶はそれほど正確ではなく，きわめて選択的であるので，実際に起きた反芻の内容をとらえて，反芻が終わったらただちに日記に記入する。このようにして，あなたがあれこれと思い悩んでいる時に実際に何を考えているかとらえることができる。

4. **気病み日記への記入を終えたら，意図的に気に病むセッションの際にこれを参照する。**こうすることによって，あなたが実際に自然な反芻の際に考えていることとはまったく異なるものではない，重要な事柄について考えてみるようにできる。意図的な気病みのセッションの間は，同じ思考を嫌になるほど繰り返ししてみる。反芻が何らの解決ももたらさないことを覚えておこう。したがって，反芻がもたらす悪影響を減らす最善の方法とは，それが意味を失うまで，徹底的に繰り返し考えてみることなのだ。

意図的に気に病むという試みが効果的であるのは，気に病むという過程に対してある程度コントロールする力を獲得できるからである。これは一種の暴露でもあり，気に病むという行為に伴う苦痛や，不安を惹起する過程を減らしていく。気に病むという行為を客観視し，それを「単なる思考」ととらえ，人生の事実や真実ではないととらえるようにするのに役立つ。気に病んだところで何の効果もなく，どのような解決ももたらさないことを経験するひとつの方法である。いわば実際の「トレッドミル経験」である。

意図的な気に病むという行為を効果的な気分改善戦略とするには，「**徐々に**」という単語を活用する必要がある。自発的に気に病む行為や抑うつ気分を和らげるには，意図的に気に病むというセッ

ションを少なくとも週に3～4回，1カ月間は続けていく。

　この戦略には別の利点もある。というのも，あなたを悩ませていたあれこれと悩むという行為を先延ばしにするために使うことができるからである。反芻を始めたと意識したら，心の中で繰り返し考えていることを書き出しておいて，次に予定している気病みのセッションまでとっておく。たとえば，「そのことをノートに書いておいて，今晩予定している気病みのセッションで使うことにしよう。今それに時間を費やすことはない」とか「今は仕事に戻ったほうがよいだろう。そのことは書いておいて，今晩よく考えてみよう」といった具合に自分に言い聞かせることができる。あれこれと悩んでいることを先延ばしにするという行為は，あなたの日常の仕事や他者との関係を大いに妨げる，自然で自発的な反芻を減らすのによい方法である。

　うつ病にかかっていることや，信仰心が乏しいといってハロルドがあれこれと思い悩んだりした経験は，気病みの日記や意図的な気病みのセッションを利用して，リストにすることができた。ハロルドは毎日30分間使って，次のページの気病みの日記に描かれた反芻的思考をとらえようとした。この「意図的にあれこれと思い悩むこと」によって，ハロルドは自然で，自発的な反芻を，コントロールが可能な，計画された気病みのセッションまで先延ばしできるようになった。彼が行ったことのひとつは，「もしも私が眠れなかったら，どうなるだろうか？　私はきっともっと落ちこむだろう」などと機械的に繰り返し考えることだった。数百回このように繰り返すと，反芻的思考は彼にはまるで「壊れたレコード」のように響き始め，気病みのセッションで反芻の他の側面に働きかけることができるようになっていた。

✚ 注意

　気病みの日記と計画された気病みのセッションを数回試みても，抑うつ感が軽くなるどころか，むしろ重くなるような場合には，この気分改善戦略は中止すべきである。このような場合，セッションが否定的で絶望的な思考を強化して，単に抑うつ感を増しているだけかもしれない。改善戦略❷の目標は，反芻からそれに伴う意味をなくすことであるので，もしもそうすることによって正反対の影響が現れたら，それはあなたが使うべきではない戦略であることは明らかである。本章の他の気分改善戦略に戻り，（もしもこれまでにそうしたことがなければ）反芻について専門家の助けを得ることを考える。

➡ 改善戦略㉗：注意を逸らすスキルを高める

　反芻についての初期の研究では，注意を逸らすということは反芻の正反対の行為であると考えられていた。抑うつ感に陥った時に，（趣味や運動，あるいは友人に会うといった）何か楽しいことをしようとするのは，否定的な気分状態に適応的に反応しているとみなされた。そこで，注意を他に逸らすという行為は，それを支持する研究結果はあまりないものの，反芻を減らすと考えられていた[1]。

　心理学者のスーザン・ノーレン・ヘクゼーマ（Susan Nolen-Hoeksema）らは，注意を他に逸らすという行為についての従来の概念をさらに発展させていった。彼らは，ある行為から別の行為へと単に移るというよりは，真に注意を注ぐことのできるひとつかふたつの行為に及ぶことが重要であるだろうと主張し

> ある行為に没頭することで注意を他に逸らすというのは，反芻に対する健康な他の選択肢である。

気病み日記：ハロルド		
抑うつ気分や状況の原因についての思考	抑うつ気分にどのように対処するかについての思考	抑うつ気分の結果についての思考
私が落ちこんでいるのは私の責任だ。私は落ちこむべきではない。何も悪いことは私の人生に起きていない。だから私にはうつ病になる権利はない。	私が気分がよいなどというのとは正反対だ。私の人生には神の存在も神からの祝福も感じられない。	私は神から見放された。私は二度と神との正しい関係にはなれないだろう。私の人生で神からの祝福を再び感じることはないだろう。
うつ病は罪深い。信仰心が足りないことの証拠だ。神への信仰が足りないので、私はうつ病になってしまった。	私はすべての興味や動機づけを失ってしまった。祈りを捧げることも、聖書を読むこともできない。	私はうつ病から回復することはけっしてないだろう。目標、動機づけ、エネルギー、人生への熱望を二度と取り戻すことはないだろう。
罪と不信心のために、神は私を罰している。	私には何の目標も意味もない。人生に平穏もない。	私は人からみじめな人間で、弱くて、キリスト教徒としては失格だと思われている。
うつ病は、私が弱くて罪深いことの印だ。私は、規律や人格の強さに欠けている。	睡眠薬をのまなければ、眠れない。睡眠薬に依存したらどうしようか？　神の意思の通りに、私は自然に眠れなくて、どうやって機能できるだろうか？	私は不信心という許されがたい罪を犯した。地獄で永遠に罰を受けるという運命だ。

た[1]。実際に，抑うつ感のある人に対して，より中立的であるが，否定的思考や感情から注意を逸らすのに効果的な思考や行為に集中するように指示したところ，反芻を減らして，気分を和らげることができたという実験に基づく証拠がある[3]。したがって，注意を他に逸らすことが成功するための重要な点は，ある行為に完全に没頭し，注意を反芻から他に向けることである。

改善戦略㉗を用いるのは，

- 抑うつ感に注意を集中させて多くの時間を使い，行動がひどく減ってきている場合。
- 何らかの活動を始めて，いくらかでも気分の改善に気づいた場合。
- 第5章で解説した行動面の気分改善戦略がある程度役立ったと思う場合。

改善戦略㉗の指示

1. 注意を払い，中等度の集中と努力が必要な行為について考えてみる。たとえば，自動車の運転はおそらく理想的ではないだろう。というのも，ほとんどの人にとって，それは自動的な行動の連続であって，あまり注意を他に逸らすことにはならないからである。一生懸命にエアロビクス運

動をするといったことのほうが，多くの注意を払う必要があるので，はるかに効果的だろう。しかし，あまりにも難しい課題は否定的で自己批判的な思考を強化してしまうので，数学の試験勉強をするといった，ひどく複雑で難しい課題に取り組むべきではない。気分がふさいでいる時には，心理的に負荷がかかるような課題は，圧倒されるように感じ，課題に失敗することについてあれこれと思い悩むようになるかもしれない（例「こんな簡単な数学にさえ集中できないのだから，私のうつ病はひどく悪くなっているのだろう」）。したがって，中等度に注意を払わなければならない行為が，反芻から他に注意を逸らすのにおそらく最善である。少し時間をかけて，あなたの反芻をもっとも減らしたり，除去したりするのに肯定的な活動を探してみよう。第5章で行った練習を振り返ってみて，反芻に対する効果的な介入法となるいくつかの行動面の戦略を探し出すことにしよう。

> **ツールファインダー**
>
> 反芻に対処するのにもっとも効果的な，行動面での調査の中の活動（改善戦略❶，❶）のいくつかと，肯定的行動を増す（改善戦略㉑）ことに焦点を当てる行動を探してみよう。

2. **反芻的思考の悪循環に陥ったらいつでも，その場から立ち上がって，何かをしよう。**ひとりで座って，あれこれと思い悩んでいても何も得られないことを忘れてはならない。反芻に立ち向かい，あなたの注意を他の活動に逸らすような何かを今すぐに始めることが目標である。これこそが注意を他に逸らす目的である。反芻を完全に除去するのではなく，反芻をある時点だけでも止めるための戦略として用いるのだ。数週間それを試して，その試みを記録しておく。それぞれの活動が，注意をとらえて，注意を他に逸らし，反芻の過程を止めることにどれくらい効果的だったろうか？　没頭して，他に注意を逸らすいくつかの活動をレパートリーに入れていくというのは理想的な考えである。

反芻に深刻になっていく

過去数年間において，抑うつ的反芻や，慢性のうつ病への関与，人生に及ぼす悪影響をいかに減らすかといった点に関する理解について大きな進歩があった。抑うつ的になると，あれこれと思い悩む傾向があるならば，本章で解説した反芻改善戦略を用いる練習をすべきである。しかし，辛抱強く進めていく必要がある。しかし，気分が落ちこむ多くの人にとって十分に学習された否定的思考であるために，反芻はなくすのが非常に難しい習慣でもある。

> **ツールファインダー**
>
> 反芻に関する特定の否定的思考や確信に対処するには，第4章の認知療法に基づく気分改善戦略を用いる。注意を他に逸らしたり，反芻の代替行為としての楽しい活動を使ったりするのに役立てるには，第5章の行動面の気分改善戦略を用いる。第3章で解説した問題解決アプローチ（改善戦略❿）も反芻に対処するのに役立つ。というのも，反芻の基礎である人生の問題を効果的に解決するのに役立つからである。

　この話題を終える間に，最後に一言付け加えておく。**熟考**（reflection）は気に病むという行為とは正反対であることを最近のいくつかの研究が明らかにしている。熟考とは，中立的あるいは肯定的な内容に対して，意図的かつ内的に焦点を当てることを意味する。すなわち，それは抑うつ症状を減らすことに焦点を当てた認知の問題解決の過程である[4]。熟考は，健康で自己焦点化された過程で，抑うつ的な気分や症状を減らすことに関連している。以下の章では，反芻ではなく，むしろ熟考を働きかける気分改善戦略である受容とマインドフルネス瞑想について解説する。

> 反芻を熟考に変えることによって，抑うつ気分を和らげることができる。

第7章　現時点をとらえる

> 過去に拘らずに，今を生きる。

　チャールズは落ちこむとかならず，全国でももっとも有名なIT企業の就職面接を5年前に受けたことを思い出した。それは彼にとって夢のような仕事で，一生に一度のチャンスだった。彼は優秀な志願者たちの中で最終候補に残った。面接の前夜は，興奮と不安で，眠れなかった。睡眠不足のため，翌日は少し疲れたまま出かけた。面接はやや変わっていて，志願者は単に教育歴や職歴について質問されただけではなく，非常に複雑な数学やコンピュータのプログラムの問題を解くように指示された。チャールズはコンピュータ・プログラミングの博士号を持つ，非常に聡明で有能な若者だったが，残念ながら，問題をうまく解けず，その会社に就職できなかった。チャールズはすっかり落胆した。

　数年経った今でも，チャールズはしばしば面接やその時の答えを思い返した。頭の中で問題を再び解こうとし，どうして解答が見つからなかったのだろうか，自分は愚かだったと後悔した。失敗に拘泥し，「私は十分に有能でもなかったし，賢くもなかった。この分野で最高のひとりなどではない。真の才能に欠けた平凡なプログラマーにすぎない。私の実態が曝け出されてしまった。とうとう無能であることが明らかにされてしまったのだ」と結論を下した。当然，チャールズは過去の失敗や就職面接で十分に力を発揮できなかったことをあれこれと思い悩んだために，ますます抑うつ気分は悪化し，自分の能力に対する自信をすっかり失ってしまった。

　テンシも落ちこむと過去をあれこれと思い悩んだのだが，その内容はチャールズとはまったく異なった。テンシは他の人々を傷つけないようにしようと非常に気を遣う，とても良心的で感受性豊かな女性だった。彼女は家族や友人とした会話についてしばしば振り返り，なにか失礼なことや相手を傷つけるようなことを言ったのではないかと心配した。心の中で会話を再現し，一つひとつの言葉や相手の反応を分析し，傷つけるような何かを言わなかったか確認した。こうした取り越し苦労のために，テンシはかえって自分を責め，抑うつ感が増し，将来に対する不安が強まった。しかし，彼女が何を言って，他者に対してどのように振る舞ったかと，過去に拘る傾向は数年にわたって彼女を苦しめ，長期にわたる抑うつ気分をもたらす反芻的傾向であった。

　今から2年前までは，カーラは世界で最高の結婚だと考えていた。夫ジェリーとの結婚18周年を祝ったばかりだった。しかし，ある日ジェリーが仕事を終えて帰宅し，涙を流し，震えていた。彼は数週前に出張した際に不倫をしたことを打ち明けた。それ以来，ジェリーは極度の自責感と後悔の念に駆られ，いよいよそれを打ち明けて，妻に許しを求めたのだ。カーラは驚き，打ちのめされた思いがした。敬虔なカトリック教徒として，誠実な結婚というのはカーラにとって高い道徳基準であった。ふたりは結婚カウンセリングを受けて，カーラとジェリーは一緒に暮し続けたが，夫婦関係はそれまでとはすっかり変わってしまった。カーラは夫の不倫についてどうしても考えないわけにはいか

なかった。「ジェリーはどうして私を裏切るようなことができたのだろうか？　相手はどんな女性なのだろうか？　夫はもう私に性的な魅力を感じていないのだろうか？」よい妻でなかったのは自分の責任ではないかと考えて，夫をまた信用できるのか，再び幸せになれるのだろうかとも自問した。抑うつ感に圧倒されると，カーラは夫の不貞について思い悩むのを止められず，自責感を覚え，これからの結婚生活についてあれこれと悩むのだった。

あなたは過去に拘っているだろうか？

　チャールズ，テンシ，カーラの抑うつ気分には共通点ある。全員，抑うつ感を覚えるとかならず過去の失敗や失望をあれこれと思い悩んでいた。第6章で解説したように，ひどく否定的に過去について思い悩むというのは，抑うつ気分の際の共通点である。抑うつ感を覚えている人の心理は非常に選択的で，否定的な面にばかり焦点が当てられ，肯定的な面は無視されてしまう。それは偏った思考であって，過去の喪失，失敗，後悔，失望などが現実よりもひどく拡大されている。なぜそんなことが起きたのか，何を間違ったのか，長期的な悪影響は何かといった，否定的な出来事の結果ばかりについてあれこれと思い悩む傾向がある。しかし，抑うつ気分が視点を偏らせてしまうため，過去について明晰な思考をすることはできない。気分の落ちこみに囚われていると，すべてが最悪に見えてくる。

> **ツールファインダー**
>
> どのようにして，そしてなぜ抑うつ気分のために，否定的な面に焦点を当てて，肯定的な面を否定するようになるかについて詳しくは第1，4，6章を参照。

　過去の喪失や失敗に拘ることには次の3つの問題がある。

1. **落ちこんだ時に過去について考えても，けっして何も解決しない。**問題の解決になることはほとんどないし，気分が改善することもない。もちろん，過去を変えることなどできないし，うつ病の否定的特徴のために，明晰な思考能力が妨げられてしまう。したがって，この全過程が不毛になる。

2. **落ちこんでいる時に過去の問題について考えても，実際には問題がさらに大きくなってしまう。**うつ病に関連する認知の誤り（第4章参照）のために，過去の結果は，現在や将来以上に重大で，深刻なものに思えてくる。たとえば，カーラは夫の不貞をけっして許せないし，こじれてしまった夫婦関係は永遠にそのままであると確信してしまった。

3. **過去についてあれこれと思い悩むと，かえって抑うつ気分は悪化してしまう。**第6章で解説したように，何か重要な過去の否定的な経験について徹底的に考えることによって，抑うつ感を和らげて，過去の傷に対して何らかの解決をはかることができるというわけではない。実際には正反対のことが起きる。過去に拘って，それについて思い悩めば悩むほど，気分はさらに落ちこんでいくだろう。

> 過去についての否定的思考は，問題を大きくし，うつ病を悪化させてしまう。

第6章では，反芻に対する改善戦略について解説したが，これは過去の喪失や失敗についてあれこれと思い悩む傾向を減らすことにも役立つ。第6章の最後で，**熟考**というのは反芻に対抗する健康な思考法であると私は述べた。熟考の重要な特徴とは，現在に焦点を当てることである。現在に焦点を当てることは，過去の否定的経験についてあれこれと思い悩むことに対抗するためのよい方法であることを，臨床家や研究者たちが最近明らかにしてきた。**マインドフルネス療法**（mindfulness therapy）と呼ばれる心理療法は，うつ病患者が熟考するような態度を取り，現在に焦点を当てるのを手助けするのに，とくに有望であるとされてきた。この心理療法の創始者であり，『マインドフルネスによるうつ病治療：慢性の不幸からの解放（The Mindful Way through Depression：Freeing Yourself from Chronic Unhappiness）』の著者であるマーク・ウィリアムズ（Mark Williamas），ジョン・ティーズディル（John Teasdale），ズィンデル・セガール（Zindel Segal），ジョン・カバットジン（Jon Kabat-Zinn）によると，マインドフルネスとは，受容的かつ中立的に，現時点での経験に意図的に焦点を当てることであるという。

> **マインドフルネスとは，現時点における経験に注意を集中させることである。**

　マインドフルネス訓練は，過去の過ちや失敗について自分を責めたり，破局的で苦悩に満ちたやり方で否定的な思考や感情を評価しようとしたりするのではない。むしろ，意識に上ってくる現在の思考や感情に向けて受容的な態度を身につけようとするものである。このあるがままを受け入れて評価し，現時点での思考や感情をコントロールしようとする試みは，抑うつ的で反復する悪循環を止めて，結局，抑うつ気分を和らげることにつながる。今この瞬間に起きている思考や感情に受容的かつ中立的に焦点を当てることと同時に，過去の経験についてあれこれと思い悩み続けるというのは難しい。

　そこで，マインドフルネスは現時点の経験の基本的な要素（すなわちある時点での感情，思考，認識）に注意を払う。マインドフルネスとは，実際に起きていることをありのままに経験するように意識することであり，それをコントロールしようとか，自分が望むように変化させようとしてはならない。自分の思考や感情と距離を置くことを学ぶ。思考や感情を観察し，それが自然に生じるままに任せるのだが，これを批判的な態度や判断を下すような態度で行ってはならない。望ましくない心の中の経験であっても，そのまま受け入れるという姿勢を保つ。

　過去に関連する否定的な思考や感情との間に距離を置き，注意を現時点における経験に向けなおすことを身につける。言い換えると，過去ではなく現在に生きることを身につけると，抗うつ薬による治療に成功したうつ病患者の再発の危険を減らすのに有効であることが明らかにされてきた[1]。

> **自分の感情を客観的にとらえることによって，否定的思考から自由になろう。**

このような戦略は，回復期にうつ病の症状が時々再発するような患者にとくに有効であるように思われる。さらに，マインドフルネスが有効であるのは，望ましくない思考や感情に対して，中心から外れた場所に身を置いて客観的な態度を取り，現時点での経験をより受容的に受けとめるということを患者に教えることと関連しているのかもしれない。あなたが反芻の罠におちて，過去に拘るのではなく，どのようにして現在を生きるかを身につけるためにマインドフルネスを使うべきかを見ていこう。

マインドフルネス気分改善を用いるのは，

- 重症のうつ病が反復したり，現在は回復期にあるがしばしば抑うつ感を覚えたりする場合。
- 抑うつ的反芻と必死で闘っている場合。

- 過去において重要な喪失，失望，失敗を経験し，それを乗り越えられていないと思われる場合。
- 瞑想や他の瞑想練習に興味がある場合。

改善戦略㉓：意識を高めることでマインドフルネスを身につける

　このページを読みながら，今あなたに何が起きているだろうか？　何をあなたはこの時点で意識しているだろうか？　マインドフルネス訓練に関連した概念を理解しようとして，読んでいるところに完全に集中しているだろうか？　あるいは，夕飯は何にしようかとか，あとどのくらい仕事が残っているだろうかとか，あなたの心は他のことに囚われていないだろうか？　おそらくあなたは空腹感や疲労感を覚えていたり，もう一杯コーヒーがほしいなどと考えていたりするかもしれない。あるいは，椅子の座り心地がよくないとか，腕が痛いとか感じているかもしれない。実際のところ，私たちはある時点においてさまざまな思考，気分，感覚，認識を行っているものの，そのごく一部しか正確にとらえていない。自分の存在の全体を意識できないため，脳は物事を篩いにかけて，ある時点においてひとつのことに選択的に注意を払い，他のことは無視してしまう。

　気分が落ちこむと，心は過去の否定的で失望させられた経験に焦点を当てるため，自分の現在の経験の多くから注意が逸らされてしまう傾向がある。過去について考えている時には，現時点での経験の多くには注意が払われない。抑うつ感を意識しているということはたしかであるのだが，これは現時点での経験の他の部分とは切り離されていて，過去に囚われているため，現時点における経験は無視されたり，注意が他にそらされたりしてしまう。この過程をさらに悪化させてしまうのは，抑うつ的思考は否定的情報のためにひどく偏ったものになり，過去についての思考は現実を歪曲して代表するものになっているという点である。

> 心は過去に拘り続け，現在の経験については多くの注意を払おうとしない。

　この過程に対抗するために，抑うつ感を覚えている時にはしばしば無視されてしまっている，現時点での経験に注意を払うことを，マインドフルネス療法は教えている。過去について否定的に考えようとする代わりに，すなわち，思考をコントロールしようとする代わりに，マインドフルネスでは，否定的な思考を支配しようとするのを止めて，それをそのまま観察することを教えている（例「否定的思考がありのままに心に浮かぶに任せる」）。現時点における経験で他の感情を伴わない側面に焦点を当てるという，注意を払う訓練を通じて，これを行う。全経験の他の側面に焦点を当てると，過去の出来事への囚われや，否定的で批判的な自己への振り返りといったことに注意を払う機会が減っていく。言い換えると，現時点における経験の多くの特徴に注意を払うことを身につけると，抑うつ気分を悪化させるような不毛で非適応的な思考から注意を他に逸らすことができるようになる。現在に対する意識を高めることは，他の効果的な気分改善戦略となり得る。

> 現時点に注意を払い，自分の周囲に意識を向ける。

　あなたが一番気に入っているレストランで最後に夕食をとった時のことを振り返ってみよう。食事も素晴しく，ワインも最高で，店の内装もサービスも完璧なレストランである。あなたはこの経験全体をどのようにとらえていただろうか？　口に入れた食物の一口ずつに注意を向け，その味や食感を堪能しただろうか？　滑らかでありつつも，フルボディで，わずかにフルーティなワインの味を楽しむことができただろうか？　周囲を見回して，いかにレストランの内装がくつろいだ雰囲気を醸し出しているかを楽しんだだろうか？　あなたはウェイターが何を話し，客をどう扱ったかを覚えているだろうか？　あなたは自分がどこにいて，何を食べて，どんな味がしているのかほとんど気づかない

ほど，職場の問題や家庭の心配について思い悩みながらも，必死になって妻との会話を続けようとしていただろうか？　その場での経験を楽しむというよりは，あなたは自分の心の中の罠に囚われていただろうか？　実際のところ，すばらしいレストランの経験を味わうには2つの方法があり，最後に手渡される請求書は変わらないのだが，いずれにしても私たちは時間をどのように過ごすかという選択に迫られている。これまでよりも現在に多くの注意を払うことを訓練によって身につけられると，マインドフルネスの研究が明らかにしている。現在に対してより多くの注意を払うようになると，あまり過去には拘らなくなる。これこそが，現在に没頭し，現在にすべての注意を集中させることが，きわめて有効な気分改善戦略であるという理由である。

改善戦略㉘の指示

　現時点を味わう方法を練習することによって，マインドフルネスの学習を始めよう。マインドフルネスのセラピストの仕事は，練習セッションであなたが使うことができる5種のマインドフルネス経験を示している。たとえば，気に入ったレストランで食事をするといった，抑うつ気分と関連しない，楽しむことができるような特定の活動から始めていくことを私は勧める。

マインドフルな活動

1. **気に入ったレストランを予約し，食事の味，香，食感，ワイン，店の内装，雰囲気の全体を楽しむ目的で出かける。** あなたは味でもって食物の中の異なる食材を言い当てることができるだろうか？
2. **レストランでの経験を短くまとめて書いてみる。** あるいは，インターネットにそのレビューを掲載してみる。あなたはレストランでどのように感じたかメモを取っておき，幸せや悲しみのレベルに評点をつけておくこともできるだろう。現在の，その時点でのレストランの経験をあなたはどの程度完全に認識できたと感じただろうか？『マインドフルネスによるうつ病治療（The Mindful Way through Depression）』の中でマーク・ウィリアムズ（Mark Williams）らは，このステップを，現時点において中立的な立場で事柄に対してあるがままに意図的に注意を払うことであると述べている（p.44）。

　マインドフルネスに習熟し，この気分改善戦略を効果的に用いることを身につけていくには，あえて意図的に，あなたの周囲に対して今まで以上に注意を払っていく必要がある。

マインドフルに味わう

1. **レーズン一粒，リンゴ一切れ，オレンジ一房といった具合に，フルーツをほんのわずか食べてみる。** まず手のひらに置いたフルーツを眺めて，その外見の特徴に真剣に注意を払ってみる。
2. **次にフルーツに手を触れて，どのような感じがするか見てみる。** 臭いを嗅いで，何か特別な香りはないか探ってみる。
3. **次にフルーツを口に入れて，ゆっくりと噛みしめて，どのような味がするかという点に注意を払う。**
4. **そして，フルーツを飲み込むのだが，自分がどのようなことをしていて，どのような感じがするのかという点に意識を向けておく。**
5. **この実に単純な経験について1〜2分間ゆっくりと座ったまま考えてみる。** フルーツを味わうという経験とともに，それを味わう自分の能力についてもよく理解する。

マインドフルな呼吸法

1. あなたがひとりきりになって，邪魔されない場所を見つけて，約10分間かける。座るか横たわるかする。
2. 楽にして，自分の身体を意識することから始める。座るか，床に横たわったことで，背中，腕，脚に生じた身体感覚に注意を払う。
3. 数分したら，あなたの呼吸に注意を向ける。息を吸う，息を吐くといった一つひとつの動作に伴って，腹壁が膨らんだり凹んだりすることに注意を払う。呼吸をコントロールしようとする必要はない。自然に息を吐いたり，吸ったりする。自分の呼吸運動に注意を向け続ける。注意が他に向けられたら，どこに向けられたかを意識して，それからゆっくりと注意を呼吸に向けなおす。10分間のうちにこのようなことが数回起きるだろうが，それでよい。それはかならず起こり得ることなのだ。その度に，中立的な態度で，注意を呼吸に戻す。

> 意識的に注意を呼吸に向けるというのは，現時点を生きるための重要な訓練である。

4. マインドフルな呼吸法を一日に数回練習する。毎回，練習中や練習後にあなたがどのように感じるかという点に注意を払う。練習を続けていくと，あなたはマインドフルな呼吸法が否定的な気分を和らげるのに役立っていると感じるようになるだろうか？

マインドフルな喜びと美

『マインドフルネスによるうつ病治療』の中でマーク・ウィリアムズらは，「無意識が私たちの人生を覆いつくしている」（p.60）と述べている。すなわち，日常生活において私たちの心はしばしばまるで自動操縦のように動いているという。過剰に学習された思考法が優勢になり，不幸感や絶望感が生じているというのだ。実際にはあなたの周囲で快適で，肯定的で，気分が高揚し，美しいことさえもたくさん起きている可能性があるのだが，あなたはすっかり落ちこんでいるために，それを見逃している。そこで，この練習では，意識して，意図的に，あなたの周囲で起きているよいことを探し出そうとする。たとえば，暖かな陽射し，手入れの行き届いた庭，芝生を駆け回るすばしっこいリス，見知らぬ人からかけられた親切な言葉，新鮮な空気，春といった具合に例を挙げれば限りない。

> あなたの周囲の善や美に気づくことにしよう。

1. 一日に数回，「この瞬間，ここで起きているのに，私が見逃している，楽しいこと，よいこと，美しいことは何だろうか？」と自問してみる。その瞬間の何か肯定的なことをひとつかふたつ見つけて，このよきものを完全に意識するようにする。それがあなたの感覚に及ぼす影響（例 それが，視覚，聴覚，味覚，触覚，嗅覚にどのように影響を及ぼしているか）に焦点を当てる。
2. その刺激を完全に認識したら，マインドフルネスの方法で次の刺激に移っていく。5〜10分間かけて，マインドフルネスの練習を続けていく。

現時点での経験における肯定的で快適なことをとらえるのがうまくなると，すなわち，少しの間立ち止まって，快適で善良なことに浸るのがうまくできるようになると，気分が落ちこんだ時に，これを気分改善戦略として使えるようになる。カーラが夫の不貞について否定的に囚われていると意識したら，その時点で起きていることに注意を向けるようにして，現時点の経験の肯定的で美しい側面に注意を向けるという，マインドフルに注意を逸らす練習をした。

マインドフルな決まりきった動作

　マインドフルネスを練習する他の方法として，あえてある種の日常的な決まりきった動作をするというものがある。ウィリアムズらは，皿洗い，洗濯，歯磨き，入浴，運転などの例を挙げている。

1. **このような日々の決まりきった仕事をする時に，自分が今していることに注意を完全に向けて，どのように感じ，どのような影響を受けているかを意識する。**そのような活動を自動操縦のように済ませるのではなく，自分の行動にいつも以上の注意を向ける。
2. **配偶者（あるいはパートナー）や他の家族に自分の日常の活動にもっと注意を払うように働きかけることもできるだろう。そして，たとえば，毎朝シャワーを浴びるという活動に伴うさまざまな経験について話し合ってみる。**同じ活動なのにさまざまな経験を伴うことを比較することができる。あなたの経験は日によってどのように異なるだろうか？

　たしかに，このようなマインドフルネスの練習だけで否定的な気分を改善することはないだろう。たとえば，どのように呼吸するか，どのように歯を磨くかといったことに注意を払うということがあなたの気分に合わないかもしれない。しかし，このような練習によって，現時点により多くの注意を払うことができるようになってくる。そして，こういった練習は，抑うつ気分の火に油を注ぐような反芻と否定的思考の悪循環を断つための有力な戦略となる。現時点に注意を払えるようになると，過去の失敗や失望に囚われている状態から，今この時点へと心を向けなおすことができるようになる。過去から現在へと時を移行させるのは，「過去に拘る」態度を避ける重要な方法である。

➡改善戦略㉙：脱中心化によって否定的思考を受け流す

　マインドフルネスを育むということは，あなたが過去について否定的で抑うつ的な思考をしなくなるという意味ではない。否定的思考は人生の一部であり，あなたの感情脳の自然な特徴である。過去の傷，喪失，失敗についての記憶を消すことはできない。したがって，否定的思考も避けては通れないのだが，それにどのように対処するかが気分状態への影響を決定する。**脱中心化**（decentering），すなわち，否定的思考を抱いた時に中立的な観察者の視点を取ることは，マインドフルネス療法のもうひとつの主要な治療的戦略である。

> 現時点における行動にあなたのすべての注意を向ける。

　抑うつ的思考の問題は，自分の否定的思考に囚われてしまって，自分が誰であって，どのような価値があるのかをまるで疑問を挟む余地のない事実のように扱うことである。すなわち，否定的思考が可能性ではなく，まるで事実そのものであるかのようにとらえてしまう。チャールズは就職の面接に失敗し，抑うつ的になると，「私には何の才能も能力もない。私は同じ領域の他の人ほど有能ではない」と信じ，それが彼自身にとっての真実であり，客観的事実であると思いこんでしまった。もちろん，このように考えると，気分状態への影響はますます深刻になる。

　この抑うつ的反芻がもたらす，消耗させるような悪影響に対抗する方法としては，否定的思考に対して非個人的で中立的なアプローチ，すなわち，脱中心化を図ることである。脱中心化を身につけることは容易ではないが，気分が落ちこんだと感じている時に否定的な思考を把握するように努力する。

> 否定的思考は真実ではなく，現実を自分なりに解釈したものに過ぎない。

改善戦略㉙を用いるのは，

- 抑うつ的であって，否定的で自己批判的な思考に圧倒される場合。
- 否定的思考を真実であり，自分や人生の状況を正確に表しているととらえがちな場合。
- 否定的な視点に囚われていて，他の視点が受け入れられない場合。

> 否定的思考があるからといって，自分を批判したり，責めたりしてはならない。それを心の中に一時的に浮かぶものとしてありのままに受け入れる。

<u>改善戦略㉙の指示</u>

1. 落ちこんだ時に浮かび上がってくる否定的思考を取り上げて，「妥当な方法」でそれに語りかけてみる。このためには，それが自分の真実を正確に表しているなどととらえるのではなく，自分の思考や感情が一時的で，心の客観的な出来事として観察することを学ぶ[2]。

　　たとえば，テンシは職場で気分がよかったが，突然，次のような考えが浮かんだ。「ジェシカがこの間入れたタトゥーについて私が言ったことで，彼女の気分を害していないだろうか？ もしもジェシカが気分を害して，もう二度と私とはつきあいたくないと思ったらどうしよう？」この考えは彼女を悩ませ，不安感や抑うつ感が増していった。明らかに，テンシは「もしも私がジェシカの気分を害したら～」という考えに対して，これをまるで真実のように反応していた。実際に彼女がジェシカの気分を害して，ジェシカはテンシに困惑しているのが現実であるとしてしまった。さらに，テンシはこのために，自分が鈍感で，人の気持ちを考えない人物であると，自分を責めていた。否定的思考に脱中心化のアプローチを用いるために，テンシは次のように自分に言い聞かせることができるだろう。

> 「今，私は『私は誰かの気分を害した』と考えている。私はしばしばこのような思考に陥る。しかし，過去から学んだのは，それが事実ではなく，それほど問題ではないということだ。これは私が針小棒大に考える一例だ。まるで川の上に葉が流れていくのを見つめるように，ただこの考えが頭に去来するのを観察することにしよう。重要なことではないので，この考えを頭から押し出す必要はない。まるで外部の観察者のように，私はただそれを観察することにしよう」

　　受動的に観察するようなアプローチを取ることはある種の脱中心化であるが，もうひとつの戦略として，否定的思考をユーモアで脱中心化するという可能性もある。この考え方は，望まない侵入的思考に対する心理学者ロバート・リーヒー（Robert Leahy）のアプローチに示唆されたものであり，『抑うつ感に打ちのめされる前に，それに打ち勝つ（Beat the Blues before They Beat You）』という本の中で解説されている。たとえば，テンシは自分の否定的思考に対して次のように反論できるだろう。

> あなたの心の中心に一時的に居座る招かれざる客のように，否定的思考を静かに迎える。

> 「おや，また『私はおそらく友人の気分を害してしまった』という考えが浮かんできた。やぁ，おなじみの考え方！ 私の意識によく帰ってきてくれた。数日間どこかへ行っていた

ね。会えなくて寂しかったとは言えないけれど，ともかくまた舞い戻ってきたというわけだ。今度はどのくらい私の心の中にとどまるのかい？ 好きなだけいてくれて構わない。このあたりにいる間に何かほしいものはないかい？ コーヒーとかスナックとか？ ここに一緒にいて，おしゃべりしていたいけれど，私にはしなければならないことがある。だから，私が毎日しなければいけないことに取りかかろうと思うけれど，気楽にしてほしい。何か必要なものがあれば，私に言ってきて」

　反復する否定的思考に対するこのアプローチのいくつかの特徴に注意を払ってほしい。第一に，『私はおそらく友人の気分を害してしまった』という思考を，現実としてではなく，対象，すなわち心の中の出来事として取り扱っている。最初のシナリオでは，テンシはその考えが現れたことを単に認めているが，それが真実か否かという点には踏み込んでいない。彼女は，侵入的な思考をコントロールしたり，分析したり，抑圧しようとしたりしていない。その思考が心にとどまるままにして，『考えは考えにすぎない』ことを認め，事実や真実としてとらえずに，心理的視野狭窄の状態にあると考えた。

2. **思考を中立的に受け入れる。**テンシはその思考が浮かんだからといって自分を批判したりしなかった。その思考をコントロールしようとしたり，頭の外に押し出そうとしたりもしなかった。むしろ，その思考を積極的に受け入れようとする態度を取った。
3. **思考を受け入れるが，日常の活動を続ける。**第二のシナリオ（ユーモアのあるシナリオ）では，テンシは否定的思考が彼女を妨げるのを拒否し，その思考のあるなしにかかわらず，自分の仕事を続けることにした。彼女の態度は「私は自分の仕事で忙しくしている間，あなたが私の心の中をウロウロしていたいのならば，それでもかまわない。というのも，あなたが私の心の中にとどまると決めたとしても，私にはしなければならない仕事を片づけることができるから」
4. **ユーモアを使うようにする。**第二のシナリオでは，テンシは否定的思考をまるで人間のように扱った。ユーモアは，否定的思考をあまり深刻に受け止めすぎないようにと自分に言い聞かせるにはきわめて効果的な戦略である。
5. **もしも心が否定的思考に舞い戻ってしまうならば，脱中心化をふたたび試みる。**

　この練習を繰り返していくと，否定的思考に対して観察者の重要な視点を得るのが次第に巧みになっていく。これができるようになると，抑うつ状態に好影響が生じることに気づくはずである。

改善戦略㉚：否定的気分を表出する

　マインドフルネス療法は，否定的思考とともに否定的気分も受け入れることを強調する。人は短期間ならば否定的感情を抑えることができるが，これは抑うつ感を和らげるのにそれほど効率的ではない。積極的な感情抑制の練習を止めてしまうと，むしろ長期的に見ると実際には抑うつ感が増してしまうかもしれない。同時に，いくつかの研究結果によると，重症のうつ病の人は実験室の場では否定的感情も肯定的感情も減っていることが明らかになっている。ただし，肯定的感情の減少のほうが，否定的感情の減少よりも大きい[3]。この知見が意味するのは，抑うつ感を抑えることは，実際には，とくにうつ病を発症する危険の高い人にとっては，抑うつ感の持続に関連する。そこで，有用な他の方法とは，抑うつ感が生じている際に，その感情を表出するように教えることである。マインド

フルネス療法は，現時点の気分を受け入れることが重要であるとして，その方向に進めていく。コントロールしようとしたり，抑えようとしたり，避けようとしたりするのではなく，このような否定的気分が自然に生ずるがままにするのである。

　幸せな時には幸福感を，悲しい時には悲哀感を完全に表出することは気分改善戦略に役立つ。というのも，そうすることによって，否定的な気分に関連することが知られている，感情を抑圧したり回避したりするのを妨げるからである。しかし，ここで勧めているのは単に感情を爆発させること，すなわち，感情を大げさに表現したり，実際とは異なるのにある種の感情を覚えているように振る舞うことではない。むしろ，純粋に自分の感情を自然に表出することを自分に許すということである。もしも悲しく感じていて，それが自然に感じるならば，涙を流し，悲しい表情をし，ウロウロと歩き回ってもよい。感情の表出を抑えたり，積極的にそれを抑えつけようとしたりしても，否定的な感情を防ぐことにはほとんどならない。したがって，涙を必死でこらえたり，悲しそうな表情をしないようにしたりすると，実際にはかえって気分が悪化してしまう。

> 感情を抑えようとすると，かえって抑うつ感が増すことになるかもしれない。

改善戦略㉚を用いるのは，

- 気分を表出するのが難しい場合。
- 涙を見せないようにしたり，悲しげで不幸せに見えないようにしばしば努力しているような場合。
- けっしてそうではないのに，まったく問題ないように装っている場合。

改善戦略㉚の指示

1. 悲しく感じている時には，自分が悲しいことを受け入れる。それに抗おうとか，コントロールしようとするのではなく，自然な感情に身を任せる。泣きたければ，泣けばよい。
2. 泣き終えたら，起き上がって，何かをする。あなたは感情を自由に表現できないような社会的状況に置かれているかもしれない。そのような場合には，トイレやひとりになれる他の場所に行き，涙を流し，それを終えたら，他の人々の中に戻ってくる。これは理想的な戦略ではないが，一晩中，自分の感情と闘い続けるよりはよいだろう。

　私の臨床の場において，治療中に涙ぐむ患者も多い。そのような場合に，私はいつも面接を止めて，クライアントが自分の感情を表すようにと勧める。私は患者が今にも泣き出しそうだというのを無視して，面接を続けることはしない。私はクライアントに私が涙を気にしない，自分の気分を表しても構わないと伝える。私がこのように働きかけるとほとんど常に，クライアントは数分間泣いた後，私たちは面接の課題に戻ることができるように思える。クライアントが必死で涙をこらえようとする場合は，むしろ，抵抗が強まっていき，ほとんど先に進めなくなってしまう。自然に生じた感情を受け入れ，自然の感情表出を許すことを身につけると，それは有効な気分改善戦略となる。次のような質問を自分自身に発してみよう。「私は感情を抑えようとしていないだろうか？　実際には感じていない感情を抱いている振りをしていないだろうか？　他者に自分の気分を隠そうとしていないだろうか？　自分自身に正直で，一時的な気分が自然に現れるようにしているか，自分の文化や現在の社会的状況にふさわしい自然に抱く感情を表出しているだろうか？」

➡ 改善戦略㉛：平穏と慰めを見つける

　マインドフルネス療法では，「抑うつ感の問題を解決しようとしなくてもよい」と自分に言い聞かせることによってうつ病の重荷から解き放つのに，瞑想の練習が重要な役割を果たしている（Williams et al., The Mindful Way Through Depression, p.3）。豊かな長い歴史を持つ仏教の瞑想に基づいて，マインドフルネス瞑想は，唯一の経験に明晰で，意図的で，受容的で，中立的な注意を払うことによって，現時点への意識を高めようとする。相反する多くのことに対処しようというのではなく，むしろ経験のあるひとつの対象に焦点を当てることは，脳を鎮静化して，安定させるための効果的な方法であることにウィリアムズらは気づいた。マインドフルネス瞑想中の者は，現時点における唯一の対象として，（以下に述べるボディスキャン瞑想という過程を通じて）自分の注意を呼吸，手，そして全身へと払っていくことを身につけていく。マインドフルネス瞑想は，肯定的かつ否定的感情の統御や，意識を高める脳の中心を鎮静化させる効果があることを研究が明らかにしてきた。マインドフルネスは不安障害やうつ病に効果的な治療法であるが，瞑想の練習がどうして効果があるのかよくわかっていない。

> 涙を流すことを我慢せずに，自然な感情を自由に表現できるようにする。

　多くの自習書がマインドフルネス瞑想についての助言を挙げている。次のような本を推薦しておこう。マーク・ウィリアムズ（Mark Williams）らの『マインドフルネスによるうつ病治療（The Mindful Way through Depression）』，ジョン・マクエイド（John McQuaid）とポーラ・カルモナ（Paula Carmona）の『平穏な心（Peaceful Mind）』，ジョン・カバットジンの『完全に破局的な生活（Full Catastrophe Living）』，リック・ハンソンの『仏陀の脳（Budha's Brain）』などである。この種の瞑想についてカバットジンは，これは練習して身につける一連の指示というよりは，むしろ，あなたの全存在に関わる過程であると解説している。マインドフルネス瞑想の基礎は，新たな経験に対して中立的で，我慢強く，率直な態度を取り，信頼し，闘おうとせず，受け入れ，あるがままに認めることである。すなわち，自分の経験を操作しようとするのではなく，むしろ「経験をありのままに受け止め，その瞬間，瞬間の経験を観察することを練習する」のである（Kabat-Zin, Full Catastrophe Living, p.40）。しかし，カバットジンは，自己鍛錬の練習の重要性と，マインドフルネスへの受容的態度を意図的かつ真剣に育んでいくことについても強調している。

改善戦略㉛を用いるのは，

- 瞑想的側面の強いヨガなどに興味を持つ場合。
- いつも考え，心配し，あれこれと悩むといった，切迫的な心理状態にある場合。
- リラックスしたり，落ち着いたり，平穏な気持ちでいるのが難しい場合。

> マインドフルネス瞑想は，感情に対して鎮静的で，肯定的な影響を及ぼす。

改善戦略㉛の指示

　マインドフルネス瞑想には2つの側面がある。第一に，呼吸という経験に特定の焦点を当て，第二に，身体感覚にさらに全般的な焦点を当てていく。

瞑想的な呼吸法
1. これまでに瞑想をしたことがなければ，まず一日に短い時間（約5〜10分間）の瞑想から始めて，徐々に一日に約30分間に増やしていく。一日のうちで余裕のある時間帯を選ぶ（例早朝，夕方遅く，昼食時など）。注意が集中できるような，快適で，静かな場所を選び，ひとりで座る。服はゆったりとした，快適なものを着る。ほとんどの人は，靴を脱いだ方がくつろげる。明るすぎる蛍光灯よりは，ほの暗い照明の方がよい。
2. 椅子に座るか，床に置いたクッションの上で足を組む。いずれにしても，背を伸ばし，胸を張り，楽にそして完全に呼吸できるようにする。快適な位置と感じるまで背筋を伸ばす。上半身は下半身の真上に位置し，顔を挙げて，目が正面を向くようにする。身体はリラックスしているがしっかりしていて，緊張していたり，頑なになっていたりしない。身体のどこかに緊張感があることに気づいたら，それをほぐす。できる限りリラックスする。目を開けておいても，閉じてもよいが，おそらく最初は目を閉じておいた方が集中しやすいだろう。
3. 呼吸に焦点を当てることから瞑想を始める。けっして変えようとしたりしないで，自分の呼吸に注意を払うことから始める。時間をかけて，自分の現在の呼吸に注意を向けていく。自然に息を吸ったり，吐いたりしていき，けっして慌てたり，呼吸をコントロールしようとしてはならない。腹部に起きている呼吸の身体感覚に集中する。息を吸うと，腹が膨らみ，息を吐くと，腹がへこむ。息を吸う，ポーズ，息を吐くといった具合に，各呼吸の際に腹部に起きる身体感覚の変化に注意を払い続ける。腹部に注意を払い続けるのが難しいと感じるならば，鼻の身体感覚に注意を向けてもよい。あなたの鼻に空気の流れが出入りする感覚に注目し，次に，腹部へと注意を向けていく。あなたは，呼吸，空気の温度，吸気と呼気の感覚などに気づくだろうか？
4. 瞑想中に，時々，繰り返し，心があちこちに揺れ動くことだろう。とくに当てもなく注意が他に向くこともあれば，一日の活動や人生の問題について考え始めるかもしれない。これを過ちだとか失敗と考えるのではなく，心が動くままに自然に受けとめていく。自分が何を考えているのか静かに振り返り，ゆっくりと注意を再び呼吸に向けなおす。呼吸のサイクルに従って，腹部が膨らんだりへこんだりすることに注意を向ける。何度も注意が逸れたとしても，瞑想中に忍耐力，親切心，自己の受容などを育みたいと考えることだろう。
5. 一日に30分間練習するようになるまで，この瞑想的呼吸法をある程度の時間繰り返し練習していくとよい。

　マインドフルな呼吸法がうまくできるようになったら，あなたのレパートリーを増やすために他の瞑想も練習してみよう。たとえば，改善戦略❷で解説したマインドフルに味わう練習をすることができる。この場合，焦点をフルーツに当てて，くつろいだ，瞑想状態を作り出す。

ボディスキャン瞑想
　ジョン・カバットジンが創り出したボディスキャン瞑想は，マインドフルネス療法でしばしば教えられる他の練習である。

1. 呼吸にふたたび焦点を当てて，それが腹部にもたらす感覚に注目する。空気が体内に出たり入ったりするのと同時に腹壁がへこんだり膨らんだりすることに注意を払う。
2. 腹部の身体感覚に注意を払ったら，次に，左脚の身体感覚に注意を向け，さらに左足，左のつま

先へと注意を向けていく。左脚のある特定の部位に生じた，いかなる感覚も観察する。たとえば，腰，ふくらはぎ，足首，足，つま先などに何かに触れられた感覚，チクチクする感じ，温かさなどの感覚が生じるかもしれない。ゆっくりと，辛抱強く，時間をかけて左脚の各部分に注意を向けていく。息を大きく吸うと，空気が口を通って体の中に入っていき，それが左の脚，足，つま先へと進んでいくことを想像してみる。「息を吸うと，空気が左のつま先まで入っていく」感じを数分間味わったら，今度は，息を吐きながら，注意を足底の感覚にゆっくり移していく。おそらく，足底は床についているだろう。吸気の際には足首やつま先へと注意を払い，呼気の際には足底へと注意を払うことを続けていく。
3. このようなパターンを繰り返し，次に右足や，骨盤，腰背部，胸，肩，腕，手，顔などの身体の他の部位へと注意を移していく。身体のどの部位にでも何らかの緊張を意識したら，その感覚を吸い込んで，次にそれを吐き出す。
4. 全身のスキャンを終えたら，その後数分間は，自由に息を吸ったり，吐いたりする。ボディスキャン瞑想はしばしば横たわって行うが，そうすると眠気に襲われるかもしれない。

➡ 改善戦略㉜：祈りの場について考えてみる

　もしもあなたが信心深い人で，祈りが重要な役割を果しているならば，すでに述べた仏教に基づくマインドフルネス瞑想よりも，瞑想的な祈りの方が合っているかもしれない。祈りがすべて同じであるという訳ではないので，祈りのタイプによっては，感情面での幸福に肯定的な影響もあれば，否定的な影響もあるだろう。以下のような4種の祈りがある。すなわち，①儀式的，②請願的，③会話的，④瞑想的祈りである。①と②は反芻や否定的感情を増すことに関連するが，③と④は肯定的感情や幸福感が増すことに関連する。教会に通う英国人177人に関する最近の研究では，瞑想的祈りの頻度は，自己報告された幸福感の高さと関連していた[4]。したがって，瞑想的祈りは気分改善をもたらす可能性のある肯定的な対処法であるかもしれないが，この関連を確かめるためにさらに経験的な研究が必要である。瞑想的祈りは，他の祈りに比べて，非言語的で，受容的であり，単なる独語のような活動というよりは，神との対話とみなされる。神を「感じ」，神について静かに考え，神を崇拝し，聖書や他の聖典について考え，祈りに対する神の答えを聴こうとする。瞑想的祈りにおいては，罪を告白したり，許しを請うたり，感謝を述べたり，指導を求めたりするものではない。

改善戦略㉜を用いるのは，

- あなたの個人的な生活や価値観の中で宗教的な祈りが重要な役割を果たしている場合。
- すでに規則的に祈りを行っている場合。
- 祈りが強調される霊的で宗教的な儀式（例 聖典を読む，教会や寺院に行くなど）をすでに行っている場合。

改善戦略㉜の指示

1. マインドフルネス瞑想と同様に，単一のことに注意を払うのがしばしば役立つ。瞑想的祈りの場合は，神を受け入れるイメージ，神の何らかの属性，聖典からの短い言葉などに注意を向ける。

2. **呼吸ではなく，むしろ何らかの神の属性に注意を払うのだが，瞑想的呼吸法と同様のステップを踏んでいく。**最初は，呼吸に焦点を当てることで始めて，次に神の何らかの属性やイメージに注意を向けていく。いくつかの注意を向ける霊的な対象に意識を行きつ戻りつさせるよりは，聖典の中のある言葉のような，信仰のひとつの対象に注意を集中させ続けるほうがよいだろう。
3. **告白や懺悔のために祈らない。**私は告白や懺悔が信仰のうえで重要であり，信者の生活に意義があることを認識している。しかし，瞑想的祈りに肯定的な気分改善効果を持たすためには，祈りに対して肯定的で，気分高揚の効果があり，自己賞賛的な側面が必要である。告白や許しを求める祈りは，個人的な過ち，失敗，自責感に焦点を当ててしまう。このようにすると，否定的で自己批判的思考への注意を強化してしまい，抑うつ気分が改善するどころか悪化してしまうだろう。
4. **瞑想的祈りのもたらす肯定的な気分改善効果は，毎日頻繁に祈るほうがより高くなる。**祈りが日常的習慣になると，瞑想的祈りがもたらす気分高揚効果は高まる。したがって，一日のうちで他の課題や責任のために注意を妨げられないような時間と場所を選ぶことが重要である。

　祈りが感情面に及ぼす影響についてまだ科学的には十分に解明されていない。前述した英国の研究では，祈りの頻度は精神的な幸福感の重要な予測因子ではなかったが，もっとも重要なのは祈りのタイプであった[4]。したがって，どれくらいの頻度で祈るかが問題なのではなくて，その祈りの質が重要なのだろう。すなわち，あなたが瞑想的祈りができるかどうかが重要なのだ。

現時点を生きる

　気分が落ちこんでいると，しばしば過去に囚われ，自分の失敗，失望，喪失，過ちなどをあれこれと思い悩む。自己批判と否定的態度が持続する悪循環に捕らえられてしまい，すっかり気分がふさいでしまう。マインドフルネス療法の気分改善戦略では，過去の喪失やすでに解説したように，現時点の経験を中立的に，十分に意識して受け入れるというのが鍵である。過去について思い悩むことから，現時点における経験を完全に受け入れて，それに感謝することへと注意を払いなおすことで，否定的思考の罠から解き放たれる。

　これまでの歩みを振り返ってみると，本章の最初の3つの戦略，すなわち，現時点での意識を高める（改善戦略❷⓼），否定的思考の脱中心化（改善戦略❷⓽），否定的気分の表出（改善戦略❸⓪）は，即時の改善に活用できる。気分が落ちこんでいる時には，気分を改善させるために，これらの戦略を「その場で」活用できる。マインドフルネス瞑想（改善戦略❸⓵）と瞑想的祈り（改善戦略❸⓶）はライフスタイルの変化を伴う長期的な戦略である。これらの瞑想を行うことによって，一般的な幸福感を改善できる。瞑想や祈りの時間を日常生活に組み入れていくことによって，否定的気分に及ぼす効果がもたらされる。

> マインドフルなアプローチには，人生のすべての経験に対する中立的な態度が含まれる。

　マインドフルネスはいわば旅である。これには気分や人生そのものに対するあなたの視点を変化させる必要がある。過去に囚われ，現在を支配しようとする態度から，現時点における身体的経験に対する意識を高め，それを受け入れ，優しく，粘り強い態度へと変化させていくのである。

第8章 過去について熟考する

> 抑うつ気分に
> 立ち向かう記憶を
> 蘇らせる。

　気分が落ちこんでいる時にはあなたはどんなことを考える傾向があるだろうか？　完全に自動的ではないにしても，抑うつ気分と必死になって闘っているほとんどの人は，過去における喪失，失敗，失望を自然に思い浮かべるのであって，成功，達成，楽しかった時などを思い出すのはほとんど不可能と思うだろう。人間が記憶を引き出す能力と感情の間には非常に密接な関連がある。同僚と私が感情に及ぼす実験を行い，被験者に抑うつ感を引き起こそうとした。そのためには，過去の喪失や失敗について考えるようにと指示すればよかった。当然，幸福感を引き起こし，悲しみを和らげるには，その反対のアプローチを用いる。過去の達成，成功，楽しい経験を思い出すように被験者に指示するのだ。

　第7章で解説したように，チャールズ，テンシ，カーラの全員が過去における否定的な経験を思い出すと抑うつ感が一層強まった。チャールズはうまくいかなかった就職面接を，テンシは友人との会話で相手を傷つけてしまったのではないかとの不安を，カーラは夫の不倫をあれこれと思い出した。それぞれの例で，否定的な記憶が抑うつ感を引き起こし，それを増幅させた。そこで3人は皆，今を生きることを身につけるのがとても役立つことに気づいた。しかし，時には，たとえ過去についての肯定的な経験さえもが否定的な記憶となり，気分に微妙だが重要な影響を及ぼしかねない。大学1年生のアンドレは，自宅から遠く離れた大学での最初の年に，多くの場合にひどく孤独で悲しかった。彼は高校時代の友達や楽しかった出来事を思い出した。あなたはアンドレが肯定的な記憶を蘇らせることで，気分がよくなったと思うかもしれない。しかし，彼が思い出したのは実際には否定的な記憶ばかりだった。というのもアンドレは楽しかった時を失ってしまったと思い出していたからである。「あのすばらしく楽しかった日々は過ぎ去った。私は二度と幸せになることはないだろう。時計を逆に動かすことができたらと強く思う。あの頃はあんなに幸せだったのに，今はひどくみじめだ」とアンドレは考えた。

　過去の記憶が，現在の気分に対して明らかに直接的に，困難で，むしろ外傷的な喪失や失敗としてよみがえる場合もある。リーはこれまでの20年間，頻繁に繰り返す強い抑うつ感と必死で闘ってきた。結婚して2人の小学生の子どもを持つ長女が1年にわたる闘病生活の末に8年前に亡くなった。リーは丸一年にわたる長期の治療の間，娘とその家族の面倒を見た。回復の見込みはほとんどなく，末期状態にあった娘と最後の数カ月間一緒に暮らした。リーは時間が経つとともにいくらか落ち着いてきたものの，今でもその一年のことをありありと思い出した。いくつかの楽しい思い出もあるものの，喪失，悲しみ，絶望の記憶が圧倒的に多かった。8年経った今でも，日に一度は娘を失ったことに涙を流した。リーは今も孫娘たちと定期的に連絡を取っていたが，孫たちと会うと，悲しい記憶が洪水のように押し寄せるのだった。

脳の記憶の構造は感情の中枢と密接な関係があるので，記憶は感情に重要な影響を及ぼす。記憶と感情の間の密接な関連は，前述した気分を惹起させる私たちの研究だけではなく，数多くの研究においても明らかにされてきた。悲しくなると，否定的な記憶を蘇らせる傾向があり，それがまた抑うつ気分を増幅させるのである。しかし，記憶を活用して，気分を変化させることができることも研究によって明らかにされてきた。すなわち，否定的な記憶を変化させて，肯定的な記憶を蘇らせることによって，抑うつ気分を和らげることができる。そこで，本章の気分改善戦略では，あなたの記憶系を気分改善ツールキットとしてどのように活用するかを示す。

過去を追憶する

　抑うつ状態にあったり，うつ病が発症する危険の高かったりする人は，否定的な個人的情報を想起し，他者よりも自分に関する肯定的な情報を想起するのが非常に難しい傾向がある。興味深いことに，これは個人的な記憶に当てはまるばかりでなく，これまでに学習された肯定的な単語や否定的な単語のリストといった非個人的情報にも当てはまる。私たちの研究では，数分間だけでも抑うつ感を呼び起こされた平均的な学生は，否定的記憶に偏る傾向を示した。この点について一致した知見は少ないのだが，抑うつ感を覚えると，実際に否定的な情報を素早く思い出すようである。
　すなわち，抑うつ感を覚えると，過去から否定的な経験を迅速かつ自動的に想起する傾向があり，あえて記憶を蘇らせようとしなくても否定的な経験について突然考えてしまうということである。
　抑うつ気分の際の記憶の想起に関する第二の特徴は，**過度に一般化された記憶**（overgeneralized memory）と呼ばれる。自伝的記憶（autobiographical memory）経験では，いくつかの手がかりとなる単語が示されて，それぞれの単語にとくに関連した出来事を思い出すように指示される。個人的記憶は，特定の時と場所に起きた何かに関するもので，その記憶は持続してもせいぜい一日ほどである。抑うつ状態の人は漠然とした，一般化された記憶を想起しがちであるのに対して，抑うつ的でない人は特定の時に関連する特定の記憶を想起する傾向があることが，一貫して明らかにされてきた[1]。この知見が重要であるのは，過去の出来事を過度に一般化して思い出すということは，気分の改善に悪影響を及ぼすからである。
　「楽しむ」という手がかりとなる単語を示された被験者に，それに関連する記憶を呼び起こすように指示したとしよう。過度に一般化された記憶の一例とは「私はいつもすばらしいパーティを楽しんでいる」であり，特定の記憶の例とは「私は先週土曜日の晩に寮で開かれたジョンのパーティを楽しんだ」というようなものである[1]。ジョンのパーティの記憶のほうが気分を高揚させる効果は高いだろう。漠然として一般化された記憶よりも，特定の記憶のほうがありありとした感覚を伴う情報に満ちていて，感情に及ぼす影響が大きいために，このような効果がある。特定の記憶は他の肯定的な記憶を蘇らせて，気分を高揚させるだろう（例 ジョンのパーティを思い出すことによって，他の楽しかったパーティやそこで出会って親しくなった人々について思い出したりするだろう）。それとは対照的に，過度に一般化された漠然とした記憶は，問題解決能力が低く，将来の出来事を想像するのが難しいことを考えると，重症のうつ病を発病する危険の高さを示す指標であるかもしれない[1]。記憶の質が感情の統御に及ぼす影響についてはさらに研究が必要である。しかし，特定の肯

> 肯定的で特定の記憶は，過度に一般化された否定的な記憶に満ちあふれている抑うつ状態に対する特効薬になるだろう。

定的な過去の記憶は，否定的な気分状態を改善させるのに大きな影響があると仮定するのはごく妥当であるだろう。

　抑うつ気分を増悪させる思考に立ち向かうことによって，認知の再構成を試みるのは，特定の記憶の気分改善力を利用することになる。それは，過去の否定的な経験や肯定的な経験についての特定の記憶を蘇らせることを身につけることにかかっている。気分が落ちこむと，典型的には，「私はいつも失敗する」「私が何か新しいことを試みようとすると，かならず大失敗する」といった漠然としていて，過度に一般化された表現をするものである。過去の出来事について特定の部分を詳細に検討することによって，このような過度に一般化された思考に向き合うように，認知療法家はクライアントに働きかけていく。「何か新しいことに失敗した」ということに関連する特定の時，場所，出来事を思い出してみて，歪曲された，過度に一般化された記憶を修正し，より正確で特定の記憶に置き換えていく。アンドレは高校での最終学年について考えると，実際に過去に起きた特定の出来事というよりは，むしろ楽しかったと漠然と思い出す傾向があった。漠然と一般化された記憶の想起のために，アンドレはさらに抑うつ的で孤独になっていた。

> 抑うつ状態では，否定的な記憶は漠然としたものである傾向が強く，この特徴のために，過去についての想起が不正確になる。

ツールファインダー

認知の再構成に基づく戦略については第4章で解説している。

　抑うつ的思考の第三の特徴は，否定的な内容の過程を抑制するのが難しいという点である。すなわち，気分が落ちこむと，否定的な記憶を脇に置いたり，心を何か別なことに向けなおしたりするのが難しくなる。望ましくない思考に陥る傾向を増す，関係のないことから距離を置くのが難しくなるかもしれない。このように，否定的で無関係な情報を抑制することができないと，あれこれと思い悩み，否定的な気分を和らげる効果的な気分改善戦略を用いる能力が妨げられてしまう。抑うつ状態の時に，否定的な記憶を無視するのはどうしてこれほど難しいのだろうか？　これは，記憶の有する否定的な側面が，気分状態の否定的な側面と一致しているからである。

> 抑うつ状態の時には，否定的な記憶に固執してしまい，それを無視することができなくなっている。

ツールファインダー

あれこれと思い悩むといった，否定的で反復する思考に焦点を当てた気分改善戦略は第6章に解説してある。

本章で解説した記憶による気分改善戦略を用いるのは，

- ■過去の喪失，失敗，失望についての抑うつ的反芻に囚われている場合。

過去を追憶する

- 自分の人生にひどく後悔している場合。
- 抑うつ状態の際に肯定的記憶について考えるのが難しい場合。
- 特定の過去の否定的な記憶について囚われている場合。
- あなたの個人的過去について選択的な記憶を想起する場合。
- 時々，中等度の落ちこみを覚える場合。

➡ 改善戦略㉝：特定の肯定的な記憶を呼び起こす

　アンドレが高校生だった頃の古きよき日々を思い浮かべると，その記憶のために，旧友を懐かしく思い出し，それにひきかえ今はなんと孤独なのだろうといった想いが強まって，かえって悲しくなった。しかし，抑うつ気分の改善戦略として，肯定的な記憶を失わないようにするというのはごく妥当である。とくにあなたの抑うつ気分が軽度か中等度にとどまる場合には，それが当てはまる。ここで解説する戦略では，特定の，感情に満ちあふれた肯定的な記憶を意図的に引き出すことを身につける。この戦略は，抑うつ気分に対抗するのに一層有力である。

改善戦略㉝の指示

1. **肯定的な（少なくとも中立的な）気分状態の時に，肯定的な，あるいは幸福な自分の過去の記憶を10個以上書き上げておく。**第5章の時間毎の行動の記録に記載した肯定的な活動を再検討して，達成感や快感をもたらしてくれる例を見つける。日常的に行っていた過去の肯定的経験（例 先週，親友と楽しい会話の機会があったとか，あなたが完成したプロジェクトについて上司からほめられた）と，過去の肯定的な大きな出来事（例 数年前に家族とディズニーワールドに旅行した，手術から完全に回復した，昇進）などといろいろな経験を含めておく。明るい気分でいたことはめったにないと感じるならば，肯定的な記憶のリストを作るのを助けてくれるように親友や家族に頼んでみる。重要な点は，このリストを今すぐに作ってみて，気分が落ちこんだ時に，それを使えるようにしておくことである。もしもそのリストが作れなかったり，あるいは，気分が落ちこんでいる時にリストを作ったりすると，思い出した記憶は弱々しくて，効果的ではないかもしれない。

   > 肯定的な記憶を引き出そうとするのに，気分が落ちこむまで待っていてはならない。

2. **それぞれの肯定的な記憶を細かい点まで思い出しておくのが重要であり，肯定的経験が起きた時，場所，状況などが具体的である必要がある。**あなたが何をして肯定的な出来事が起きたのか，どのような肯定的な結果がその経験と関連していたのかを思い出すことがとくに重要である。
　たとえば，リーは「先週，娘が自宅を訪ねてきて，楽しかった」と書いた。残念ながら，この記憶はもうひとりの亡くなった娘を思い出させてしまったために，彼女はますますふさぎこんでしまった。その代わりに，リーはこのように書く必要があった。

➕ 注意

　もしもあなたが中等度のうつ病に繰り返し襲われていたり，これまでに治療が必要なほどの重症のうつ病にかかったことがあったりするのならば，気分をよくしようとして，幸せな記憶を引き出そう

とするのは止めたほうがよいだろう。幸せな記憶を引き出すことが抑うつ気分を和らげるための効果的な戦略であるのは，あなたが時折，**程度がそれほど重くないうつ病にかかっている時だけである。**肯定的な記憶の想起は，中等度から重度のうつ病の人には効果がなく，いくつもの理由から，かえって抑うつ状態を増悪させてしまうかもしれない。治療が必要なほどの重症のうつ病の人は，主として過度に一般化された，漠然とした肯定的な記憶しか思い出せなかったり，詳しく思い出そうとするとあれこれと思い悩み出したり，自分が今置かれている状況がいかにひどいかを再認識させられたりしてしまう[2]。したがって，**気分が落ちこんでいる時に，単純に過去の幸せな記憶を思い出そうとすると，気分がよくなるどころか，かえってますます落ちこんでしまうかもしれない。**

> 幸せな記憶について考えようとすると，かえって抑うつ感が強まってしまう人もいる。

「先週の水曜日の午後，次女のジョアーンが訪ねてきて，私たちは買い物に出かけた。私がドレスを見てあげて，娘がそれを試着したところ，とても気に入った。そこで私はそのドレスを買って，プレゼントした。娘は大喜びで，孫たちがおかしなことをすることやいろいろなことについておしゃべりを楽しんだ。私のお気に入りの喫茶店に行き，おいしいカプチーノを飲んだ。娘とその家族が近くに住んでいて，仲よくできることをとても幸せに思った。暖かで，晴れた春の一日だったので，ますますすべてのことを楽しく感じた。こんなに幸せな時間を過している母と娘はショッピングモールの中でも私たちだけのように感じたものだ」

もしもあなたが過去の幸せな記憶を実際に十分に詳しく思い出すことができれば（すなわち，単に言葉で思い出すのではなくて，イメージでありありと思い出すことができれば），それは有力な気分改善戦略となるだろう[3]。

3. **小さな手帳かスマートフォンに肯定的な記憶のリストを記録しておいて，それをいつも持ち歩く。** 気分が落ちこんでいると気づいたら，そのリストを取り出して，どれか肯定的な記憶をひとつ選んで，それについて考えてみる。どの記憶を選ぶかという決まりはない。その時点で関心が向いた記憶を選べばよい。気分状態が変化を起こすほどに，詳しく記憶を蘇らせてみる。同じ記憶を繰り返し用い，あるいはそれを一般的な方法で思い出すことによって，記憶が気分に及ぼす影響が弱まっていく。また，少なくとも5～10分間，できる限りありありとその記憶に焦点を当てる。記憶に集中できるようになると，否定的気分に変化を及ぼすのにそれほど時間がかからなくなる。

4. **抑うつ気分を改善させるために肯定的な記憶を引き出そうとする時にはいつでも，その記憶を想起する意味に注意を払う。** この肯定的経験が生じた時にあなたが果たした役割について考え，その経験の最中に実際にどのように感じたかについて焦点を当てるのだ。リーを例に取ると，次女との間にこのような密接な関係を打ち立てるために何をしたか，そして，人生の晩年に至って娘とのこの関係をどのように楽しんでいるのかに焦点を当てるのが重要である。過去に楽しい経験をしたこととともに，将来も楽しい経験を持てるだろうと自分に言い聞かせることも重要である。うまくいって，楽しむことができた瞬間があるという機会を永遠に否定し去ってしまうことほど，人生で破局的なことはないと，自分に言い聞かせることもできる。たとえもっとも悲惨な状況であっても，ほんの一瞬で，一時的なものかもしれないが，いくつかの快い経験の中に誰で

> 幸せな経験が突然生じるということはほとんどない。私たちは過去の経験の中で，どれほど小さいかもしれないが，何らかの役割を果たしてきた。そこで，肯定的な記憶を作るうえであなたが果たしてきた役割について考えてみよう。

も避難することができる。過去の成功や他の快い経験を思い出すことによって，人生は永遠に絶望的な状態が続くものではなく，少なくともこれまでにも楽しい瞬間があったし，これからもそのような時間が持てることを思い出させてくれる。

　抑うつ気分の改善に習熟するには，あなたは肯定的な記憶を思い出す練習をする必要がある。また，さまざまな場合に用いるいくつもの幸せな記憶が必要になる。当然のことだが，気分改善のためにいつも同じ記憶を使っていると，すぐに飽きてしまい，興味を失ってしまうだろう。また，否定的思考があなたの心の中に侵入してきて，肯定的記憶から注意をそらせてしまうだろう。このようなことが起きたら，否定的思考を認識し，ゆっくりと注意を幸せな記憶へと向けなおす。おそらくその記憶があなたの現在や未来に対して持つ意味や暗示に焦点を当ててもよいだろう。幸せな出来事についてさらに詳しく書きあげていくことも，それに一層注意を向けるのに役立つだろう。しかし，集中力を失うまで5〜10分間ある肯定的な記憶にしがみついているということでもよい。あなたの抑うつ状態の程度を和らげるのにある程度の好影響を及ぼすのに5〜10分間というのは十分な時間である。

➕注意

　さらに効果的にするために，肯定的記憶の想起は他の気分改善戦略と並行して用いるべきである。これはあなたのツールキットの中の最高の気分改善戦略ではないし，単独で用いてもとくに効果はあがらない。

➡ 改善戦略㉞：否定的記憶を並び替える

　これまでの章で解説してきたように，否定的記憶というのは，あなたの気分が落ちこんでいる時にさっと飛び降りてきて襲いかかるハゲタカのようなものである。それが心の中に忍び込んでくるのはどちらかといえば避けることができないのだが，抑うつ気分に及ぼす影響を和らげる否定的な過去について考えるよい方法がある。これがまさにこの戦略である。

> 否定的な記憶を抑制してはならない。むしろ，その存在をそっと認めていく。

　否定的な記憶の抑制がもたらす効果については十分に検討されてはいないのだが，過去の否定的な経験について考えないようにしようとするのは，非適応的な気分改善効果しかないだろうと結論を下してもよいだろう（以下の「記憶の抑制がもたらす危険」の欄を参照）。しばしば抑うつ気分を呈し，否定的感情に陥りやすい人や，重症のうつ病にかかっている人には，記憶の抑制はとくに悪影響を及ぼす。記憶を抑制しようとしないほうが，こういった否定的な出来事について考えなくなることに気づくだろう。そこで誰にでも当てはまる助言としては，否定的な個人の記憶を抑制しようとしないで，より生産的な方法でそのような記憶に働きかけていって，それがもたらす否定的な側面をむしろ利用するようにしたほうがよい。たとえ傷をもたらすような過去の記憶であっても，はっきりとした正確な記憶のほうが気分にもたらす影響を減らすので，この気分改善戦略は，過去の否定的な記憶についての再生や評価を改善することに焦点を

当てる。この戦略は，抑うつ気分に非適応的な影響を及ぼす否定的記憶を抑制させる傾向に対抗するように工夫されている。

記憶の抑制がもたらす危険

　過去に苦痛に満ちた記憶があるならば，そのことについて考えないようにしようとするのはよく理解できる。しかし，否定的記憶を積極的に考えないようにしようとするのは，むしろ実際にはあまり役立たないかもしれない。そうすることによって，それが一層苦痛に満ちたものとなり，すぐに記憶に上るようになるかもしれない。**実際のところ，否定的な記憶を思い出さないようにしたり，その記憶を抑制しようとしたりすると，否定的な記憶がこれまで以上に容易に浮かび上がってくるようになる。**抑うつ症状を持つ人に，子ども時代のひとつの否定的な記憶を抑制するように指示したところ，抑うつ症状があるが子ども時代の否定的な記憶を抑制するように指示されなかった人よりも，他の否定的な個人記録をより多く想起したことを，ある英国の研究が明らかにした[4]。記憶を抑制したうつ病患者は，記憶を抑制しなかったうつ病患者よりも，その後，否定的で侵入的な思考が増えた。他の研究でも，うつ病ではない人のほうが，否定的な個人の記憶を少なくとも数分間きわめて効果的に抑制したが，繰り返し抑制することと長期的な悪影響が関連していたことが明らかにされた。

改善戦略㉞を用いるのは，

- 過去の否定的で，悲痛で，苦悩に満ちた，望まない侵入的な思考がしばしば現れる場合。
- 過去の何らかの経験について考えないようにしようとするのだが，かえってそれが心に浮かび続ける場合。
- 思い出すと悲しくなるような否定的で苦痛に満ちた過去の経験を思い出したり，後悔したりする場合。
- 苦痛に感じるものの過去の経験について漠然とした記憶しかない場合。

<u>改善戦略㉞の指示</u>

1. **個々の否定的な経験についてふと考え始めたら，その記憶があなたの意識の流れに押し入ってきたことを認識すべきである。**何についての記憶なのかを認識する。すなわち，過去はすでに過ぎ去ったものであるのだから，過去について考えているのであって，過去をふたたび生きているわけではない。「私は今ある特定の過去について考えている」と現在の経験をとらえることが重要である。記憶は常に選択的なものであって，けっして完全に正確ではないという点を念頭に置くことも重要である。ほとんどの人にとって，記憶とは過去を再構成したものである。私の主張を信じられないならば，次の実験をしてみよう。過去にあったごく普通の家族の経験をひとつ選び，どんなことを覚えているか家族に質問してみる。ふたりの人がまったく同じ出来事を思い出すことはないという点に気づくだろう。
2. **記憶再構築用紙を作って，否定的な記憶を活用する準備をしよう。**記憶再構築用紙は部分的には

記憶再構築用紙	
否定的な経験について はっきりと覚えていること	否定的な経験について 忘れてしまったこと
1.	1.
2.	2.

このページの上に掲げてあるが，用紙全体は*www.guilford.com/clark7-forms*で入手できる。

3. **特定の出来事についてあなたがはっきりと覚えているものを左の欄に書きこむことから始める。** 何が，いつ，どのような状況で起きただろうか？ その出来事に誰が関わり，何をしただろうか？ 何が原因でそのようなことが生じたのだろうか？ その否定的な出来事が起きることに対してあなたはどのような役割を果たしていただろうか？ その経験はあなたにどのような影響を及ぼしただろうか？ この欄に記入していくのは比較的簡単であると感じても当然であるが，その出来事を具体的に書き出してみるというのはおそらく初めてのことだろうから，何が起きたか書いていくにつれて，その経験について新たな事実を思い出すだろう。

4. **次に，自分が書いたものを眺めて，以下のような質問を自問する。**
「この経験について覚えていることに対して，私はいかに特定の面だけに焦点を当てているのだろうか？ 経験についてあることの重要性を大げさにとらえ，他の面を見逃していないだろうか？ 否定的なことを引き起こしたといって，あるいは，それが起きないようにできなかったといって，私はあまりにも自分を責めてはいないだろうか？ 私は悪影響に過度に焦点を当てていたり，長期的な結果についてはっきりと考えていなかったりしないだろうか？」

5. **左の欄に書いたことの評価が終ったら，記憶について再検討して，忘れてしまっているかもしれない過去の経験の側面を探し出そう。** 今度は，長年にわたって考えていなかったかもしれない経験の側面を思い出そうとするのだから，これはかなり難しい。他者がその出来事の際にいたならば，あるいは，あなたがその出来事について他者に話したことを覚えているのならば，その人にその出来事について覚えていることを尋ねてみる。あなたが忘れてしまっている経験の側面について，他者が覚えているかもしれない。「忘れてしまった」ことのリストの方が，「覚えている」ことのリストよりも短かったとしても不思議はないのだが，それでも構わない。いくつかの新たな特徴を思い出すだけでも，過去についてよりバランスのとれた記憶を思い出すのに役立つ。

6. **以下のような質問を自問してみる。**
「この経験の結果，何が変化しただろうか？ この経験から何か肯定的なことが生じただろうか？ この経験から，私は何かを学んだろうか，あるいは，私に何か肯定的変化が生じただろうか？ この否定的な経験のために，何か悪いことを防ぐことができただろうか？ 全体的にみて，過去のこの否定的な出来事のおかげて，私は現在どれほどよく，あるいは悪くなっただろうか？」

7. **さて，2つの列に書きこんでいったことに基づいて，私たちが過去の再評価と呼んでいる，新たな理解に到達する準備ができた。**練習のこの部分は，過去に経験についての新たな構築，新たな思考法に焦点を当てる。以下のような質問を自問してみよう。

    「この過去の経験を思い出すのにもっとも現実的でバランスの取れた方法はどのようなものだろうか？　この出来事に関連して，肯定的な結果も否定的な結果も含めて，現在における結果はどのようなものだろうか？　私がこの経験を記憶しておくもっとも有用な方法は何だろうか？」

    同じ紙の，あなたが最初に否定的な記憶を書いた場所か，あるいはその下の空欄に，新たな，よりバランスのとれた記憶の再構築を書き出す。

    a. 過去の出来事についての古い，選択的な記憶

    _____

    _____

    _____

    b. 過去の出来事についての新たな，より現実的な記憶

    _____

    _____

    _____

8. **あなたが落ちこんでいると感じたり，否定的な記憶があなたの思考に侵入していると感じたりする時にはいつでも，この新たな再構築を自分に言い聞かせることが重要である。**あなたがこの過去の経験について考えている時には，過去の経験についての新たな記憶や記憶を想起しようとする方法にゆっくりと焦点を当てなおしていく。すなわち，記憶の再構築の結果としてあなたが発見した記憶の新たな側面に焦点を当てなおしていく。数分間かけて，この新たなやり方で過去の出来事について考えていき，新たな記憶に何かを足していったり，詳しく思い出していったりしていく。次に，注意を新たな課題や活動に向けていく。「私は今日，その記憶に十分な時間を使った。明日か，あるいは将来いつかまたそこに戻ってこよう。それは私が観察し，覚えておこうとすれば，いつも手の届くところにあるのだから」と考えることによって，あなたの注意を現在の課題に向ける。過去を思い出すというこの新たなアプローチがもたらす気分改善効果に注目しておく。あなたは過去における喪失，心の傷，失望などについての想いが浮かんだり，あるい

過去を追憶する

はそのままどこかに消え去ったりするのを以前よりも受け入れやすくなり，現在に焦点を当てなおすことができるだろうか？

　60代前半のルースは退職を楽しみにしていた。経済的にも安定し，活発で，人生にも前向きだったが，ステージⅡの乳癌と診断されて，すっかり参ってしまった。腫瘍摘出の手術後は，放射線療法と化学療法を受けた。治療は大成功で，ルースは長寿を全うし，満足できる生活を送ることができるだろうと，腫瘍専門医は告げた。術後の3年間の健診でも癌の再発がないことが確認された。しかし，ルースはしばしば気分が落ちこむのを感じ，癌と診断された経験についてばかり考えていた。この経験に関する否定的な記憶に取り組んでいくと，彼女は次のような点について思い出す傾向があることに気づいた。①マンモグラムを繰り返し受けても，陽性であった。②乳癌であると腫瘍専門医に告げられてショックだった。③化学療法でひどい倦怠感と嘔気があった。④癌が再発し，寿命が短くなるのではないかと恐れていた。⑤彼女が出会った再発した女性全員についてあれこれと考えた。⑥乳癌で亡くなった女性について考えた。

　ルースはまず癌になったという経験のうちで自分が気づいていない面を思い出そうと努力した。しかし，次第に次のような点について書くことができた。①ステージⅡあるいはステージⅢであっても，癌の治療後10年以上も生き生きとした生活を送っている女性で彼女が会った全員の名前。②腫瘍専門医から良好な予後を告げられた。③彼女の癌のタイプは生存率が最も高い種類のひとつであることを示す医学情報のリストがある。④人生の意義をよく理解し，他者に対して共感を持ち，夫や家族と親密な関係を保ち，深い信仰心の生活といった，癌という経験から生じた肯定的な個人の変化に気づいた。⑤単に退職の日を待つばかりでなく，むしろ，人生の大望を成し遂げようという決意を持った。

　癌になったという経験についての古い記憶からは，「私が癌になるなんて，あまりにも理不尽だ。私は間もなく死んでしまって，孫が成長するのを見守るとか，夫と退職後の生活を楽しむとかいった多くの機会を失ってしまう」などという考えが生じた。しかし，癌になったという経験についての新たな記憶から次のような結論を出したのだった。

　　「癌になった後も楽しく人生を送っている人を知っているので，私は早い段階で気づいて，癌を治すことができた。明日を保証されている人など誰もいない。予測できない不幸もあるし，死さえ起きるかもしれない。癌になって，私は愛する人との絆を強めて，毎日を充実して生きることができるようになった。癌にならなければ，私は残りの人生をまるで霧の中を歩むように進み続けたかもしれない。人生の重要なことをするたくさんの時間があると思いこんで，あまり重要でもないことのために時間を浪費していたかもしれない」

　ルースはその後も癌の経験をありありと思い出した。落ちこんでいる時にとくにその傾向が強まった。しかし，今では，新たなバランスのとれた記憶を用いて，より現実的で，健康的にその経験を再解釈できるようになった。否定的な記憶を思い出すことがルースの抑うつ気分に重要な役割を果たしていたが，バランスのとれた，現実的な記憶は，彼女にとって効果的な気分改善戦略であった。

過去を操る

　私たちの誰にも過去に肯定的な経験もあれば否定的な経験もある。気分が落ちこんでいる時には，喪失，失敗，失望を思い出し，過去の喜びや成功を忘れたり，どうでもよいことのようにみなしたりする傾向が強い。抑うつ状態の時には，過去の喪失や失敗についての記憶が心の中にあふれて，抑うつ状態をさらに増悪させてしまう。強いて楽しいことを考えようとしたり，記憶を抑えこもうとしたりして，この圧倒されるような否定的な面に立ち向かおうとすると，かえって事態が悪化してしまうだろう。落ちこみから抜け出すのに役立つように過去を思い出すことができる2つの気分改善戦略を本章では解説した。しかし，抑うつ感を生み出す否定的で苦痛に満ちた過去の経験に対処するための他の気分改善戦略も使う必要がある。

> **ツールファインダー**
>
> 過去の否定的な経験があなたの現在の生活で実際の問題を引き起こしているならば，第3章で解説した問題解決戦略を復習する必要がある。過去に拘るために，自分自身に関する多くの否定的思考や信念を覚えているならば，第4章で解説した認知療法に基づく気分改善戦略を実施する必要があるだろう。重要な否定的記憶があり，抑うつ的反芻がしばしば起きて，その記憶に拘るようならば，第6章と第7章を参照する。最後に，第13章で解説する戦略は，過去に起きた出来事のせいで，過度の回避に陥りがちな場合に効果的である。

第9章　あなたの夢を抱きしめる

> 希望は，
> 決意をさらに強くして，
> 絶望感に打ち勝つ道である。

　あなたは何かに自分の能力の限り一生懸命打ちこんだものの，それでも成功しなかったことはないだろうか？　学生時代に，難しい科目を受講し，長時間勉強したにもかかわらず，なんとか合格することもできなかったといったことがあったかもしれない。ダイエットをしようとしたものの，少しも体重が減らなかったといったことがあったかもしれない。負債を返済しようとありとあらゆる試みをしたのだが，毎月，ますます負債額が増えていってしまったかもしれない。あるいは，重症の病気が再発したかもしれないし，あなたが必死に努力し助言しているにもかかわらず，子どもが誤った方向に向かっているかもしれない。私たちの誰もがこのような状況に立ち向かったことがあり，あらゆる所に失敗が潜んでいるように思え，こういったことが起きると，すっかり希望を失い，愕然とし，無力感に襲われ，抑うつ的になるというのはごく自然な傾向である。こういった場合には，まるで「タオルを投げる」ように，すべてを諦めてしまおうという強い衝動を覚え，熱意をなくし，目標に向かって努力したり，高い動機を保つことを放棄してしまう。希望を失うということは，心の中の死であり，無意味や絶望感につながると考えられる。

　マリアンナは失望がどういうことか知っていた。経営学の学士号を持つ38歳の健康な女性で，結婚しているが子どもはなかった。彼女は市の通商部で中間管理職の仕事を15年間続けてきた。これは大学を卒業して初めて得た仕事であったが，この7年間というもの，仕事にひどく不満であった。仕事が退屈で，やりがいのないもののように感じるようになってきた。そこで，彼女はさらに一生懸命に働き始め，多くのプロジェクトを抱え，毎日残業し，週末も働き，同僚を助け，経営学修士号を取るために大学院の講義を受講し始めた。こういった努力はすべて昇進を勝ち取るか，新たな就職口を得るためだった。それでも，この5年間，マリアンナは昇進もしなければ，応募したどの仕事口も得られなかった。いかなる理由であれ，彼女の知能，熱意，高い職業倫理感，卓越した組織力は認められず，袋小路に追い詰められているように感じた。おそらくそれは人生の行き詰まりでもあっただろう。マリアンナは希望を失い，職場ではまるで自動操縦のように動くことしかできなかった。経営学修士号を取得して，経営コンサルタントになるという夢は消え失せてしまい，抑うつ状態の期間がますます長く，そして頻繁になってきていると感じていた。

　希望を失うということは，重症のうつ病ではしばしば認められる。しかし，それは日常的に認められる抑うつ感の一部でもあり，それに手を打たないままにしておくと，持続的な絶望につながりかねない。幸い，私たちは何が絶望感を生むかについて多くのことを知っている。たとえば，将来に対する否定的な期待，目標に向けた努力の不足，目標を達成する自分の能力に対する低い評価などが，絶望感につながる。本章で解説する気分改善戦略は，絶望感を希望に変えるための，これらの重要な要

素について焦点を当てる。

希望：心の泉

　古代から，知恵について取り上げた世界の重要な文献には，希望こそが人間の精神にとって不可欠な要素であるという表現にあふれている。たとえば，聖書には希望についての記載が数多くある。そのひとつの例として，「私たちはその希望を魂の錨，確実でしっかりした希望として持っている」（ヘブライ人への手紙6：19a, New International Version）という節がある。最近では，希望の特徴，希望がとくにうつ病のような感情状態に果たす役割について科学的な関心が向けられてきた。認知療法の創始者であるアーロン・T・ベック（Aaron T. Beck）は，重症のうつ病と自殺の危険に果たす絶望感の役割を系統的に研究した最初の精神科医のひとりである（第4章参照）。絶望感，すなわち，生きる意味がなく，何も将来に望むものがなく，けっして幸せにはならないという確信こそが，自殺につながりかねない思考の中核的要素であると，ベックは考えた。絶望感は，うつ病の大きな特徴であり，ある種の重症のうつ病の特徴ですらあると数多くの研究が明らかにしてきた。

　カンザス大学のC・R・スナイダー（C.R. Snyder）はこれまでに希望についてきわめて詳細に解説してきた[1]。スナイダーは，希望とは自分自身について抱く，次の3種の確信から生じる肯定的な動機づけの状態であるという。すなわち，①肯定的な人生の目標をうまく達成し，否定的な人生の結果を避けることができる。②このような目標をどのように達成するかという計画がある。③望ましい結果を得るためにこの計画を実施する能力が備わっている。希望には個人的な特徴があり，希望が高い人は，さまざまな将来の目標を追求しようとする際に，より肯定的かつ積極的な気分を抱いていると，スナイダーは主張している。したがって，希望が高い人というのは，友好的で，幸せで，自信に満ちている。ところが，希望が低い人は，より否定的な気分で，将来の目標を追求するのに不安が強く，受動的である（すなわち，絶望感が強い）。希望の低い人はまた，将来に対し否定的な期待を抱き，望ましい目標を達成したり，望ましくない結果を防いだりする能力が低いと信じている。スナイダーによれば，否定的な感情は目標が達成できなかったために生じ，肯定的な感情は目標達成が成功した結果であるという。スナイダーの総説では，希望が高い人は，希望の低い人に比べて，学業，スポーツ，身体的健康，心理的適応，心理療法などで成功裡に終わることが多いと述べている。さらに，希望が増すと，肯定的感情が高まり，否定的感情が減ることについても述べている。

　目標を追求することは，人間の基本的特徴であり，希望の水準を決定するという重要な役割を果たしている。人間のすべての行動は目標に向けられている。肯定的な目標を達成したいという願望や大望はある種の行動を強化し，また，否定的な結果を予防しようという願望は（回避行動といった）他の行動に影響を及ぼす。ここでほんの少しの間立ち止まって，あなたの人生の目標の意義について考えてみてほしい。あなたの目標とは，多くの友人を作る，よい仕事に就く，配偶者とより親密になる，たっぷりと余暇の時間をとる，健康，長寿，子どもたちとの親密な関係，経済的な安定などかもしれない。私たちは皆，それこそ数百とは言わないまでも，数十の目標があり，とても具体的なもの（例「食事の中の食塩の量を減らす」）から，より抽象的で全般的なもの（例「私は子どもたちと今よりも親密な関係を持ちたい」）まであるだろう。また，目標はすぐに達成できるもの（例「私は明日の試験でよい成績を取りたい」）から，長期にわたるもの（例「退職時には経済的に安定していたい」）まである。短期的か長期的か，特定か一般的かによって，目標は私たちの行動に変化を及ぼ

し，感情に対して直接的な影響をもたらす。重要な目標を達成できなかったり，目標が達成できないと信じるようになると，希望を失ったり，抑うつ気分が生じる可能性が高くなる。

> 希望を持つには，特定の意義ある人生の目標や大望に積極的に関わる必要がある。

目標達成がうまくいかなかったために，うつ病の発症につながってしまう場合がいくつかある。成功の可能性が低い，高すぎる目標を選ぶと，達成可能な適度の目標を立てた場合に比べると，失望に終わる可能性が高い。たとえば，あなたが事務補助員だとして，課長を目ざすのではなくて，ただちに会社の社長になりたいと考えると，失望に終わる可能性が高いだろう。また，目標を漠然とした，抽象的なものにしておく（例「私は仕事に成功したい」）と，より具体的で特定の目標にしておく（例「私は2年たったら監督補佐に昇進したい」）よりも，実現の可能性は低いだろう。

意義ある人生の目標を選ぶことができないのも問題である。配偶者の死，離婚，失業といった，重要な喪失も，大切にしてきた目標の達成を妨げ，人生は無意味だという考えを抱くことになりかねない。その結果，あなたはもはや生きる意味がないなどと絶望感に圧倒されてしまうかもしれない。

希望に満ちた態度の第二の特徴とは，**行動計画に一生懸命に取り組もうとすることである**。行動計画には，あなたが将来目標を達成するために，今どのように行動すべきかについて考えることが含まれる[1]。あなたは，目標を達成するためには何をすべきかを知っている必要があり，あなたが思い浮かべる成功への経路が多ければ多いほどよい。同時に，目標達成のための行動をどのようにするのかわからなくなったり，それについてしっかりと考えられなくなったりすると，無力感や絶望感が生まれることになる。たとえば，マリアンナはもはや選択肢がすっかりなくなってしまったと感じていた。何とか昇進の機会を得ようとしてさまざまなことを試みてきたが，どれもうまくいかなかった。他に何をすればよいかわからず，彼女には次善策がなかった。落ちこんで，行動計画がなくなると，人は諦めてしまうのが普通である。そして，無力感が生まれ，すぐに絶望感がそれに続く。全体の状態が，自分が予言した通りの現実になってしまう。このようにして，絶望感はあなたが何とか回避したいと思うまさに状況を作り上げてしまうのだ。その状況を克服するために何かをするのをすっかり諦めてしまうので，苦境に陥り，どこにも解決策が見当たらなくなってしまう。

希望に満ちた態度の第三の特徴とは，**一連の行動に及び，望んでいる目標や結果に到達する能力が自分にはあるという確信である**[1]。この確信は，心理学者には**自己効力感**（self-efficacy）としても知られている。「私にはこれができる」「私は何をすべきかわかっている」「私がこれをやり続ければ，かならず成功する」といった自信は，目標を達成させる希望に満ちた人に認められる。希望に満ちた人は，自信を持ち，自分が目標を達成する姿を思い浮かべることができる。問題が起きても，そのような人は最終的には成功することを信じているので，頑張りぬく。一方，希望が低い人は，自分の能力に自信が持てず，「私は何をすべきかわからない」「私はけっしてうまくいかない」「私にはこれを成功させる能力や才能がない」といった考えに特徴的な自己暗示がしばしば認められる。自分に対する自信が欠けているために，些細な障害や失敗に出会っただけで，容易に諦めてしまう。

本章の気分改善戦略は，将来に対する希望を高めることに焦点を当てている。それは，喪失，悲哀，絶望の状態でしばしば優勢になる空虚感，落胆，絶望感の解毒剤となる。希望に満ちた態度は，落ちこんだ状態を持続させるのに重要な役割を果たしている否定的な思考や期待に対抗し，抑うつ気分を和らげることができる。

本章の希望を高める戦略を用いるのは，

- 将来に絶望している場合。
- 将来が暗く空虚であるとみなしている場合。
- 絶望感に圧倒されていて，人生の状況を改善しようとするのを諦めた場合。
- 人生の目標や大望がない場合。
- 人生に何の意味も目標もないと感じる場合。

➡ 改善戦略㉟：水晶球に立ち向かう

　将来に対する希望の水準を評価し，今の希望を高めることを始める。あなたの将来を予言する自分自身の「水晶球」を見つめて，将来への望みを検討していこう。

改善戦略㉟の指示

1. **あなたの人生で達成の希望を失ったいくつかのことについて考えてみる**。肯定的で，望ましい結果や目標の達成を望んだものの，今ではそれが達成できないと思うことがあるだろうか？　それは何だろうか？　あなたにとってその目標はどれほど重要で意義のあるものだろうか？　避けることができないと今思っている否定的な結果や状況はあるだろうか？
2. **将来，達成したいと今でも望んでいるなにか肯定的な目標があるかどうか自問してみる**。どれほど小さくて，意味がないようなものであったとしても，あなたの人生で希望に満ちたことがあっただろうか？　あなたを悩ます何か否定的な結果を避けることができただろうか？　あなたに希望を与え，肯定的な期待に関連する何かが将来にあるだろうか？
3. **前の質問に答えながら，あなたにとって絶望的に思える，人生の否定的な期待，結果，目標のリストと，あなたに希望を与える，人生の期待，結果，目標のリストを作る**。水晶球評価用紙は部分的には以下に掲げてあるが，用紙全体は www.guilford.com/clark7-forms で入手できる。
   　しばらく落ちこんでいたならば，水晶球評価用紙の右の欄（「希望」）に記入するのが難しいだろう。落ちこんでいるならば，左の「絶望」の欄に記入してみて，少しでも気分のよい時に「希望」の欄に記入する。ブレインストーミングをして，できるかぎり多く「希望」と「絶望」の例

水晶球評価用紙

私には将来がどのくらい絶望的に見えるか？	私には将来がどれくらい希望的に見えるか？
1.	1.
2.	2.

を思い出してみる。過去の経験について，あなたの人生の目標や大望について知っている配偶者（あるいはパートナー），親友，家族に頼んで，リストを作る手伝いをしてもらうとよい。

> **ツールファインダー**
>
> ブレインストーミングは第3章に解説してある（改善戦略❿）。

4. 以下の質問に答えて，あなた自身が高い価値を置いている目標，あなたにとって真に重要な目標に印をつけてみよう。

   「私は人生で絶望感の程度を大げさにとらえていないだろうか？」
   「人生で希望に満ちていること，うまくいっていることやうまくいきそうなことを見逃がしてはいないだろうか？」
   「私が考えていた以上に，実際には重要な人生の目標を達成するチャンスが大きいのではないだろうか？」
   「『絶望』のリストにある事柄のいくつかについて，どのようにすれば私はもっと現実的に，希望を持つことができるだろうか？」
   「私が達成したいと思っている目標の中で，根本的に変えたり，あるいは取り除いたりする必要があるものはないだろうか？」

   これらの質問に対するあなたの反応を書き出しておくとよいだろう。

5. **水晶球評価用紙を使うには，あなたが落ちこんでいると感じた時にはいつも，それを取り出して，読み返す**。その時点であなたが感じている以上に，あなたの人生でより多くの希望があるかもしれないということに焦点を当てる。肯定的な目標について考えるのを妨げている，新たな「絶望的な」思考があったり，あなたの人生で何か進歩したことを示す新たな「希望的な」思考があったりすれば，リストに付け加えていく。水晶球の練習がもたらす改善能力を高めるような，他の気分戦略も活用する必要があるかもしれない。

   マリアンナの水晶球評価用紙を次のページに示す。マリアンナのリストから見て取れるように，彼女の人生の絶望感の多くは，仕事に対する失望が主であった。職業上の達成が彼女には重要であり，目標の達成，意義ある仕事，成功を認められること，この領域で認識されることなどができていなかったために，すっかり落胆していた。彼女にとって仕事がとても重要であったために，その点にばかり気を取られ，結果として，状況全体が絶望的で抑うつ的であると感じていた。しかし，彼女には明らかに進歩している他の人生の目標もたくさんあった。右の欄を見ると，マリアンナは自分で認識している以上に希望に満ちた状況で暮らしていたことがわかる。

   この練習で大切なのは，否定的なこと，すなわち，絶望感を生じるような失望を否定することではない。むしろ，その目的は，より現実的で，バランスのとれた視点に達し，あなたの人生の肯定的な部分を真に認識できるようになることである。これができれば，あなた自身と現状についての絶望感が和らぎ，その結果，抑うつ感も減っていく。

希望：心の泉

水晶球評価用紙：マリアンナ	
私には将来がどのくらい絶望的に見えるか？	私には将来がどれくらい希望的に見えるか？
1. 昇進：金融業で管理職になる。	1. 教育：優秀な成績で経営学修士号を得る。
2. 退職：退職後のために十分な資産を形成する。	2. 外観：外観を若々しく保つのに成功する。
3. 意義：仕事を通じてこの世界を変えていく。	3. 結婚：結婚生活は安定していて，夫との親密さは増しつつある。
4. 成功：家族や友人にわかってもらえるように仕事で成功を収める。	4. 対人関係：今でも友人は増えているし，女性の友人たちと冬に旅行することを計画している。
5. 仕事のやりがい：仕事にやりがいを持ち，わくわくした感じを得られる。	5. 経済状態：毎年，経済状況は改善し続けている。
	6. 余暇：私は余暇の計画が一杯だ。何年も，晩や週末にはますますすることが多くなってきているようだ。
	7. 慈善：私は，ドロップアウトしそうな高校生に数学を教えるボランティア活動を始めた。

◆改善戦略㊱：あなたの人生の目標や意義を見定める

　あなたの人生で何が重要で，何が真に意義があるかと真剣に考えたのはいつが最後だったろうか？　あなたは他者にどのように覚えておいてもらいたいだろうか？　あなたはこの世で何に成功し，何を成し遂げたいと思うだろうか？　どのような活動がもっとも意義があると考えるだろうか？　もっとも幸せで，人生に満足できるのは何だろうか？　日常の気分に関する研究では，人はもっとも楽しみを得られないこと（例仕事，通勤）をして非常に多くの時間を使い，多くの幸せをもたらすこと（例交際，リラックス，セックス）にはごくわずかな時間しか使っていないことが明らかにされた[2]。このような知見はあなたにも当てはまるだろうか？　あなたはほとんど楽しめないし，意義もないようなことに多くの時間を使い，人生で真に重要なことにはほとんど時間を使っていないだろうか？　この質問は，あなたの人生における個人的な価値観や大望に関連している。自分自身の価値観を見定めることができれば，自分の葬式を想い浮かべて，参列者に自分や自分が遺したいことについて何を語ってもらいたいか考えられるだろう。一方，あなたの遺産として，あるいは他者に覚えておいてもらいたくない，あなたの行動の否定的側面，すなわち，他者との関係における癖や関わりのあり方はないだろうか？

　希望を持つには，人生の目標と大望がなければならず，また，目標と大望は個人がどこに価値を置くか，すなわち，何に意義を見出すかということから生じる。それぞれの価値観はさまざまなものに置かれる。たとえば，家族，対人関係，富，健康，名声，篤い信仰心，慈善などである。したがっ

て，あなたはどこに価値を置くか，その達成にどのように集中していくかといった点について自らに問うべきである。

> 個人の価値によって，目標が選択され，それは人生に意義や目的を与える。

ノーマンはもうすぐ30歳になる独身男性で，人生に意義を見失い，しばしば抑うつ感や絶望感に襲われた。これまでに数回大学に入学したが，すぐに興味を失い，数週間で退学した。20代のほとんどを気楽な仕事（冬はスキーのインストラクター，夏はテニスのコーチ）をあれこれして，気楽に過ごしてきた。仕事の合間には，彼は自宅に帰り，両親と暮らし，ほとんどの時間ビデオゲームをして過ごし，夜になると友達と飲み歩いた。しかし，友人たちが落ち着いて，家族を支えるようになっていくにつれて，ノーマンはますます孤立していった。仕方なしに，若者たちと一緒に出歩いたものの，彼らからは「爺さん」扱いされていた。ノーマンの問題は，意味のある人生の目標がなかったことである。彼は大学に戻りたかったが，仕事での大望もなかったため，次から次へと専攻を変えていった。彼の人生で唯一楽しみをもたらしてくれたのは，パーティ，ビデオゲーム，テニスクラブでのボランティア活動だけだった。ノーマンは自分自身の価値を見出せず，長期的な意味のある目標を持たずに人生を送っていたのだ。気分がふさぐばかりでなく，若年成人というよりは，ティーンエイジャーのように時間を浪費していた。

あなたがすでに適切な価値観を抱いているのであれば，この練習は必要ないと思うかもしれない。おそらく，あなたはすでに何が自分にとって重要であるか知っているのだが，人生の目標を達成し，意義ある人生を送ろうとしていることがうまくいかず，欲求不満に陥っているかもしれない。

改善戦略㊱を用いるのは，

- 人生を無目的に送っていると感じている場合。
- 何が重要で，自分が人生から真に何を得ようとしているのか確かではない場合。
- かつては目標に向かっていたが，今ではそれが定かではない場合。
- 動機づけの問題を抱えている場合。

改善戦略㊱の指示

1. **人生の目標に取りかかるために，目標の選択に関わるあなたの個人的な価値を定めることから始める**。価値を見定める用紙は部分的には次のページに掲げてあるが，用紙全体は *www.guilford.com/clark7-forms* で入手できる。あなたが第2章，第3章，第5章で書きこんだ自己評価用紙のいくつかを再検討して，用紙の上半分に肯定的活動と否定的活動をリストに付け加えていく。

   価値の評価を例示するために，マリアンナの状況を見てみよう。彼女は価値を見定める用紙の左上の欄に，ジムに行く，卒業試験でよい成績を収める，夫と外食する，友人とコーヒーを飲むなどを，肯定的で，人生に満足する活動として，書きこんだ。右上の欄に書きこんだ活動とは，不満足に関連して，オフィスで夜遅くまでひとりで働く，上司からさらに仕事を任されてプレッシャーを感じる，時間がないのでジャンクフードを食べる，渋滞に巻きこまれるなどであった。

   じっくり考えたうえで，マリアンナは自分が次のように他者に記憶されたいと考えた。非常に成功し，仕事がよくできる専門家であり，周囲が期待するよりもはるかに多くを達成し，穏やかで能率的にたくさんのことを成し遂げ，理解があり，他者に配慮し，リラックスし，笑いが絶え

価値を見定める用紙

	肯定的／追及	否定的／回避
人生に満足をもたらす活動		
私はどのように記憶されたいだろうか？		

ず，人生を楽しんでいる人であったと，他者に記憶されたかった。マリアンナは価値を見定める用紙の左下の欄にこれらを書きこんだ。同時に，彼女はいつかのことは彼女の思い出として他者に記憶されたくなかった。すなわち，欲求不満で怒りっぽい人，孤独なアルコール依存症者，つねにストレスに圧倒されていてあまりにも多くの仕事を抱えている人，自分に囚われていて一貫しない人，ケチでみじめな人などと覚えてほしくはなかった。これらのことは用紙の右下の欄に書きこんだ。

> まずあなたの個人的な価値を列挙することから，目標設定は始まる。

　マリアンナが自分の価値を見定める用紙を検討すると，次のような人生の価値のいくつかが明らかになってきた。

- やりがいがあり，実り多い仕事の重要性
- 穏やかに，そして効率的に仕事をする能力
- 数人の親友と楽しい時間を過ごす機会
- 配偶者との親密な関係
- リラックスして，余暇の時間を楽しむ能力
- 欲求不満，ストレス，対処できないという感じを避けたいという願望

2. 意味のある人生の価値のリストができたら，次に，それに基づいて特定の目標を立てていく。特定の，そしてあなたの価値観に一致した目標を立てることが重要である。目標は難しいかもしれないが，実行可能であって，あなたがその目標を達成するために何をすべきかを理解していなければならない。すなわち，あなたが積極的に目標を追求するために，あなたにはスキル，能力，機会に恵まれている必要がある。たとえば，年齢と体力を考えると，私が1マイルを4分間で走るというのは現実的ではない。しかし，これまでのランニング歴を考えると，私が1時間に10キロメートル走るというのは妥当な目標である。あまりにも大きくて，長期にわたる目標は，複数の小さな目標に分解することができて，それぞれを短期間に達成していく必要がある。

　たとえば，マリアンナはリラックスして，余暇の時間を楽しみたいと考えた。彼女が今，毎晩働いているとすると，毎週二晩はリラックスと余暇に集中することにした。第3章で解説した問題解決アプローチ（改善戦略❿）を使って，仕事量に対処し，リラクセーションのために毎週二晩を自由にすることにした。次に，彼女の計画を実施し，その成功を評価したところ，これま

よりもリラックスし余暇の時間も楽しむことができた。

➔改善戦略㊲：肯定的な想像上のシナリオを作る

　希望を増して，抑うつ気分を和らげるには，自分の人生で何を望んでいるのかを知り，絶望感の一般的な感情に進んで疑問を抱き（改善戦略㉟），大切な個人的価値に基づく特定の現実的な目標に熱心に関わっていく（改善戦略㊱）必要がある。自分の目標，夢，大望を単に考えるだけではなく，むしろ希望に満ちた将来をありありと想像することによって，これらの戦略は強化される。**心象**（mental imagery）とは過去や将来の出来事を「心の目で見る」という経験を指している[3]。これは感覚に基づいているので，単にある出来事について考えるということとは，質においても細かい点においても異なる。想像は，夢を見ることに非常に近いので，「白日夢」のような思考と考えられるかもしれない。あなたが面接を終えたばかりの仕事を本当に手に入れたいと思っているとしよう。仕事を得たことについて漠然と知的に考えるのではなく，心象を用いて，むしろもっとありありと，あなたがその会社のオフィスで実際に仕事をしている姿を想像し，席に着いて，第一日目の仕事を始めるといった像を心に浮かべていく。

　心象は，単に言葉で考えるよりも，大きな影響を感情に及ぼすということが，最近の研究で明らかにされてきた。それは感情の増幅器として働く。言い換えると，単にそれについて考えるのではなく，肯定的な将来の出来事が心理的に可視化されることによって，肯定的な感情がより強く感じられる[3]。肯定的な像は抑うつ気分を和らげることを臨床的な研究も明らかにしてきた。

> 心象は気分の増幅器である。希望に満ちた白日夢は肯定的な気分を強めて，否定的な気分を和らげる。

　心象を強め，肯定的目標設定の気分改善能力を増すためのひとつの方法は，**心的台本**（imagery scripting）と呼ばれる過程である。これは想像上の経験の中であなたが見て，感じることを物語風に，台本を書くことである。心的台本はあなた自身が主人公であるという視点から，できる限り詳しく特定して書く必要がある。

　希望を増すためには，心的台本は不可欠な戦略であり，本章で解説してあるどの気分改善戦略に取り組むうえでも，活用する必要がある。もしもあなたが自分の目標や大望を想像できないとすると，希望を持ち続けることは難しい。

> もしも希望を増すように努力しているのであれば，肯定的な心的台本はあなたの気分改善戦略のきわめて重要な部分となる。

改善戦略㊲の指示

1. **重要な個人的な価値にそった肯定的な目標を選ぶ**。将来，肯定的な目標を達成する可能性が高いことを想像して，それを物語風に記述する。あなたの肯定的な心的台本を作るにあたって，以下のような点を参考にする。

    - あなたはどのように目標を達成するだろうか？
    - 目標達成の状況について書く。誰がそこにいて，どこで，そして，いつそれが起きるだろうか？

希望：心の泉

- 目標を達成して，あなたはどのように感じるだろうか？　幸せや喜びなどといった肯定的気分，目標を達成した経験について書く。
- 目標達成の結果，どのような肯定的影響が生じるだろうか？
- 次にあなたがしようとしていることを含めておく。この肯定的な目標の結果，何が起きるだろうか？

　マリアンナは肯定的な心的台本を用いて，「さらにリラックスして，楽しさを増す」という目標について気分改善の効果を増そうとした．以下が，彼女の心的台本である．

　水曜日の夕方だった．私は夕食後の片づけを終えた．ジムと私は居間に座っていて，その晩は他に何も予定はない．少し寒いので，ジムがガスストーブに火をつける．私はパジャマに着替えて，グラスにワインを注ぎ，ソファに横たわって，暖かい毛布にくるまっている．職場での忙しい一日を終え，疲れてはいるが，満足した気持ちである．私は火を見つめ，その温かさを体に感じている．私はワインを一口飲み，そのフルボディの香りを味わう．部屋はほの暗く灯され，私は部屋の静けさと遠くで鳴る時計の音に耳を傾けている．食事を楽しみ，ワインを一杯飲み，火の温かさで，私の体から力が抜けて，リラックスした感じである．こんな雰囲気に包まれて数分間が過ぎると，私はこのまま2時間もここに座っていることに気づいて，小説を手に取り，ストーリーに没頭する．愛とミステリーに満ちたこの魅力的な話に熱中して，時間が瞬く間に過ぎていく．

2. **肯定的な心的台本を作り上げたら，気分改善戦略としてそれを実際に使ってみることが重要である**．気分が落ちこみ，落胆し，自分の人生に絶望していると感じる時には，この肯定的な心的台本を取り出して，あなたの目標について数分間白日夢を味わうことにする．
3. **想像した目標に向けて，実際の行動を起こす**．肯定的想像をしたら，次に，実際の行動上の変化が続かなければならない．すなわち，目標に向かって実際に行動を起こす必要がある．単によりよい将来を空想するだけでは，希望を増して，気分の落ちこみを克服することはできない．徐々に目標に向けて進んでいくように，日々，行動に取り組んでいく必要がある．たとえば，肯定的な心的台本に，家族との親密で，愉快で，記念すべき経験が含まれているならば，単にすばらしい家族の休暇を空想するだけでは，気分はよくならない．貯蓄を始め，すばらしい休暇について家族と一緒に計画し，話し合うことによって，この夢を現実のものとするために何か行動を起こさなければならない．

> 将来の希望をもたらす，肯定的な想像の経験ができる「夢見心地の人」であるべきだ．

　実際の気分改善戦略として肯定的なイメージを用いる一例を挙げると，マリアンナは職場で強いストレスを感じると，数分間，火の傍でリラックスした時間を空想することにした．数分間だけでもありありと焦点が当てられた肯定的なイメージは，気分改善に役立った．異なる目標を立てて，一日に数回，このようなことを試みてみると，心象は単調でありふれたものにはならない．この種の白日夢の他の利点は，希望を増し，肯定的な目標に向けて取り組んでいこうというあなたの決意を強めることである．

➡ 改善戦略㊳：心理的対照を行う

　もしもあなたの成功の期待が高くて，**心理的対照**（mental contrasting）と呼ばれる認知療法の戦略を行うならば，中等度の抑うつ気分は問題解決にむしろ肯定的な影響を及ぼす[4]。これは，肯定的な将来の目標を意図的に想像し，その目標を達成する妨げとなる現実の障害や問題について考えてみることである。たとえば，独身の女性が恋に落ちることを想像した後に，実は数カ月間デートもしていないと気づくとか，独身の男性が交際が減ってきていると気づいたが，実はまだ見知らぬ土地に引っ越したばかりで，そもそも周囲の人との交際もごく限られた範囲のものであることに思い当たるといった場合である。落ちこんでいたとしても，心理的対照を行っていれば，成功の期待を高く保ち，将来の肯定的な目標に向かって進んでいこうと思うことができる[4]。しかし，正しい順で進んでいくことが重要である。まずあなたの目標や大望について想像してみて，次に，目標達成を妨げる障害について考える。肯定的な将来について考える前に，否定的な現実について思い悩んでしまうという正反対の対照が起きて，成功の期待や目標に向けた熱意が下がってしまうことがある。抑うつ気分が非常に強くて，希望が低い場合には，この正反対の対照が起こりやすい。すでに解説した，希望を増す練習を終えておくこと（改善戦略㉟〜㊲）は正反対の対照を避けるのに役立つ。というのも，こうすることによって，目標達成の障害に囚われきってしまわずに，目標や大望に焦点を当てていることができるからである。

> 心理的対照は，希望を増すことの重要な部分であり，本章で解説されているいかなる気分改善戦略を行う時にでも，つねに活用すべきである。

　心理的対照は，抑うつ気分を活用する気分改善戦略の好例である。しかし，これがもっとも効果を発揮するのは，内省的な思考が可能な場合である。時間をとって，目標達成に向けて予想される問題や障害について考えてみる必要がある。

改善戦略㊳の指示

1. **改善戦略㉟と㊱で行ったことに戻り，そこからあなたにとって重要である肯定的な将来の目標のいくつかを選ぶ。**もしもこのような戦略を終えていなかったとしたら，まずそこに戻って，他の気分改善の課題を行うと，心理的対照から多くを得ることができるだろう。そして，肯定的な目標を詳しく考えていく。その目標を達成するというのがどのようなことか明らかに想像できるほどに詳しく考えていく。
2. **次に，あなたの目標達成の妨げとなる現実世界の障害や問題を2つか3つ考えてみる。**ここでも障害について詳しく考えるのだが，障害を克服して肯定的な目標を達成するために何ができるかを考える。障害や問題という視点から目標について考えてみるのだ。これがまさに心理的対照である。あなたは自分が障害を克服して，肯定的な人生の目標をうまく達成できると思えるだろうか？

　マリアンナが人生で大切に考えていることのひとつは，夫と親密な関係を築くことであった。この価値観に関連する特定の目標とは，毎週末少なくとも一度は一緒に楽しいことを計画することだった。たとえば，映画に行く，外食する，他のカップルとともに楽しい時間を過ごすなどということだった。彼女が行った心理的対照は，まず夫とともにこのような活動をすることについて考えてみて，次に，このような活動をするにあたって妨げとなるような現実の生活の障害について想いを馳せ

た。たとえば，夫と一緒にいるよりは働かなくてはならないと感じるような仕事の締め切りが迫っている，あまりにも疲れていて夜に外出したいと思わない，他にすることがあるといって夫が外出を嫌がる，楽しむために使う家計の余裕がないなどといった障害を思いついた。マリアンナは問題解決戦略を行い，毎週末に夫と楽しいひと時を過ごすという目標を達成できるようにするために，このような問題に対処する方法を見つけ出すことが重要であるだろう。

> **ツールファインダー**
>
> 問題解決については，第3章の改善戦略❿を参照。

希望について考えなおす

　将来に対する希望や肯定的な期待を失うと，抑うつ状態はさらに増悪し，回復が妨げられる。高い希望とは，重要な将来の人生の目標に向かって進み，この目標達成のための行動計画を熱心に実行し，望んでいる結果に到達する能力が自分にはあると信じていることである。本章では，希望を増し，抑うつ気分や絶望感を克服するための目標達成をはじめとするいくつかの気分改善戦略について解説してきた。しかし，希望にあふれているということは，単によりよい明日を夢想するという意味ではない。それには行動，すなわち，より肯定的な将来を築くために懸命に努力することが伴わなければならない。また，希望にあふれているということは，誰でも常に自分が望むことが手に入れられるという意味でもない。変化させられないことを受け入れるというのは，希望に満ちた人生を送る上でもうひとつの重要な部分である。

　さらに，希望を増すということは，これまでの章で解説してきた他の気分改善戦略と無関係には実現できない。抑うつ気分から抜け出すために，あなたが希望を増す戦略とともに活用できる他の戦略を以下に挙げておく。

> **ツールファインダー**
>
> - 絶望感にしばしば伴う否定的で自己批判的な思考に対処するためには，第4章の認知療法に基づく気分改善戦略を用いる。
> - 行動を起こして，あなたの夢に向かって実際に進んでいくためには，第5章の行動面の気分改善戦略を用いる。
> - 目標達成に伴う障害を克服するためには，第3章の問題解決アプローチを用いる。
> - 希望を増すために，解決しなければならない難しい状況を避けるためには，第13章の先延ばしや他の回避行動を克服する戦略を用いる。
> - 絶望感に囚われて，抑うつ的反芻に陥っているならば，第6章の気分改善戦略を参照する。
> - あなたが変化させられないことを，望ましいレベルまで受け入れる必要があるならば，第7章のマインドフルネス戦略を用いる。

希望にあふれた人は将来に焦点を当てることにすべての時間を費やしたりはしない。むしろ，今何が起きていて，何を受け入れることができるのかという視点を獲得することが重要である。達成感や人生の満足を得るためには，夢に駆り立てられながらも，決意を持って辛抱強く目標達成の障害を克服しようとすることと，現時点における受容，満足，感謝の間に，適切なバランスを取ることを各人が求められている。

> 幸福感とは，約束された明日への希望と，変えられないことの受容が，結びついたものである。

　最後に，希望は容易に測定できるものではない点について認識しておくことが重要である。これはある特定の目標とか望ましい結果を達成したとことにかならずしも関わらない。むしろ，もっとも重要なタイプの希望とは，何らかの肯定的な目標達成とともに，時には失望も伴う，そして，意義深い，満足すべき将来の生活に対する一般的な期待と言えるだろう。そこで，希望は人生の旅に寄り添っていく。アメリカの小説家ドン・ウィリアムズ・ジュニア（Don Williams Jr.）は「人生の道は曲がりくねっている。けっして同じ道はない。教訓は旅から得られるものであって，行き先からではない」と述べている。

第10章　他者との絆を築く

> 人々との絆から
> 内的な力強さや
> リジリエンスを引き出す。

　スザンヌはとても孤独だった。昨年，35年間務めた小学校教師の職を不本意にも辞めざるを得なかった。夫が7年前に急死し，生活の規模を縮小し，アパートに引っ越した。成人した子どもが2人いたが，遠く離れた町に住んでいたため，時々しか会えなかった。スザンヌは数人の職場の親友がいて，教会の活動にも熱心で，地域のいくつかのボランティア活動にも参加し，同じ町に姉と何人かの親戚も住んでいた。彼女はほとんどの日には活動的であったが，夫のビルが亡くなって以来，日曜日は最悪だった。日曜日には一日中多くの時間をひとりで過ごし，抑うつ気分も非常に強かった。

　スザンヌは退職後気分が沈み，孤独で，他者から切り離され，忘れ去られたように感じていた。友人と会ったり，ボランティア活動で忙しくしたりしている限りは，気分は上々だった。もっとも孤独で気分が沈むのは，とくに午後，自宅にひとりでいる時だった。彼女の周りの誰もが忙しそうで，人生を積極的に生きて，他者とも互いに関わり合いを持っているように見えるのに，スザンヌだけが蚊帳の外に置かれて，孤独で，自分で自分を守らなければならないように感じていた。こういった孤独な時間に，彼女はとくに気分がふさぎ，さらに自分の殻にこもってしまい，友人や家族との絆を自ら断ち切ってしまうのだった。そんなことをすると，ますます気分が落ちこんでいくので，よくないことだと感じていた。しかし，誰にも会いたくないし，すべてがうまくいっていると装うだけのエネルギーもなく，退職後の生活を楽しんでいると嘘をつくこともできなかった。気分が落ちこんでいると，他者と関わりを持っても何の価値もないし，自分が与えるほうが，得ることよりもはるかに多いと信じていた。スザンヌはますます引きこもっていき，幸福感に重大な影響が出てきた。

　本章では，対人関係とそれが気分の状態に及ぼす影響に焦点を当てる。心理学者のスティーブン・イラルディ（Stephen Ilardi）はその著書『うつ病の治癒（The Depression Cure）』の中で，他者への依存は人類の誕生以来すべての人に明らかな生来の，生物学的に基本的な本能であると述べている。進化心理学の専門家は，家族，部族，地域，国といった社会グループを形成しようとする衝動は，種としての人間の生存に不可欠な普遍的動機であるという点で意見が一致している。考えてみればすぐにわかるように，友人を訪ねる，パーティに行く，ダンスをする，一緒に夕食をとるといったように，私たちは誰かと一緒の時に，とても楽しい思いをしている。人間として，一緒に困難に立ち向かっている時がもっとも力強くて，孤独で孤立している時がもっとも弱々しい。ナチスドイツの強制収容所のように，想像もできないような非常に悲惨な状況を生き延びる個人の能力は，部分的には，収容者の間に緊密に築かれた絆によるものだった。何世紀にもわたり，独房に収容されることはもっとも重い刑罰のひとつであることを受刑者は身に染みて知っていた。

> 他者との絆が必要であることは，生存に欠かせない人間の普遍的な動機である。

本章で解説する気分改善戦略は，孤独で気分が沈んだ時にあなたが経験するだろう自動的な社会的引きこもりや回避反応に対抗するように創られたものである。以下の「うつ病が孤独を生む」の欄で解説されているように，何もせずにひとりで自宅にいるというのは，気分が落ちこんだ時にもっとも容易な選択である。この癖を直すには強い決意が必要である。本章の気分改善戦略は孤独からの脱却を手助けできる。

対人関係に働きかけていくこの戦略を用いるのは，

- 気分が落ちこんだ時に，引きこもり，孤立，回避が起きる場合。
- しばしば孤独感を覚える場合。
- 友人，家族，同僚などとしばしば葛藤が生じる場合。
- 他者と一緒にいると居心地が悪く感じる場合。
- 対人場面で自信がない場合。

うつ病が孤独を生む

人類の生存にとって対人関係が重要であるとすると，対人関係に重大な悪影響を及ぼすうつ病のような状態は，当の昔に淘汰されていたはずではないかと思われる。しかし，うつ病には少なくともひとつの有用な機能があるために，人類にはうつ病がそのまま残ったのではないだろうか。すなわち，うつ病になると，エネルギーを保存しようとするが，これはうつ病の神経生理学と関連しているのだろう。抑うつ感が強まると，引きこもり，他者との関わりあいを避けるが，おそらくこれはエネルギーを保存し，気分よくしようとすることに焦点を当てる努力をしているのだろう。おそらく，脳が誤ってうつ病を感染症のようにとらえているために，この保存機能が生じるのだろうと，スティーブン・イラルディは推測している。しかし，問題は，人間の免疫系が攻撃を受けたわけではないので，エネルギーを保存する必要はない。他者との間に距離を置いて，引きこもってしまうことは単にうつ病をさらに増悪させ，うつ病を軽快させるどころか，かえって重症にしてしまう。心理学者のジェレミィ・プティ（Jeremy Pettit）とトーマス・ジョイナー（Thomas Joiner）はその著書『うつ病への対人的解決（The Interpersonal Solution to Depression）』の中で研究知見を要約し，うつ病の人の対人関係は，うつ病ではない人の対人関係に比べて，否定的で，非適応的である，すなわち，受動的で，適切に自己主張できないと述べている。うつ病の人は対人スキルに欠けていて（例受動的で，自己主張に欠ける），他者との交流が非能率的である。そして，対人的なサポートから引きこもるために，実際に他者からの多くの否定的な反応に耐えなければならない。「私の気分が落ちこんでいる時には，誰も私と関わりたがらない」といううつ病の人の確信にはいくらかの真実もあるだろうが，その理由はうつ病の人の否定的な対人的行動の中に存在している。その人自身ではなく，うつ病こそが他者からの拒絶を引き起こしているのである。

そこで，気分が落ちこむと，なぜ他者と関わりを持とうとするのがそれほど難しくなるかという点を理解するのに，科学が鍵を与えてくれる。一方で，苦労しないで容易にできることをしてエネルギーを蓄えようという自然な衝動を覚える。他方で，うつ病は対人的な行動に変化を生じ，より肯定

的に感じている時のようには他者との関わりがうまく持てなくなる。したがって，引きこもりの願望は，抑うつ状態の自然な結果となる。

対人的障壁チェックリスト

あなたを孤立させている以下の要素をチェックする。どの項目があなたを悩ませているかを知ることによって，どの気分改善戦略があなたにとって最善であるかを選ぶのに役立つ。

❏ **内向的な性格**——あなたはいつも他者と交流するのが難しい内気な人だったろうか？ あなたは対人交流が，他の人のように自然にできず，必死で取り組む必要があるだろうか，他者と関係を持つには意図的に努力する必要があるだろうか？ 頻繁かつ持続的に抑うつ気分に襲われる人は内向的なことが多い。あなたの基本的な性格を変えることができないならば（内向性には強力な遺伝学的基盤がある），以下に挙げる戦略を用いて，対人生活を改善させて，他者との間にこれまでよりも意味のある関係を築くようにする。

❏ **社会不安**——あなたは対人的な状況において不安になったり，ソワソワしたりするだろうか？ あなたを不安にする特定の対人状況があるだろうか，あるいは，ほとんどの対人場面でいつも居心地の悪い思いをしているだろうか？ ほとんどの人は時には他者が周りにいると神経質になったり，不安になったりするのだが，対人場面で常に不安な人もいる。もしもあなたが対人不安を抱えているならば，おそらく周囲の人々に対する自意識が過剰で，他者があなたに対して否定的な意見（例 あなたは馬鹿で，無能で，変わっていて，不親切だ）を持っていると心配しているだろう。こういった気分はあまりにも圧倒的で，対人場面を避けて，孤独の殻に引きこもってしまうと，安心して，快適な気分になるかもしれない。本章の戦略を用いることによって，快適な範囲から抜け出して，他者と今まで以上に関わることができるようになる。

❏ **否定的な確信**——あなたは友人や家族との間に距離を置いて，彼らと関わりを持たないようにしようという否定的な確信を持っているだろうか？ あなたの人生における対人関係や他者と交流する能力の重要性についてあなたは過度に否定的ではないだろうか？ 以下の記述のうちのいくつかが自分に当てはまらないだろうか？

- ■「私はつきあいのよい人間ではない」
- ■「私は人に会うのが苦手だ」
- ■「私は孤独だ。人との関係を必要としないタイプの人間だ」
- ■「ひとりのほうがよいし，ストレスも少ない」
- ■「私が落ちこんでいる時には，誰も私の傍にいたがらない」
- ■「友人や家族と会っても，私の気分はよくならない」
- ■「私はとても退屈な人間だから，誰も私と付きあいたがらない」

> 落ちこんでいる人は実際以上に自分の対人能力が低いと信じている。一方，抑うつ的ではない人は，自分の対人スキルを実際よりも高いと評価する傾向がある。

- ■「友人は本当は私が好きではない。ただ我慢しているだけだ」
- ■「他者と付きあうにはあまりにも努力が必要だ」
- ■「人は信じられない。結局，私は傷つけられるだけだ」

> **ツールファインダー**
>
> このような否定的な確信のために他者との交流をためらっているならば，第4章の認知療法に基づく気分改善戦略を復習する。これ以後に解説する対人場面における気分改善戦略は，認知療法に基づく戦略と一緒に用いるとさらに効果的である。

❑ **対人的な価値の低下（social devaluation）**──あなたは他者と関わることに興味を失ってしまっただろうか？ あなたの人生で他者との関係が空虚で無意味なものになってしまっただろうか？ 仕事，物質，昇進の野望などのために，深くて多様な他者とのネットワークを使い果たしてしまっただろうか？ 親密な家族関係からより気楽な近所の人々や同僚との関係まで，さまざまなレベルの親密さを保っていることは，うつ病に対する優れた予防策となる。良好な対人関係の方が，物質の所有や昇進よりも幸福に関連するのだが，私たちの社会では，収入が多いとか，大きな家に住むとか，豪華な自動車に乗るとかいった物質的なことに対して，対人関係よりも高い価値を置く。すっかり落ちこんだ人は，他者を気にかけず，他者が意義ある対人関係を持っているかといったことに注意を払わなくなってしまっているので，この不均衡がさらに悪化してしまう。これが起きると，このような人々は社会的孤立と極度の孤独という危険水域に入ってしまい，抑うつ感はさらに増悪していく。

> **ツールファインダー**
>
> 第9章で行った人生の目標や価値についての戦略であなたが完了したことのいくつかを再検討してみよう。これらの戦略は，本章で解説した対人的な気分改善戦略とともに用いることができる。

❑ **過度に否定的な態度**──気分が落ちこむと，あなたは過度に否定的な態度で人を追いやろうとするだろうか？ あなたは他者から文句ばかり言っている人，批判的な人と見られているだろうか？ 会話中にいつも暗い面ばかり見ているだろうか？ 第4章で解説したように，抑うつ気分の時には思考は否定的なものになりがちである。抑うつ的な人は，そうでない人よりも，対人交流の際に否定的な発言をしがちである。否定的な話題を口にしたり，自分や他者に対して侮辱的な意見を吐いたりしがちである。当然，他の人々はこういった否定的な言動を不快に感じ，抑うつ的な人を避け始めるだろうが，その結果，他者が自分を嫌っているという否定的な確信を抱くようになるのが一般的である。こうして，当然予想されるように，うつ病はさらに増悪し，悪循環が生まれてしまう。

> **ツールファインダー**
>
> こういった対人的な問題があなたにも関係があるならば，第5章の戦略をこれ以後に挙げる他の対人的気分改善戦略と並行して用いて，あなたの対人的行動をいくらかでも変化させる必要があるだろう。

❏ **傷つくことを恐れる**——あなたは傷つくことを恐れて他者を避けていないだろうか？ あなたは物事をあまりにも自分に関連させてとらえる傾向があって，そのために実際以上に他者から傷つけられていると感じてはいないだろうか？ 気分が落ちこんでいる人は他者の言葉に敏感な傾向があり，それは否定的な自己像から生じているのだろう。抑うつ的な人は自分自身を否定的に見ているので，他者の言葉を自分と関連づけ，否定的な自己像と一致するように，他者の言葉を否定的に解釈しがちである。あるいは，あなたが抑うつ状態の際に，否定的で批判的な人に魅力を感じることはないだろうか？ 抑うつ的な人が実際に他者から否定的なフィードバックを実際に求めることがあり，それは抑うつ症状を増してしまって，さらに気分改善を妨げてしまう。これがあなたに当てはまるならば，より肯定的で，気分を持ち上げてくれるような友人や家族と触れあった方がよくはないだろうか？

❏ **他者を喜ばせる**——あなたは友人や家族を無理に喜ばせようとしてはいないだろうか？ このようなあなたの態度が他者との個人的な関係の質に望ましくない悪影響を及ぼしていないだろうか？ 他者を無理に喜ばせようとすると，うつ病が増悪することがある。他者からどの程度の愛情，承認，受容を得られるかということに自己価値の基礎を置くのは絶望的な状況である。というのも，他者がいつあなたに喜んでいるかというのを知るのが難しいからである。どれほどうまくいっても，他者からの承認や受容は移ろいやすい。「他者を喜ばせる」ことで友情を得ようとすると，自分が他者との関係でどこにいるのかよくわからなくなってしまい，それを繰り返し続けていく必要がある。最後には，あなたは他者に対して従属的で，卑屈にさえなってしまいかねない。結局，他者はあなたとの関係を低く見るか，あなたがそのように振る舞っても当然と考えるようになってしまう。

❏ **他者の否定的な評価を恐れる**——他者があなたに対して抱く印象に対して過度に心配していないだろうか？ 他者はあなたに対して否定的に考えていると思いこむ傾向はないだろうか？ あなたは否定的な印象を与えることを恐れて，他者を避けていないだろうか？ すでに述べたように，他者が自分のことを悪く考えるのではないかという恐れは，対人不安の中核的特徴である。友人があなたのことを退屈で，付きあいにくいと考えて，友人があなたのことを嫌っているとか，避けていると思いこむと，あなたは友人を避けようとするだろう。しかし，他者がこちらのことをどう考えているかなどわかるはずがない。そこで，私たちはわかるはずがない状態とともに生きていかなければならない。すなわち，いついかなる時でも，他者が本当に何を考えているかわかるはずはないという状態を受け入れて，生きていく必要があるのだ。他者を傷つけたくないとか，自分に対して悪い印象を持ってほしくないとかいった理由で，あなたは自分の考えや意見を自分の胸にしまっておくかもしれない。あなたが否定的な評価を恐れるということに囚われきってしまっているならば，他者が考えていることはわからないということに満足できるようになるために，対人的な気分改善戦略を用いることができる。

❏ **過度に保証を求める**――あなたは必死で他者から「慰めを求め」ようとする傾向があるだろうか？　あなたが好かれていて，愛されていて，大切にされていることについて保証を求めるだろうか？　保証や慰めを常に求めるという態度が結局は他者をあなたから遠ざけてしまい，あなたの気分はよくなるどころか，すっかり悪くなってしまうとは考えられないだろうか？　保証を必死で求める態度は次の2つの意味でうつ病を増悪させてしまう。どれほどやっても，けっして満足できない。そして，この必要性を感じている人は保証を繰り返し求めなければ気が済まないために，他者をいらつかせてしまう。とくに対人的なストレス（例 配偶者との葛藤，親友との口論）と結びつくと，頻繁に保証を求める態度はより重度の抑うつ症状と関連することを研究者たちは明らかにしてきた。

> **ツールファインダー**
>
> 過度の保証を求める態度を克服するには，本章の対人関係に働きかける戦略とともに，第4章と第11章の戦略を用いる必要がある。

❏ **非難合戦**――落ちこんでいる時には，あなたは他者に対していつもとは異なる振る舞いに出るだろうか？　あなたは自分が主導権を取るのではなく，他者が変わることを待ち続けてきただろうか？　他者の行動をコントロールしようとしても，それには限りがあるので，非難合戦に勝つ方法などない。他者が自分のことを好きになってくれるように強制することなどできない。他者に対して親切や理解を表すことはできるが，だからといって他者がこちらのことを好きになってくれるという保証があるわけではない。そして，他者をその意志に反して変えることなどもできない。したがって，他者を責めても，対人的な問題や孤立を真に解決することにはならない。それは単に，対人関係の責任を他者に押しつけているだけにすぎず，あなたは絶望感に襲われたまま，漠然と他者の行動が変化するのを待つだけになってしまう。あなたも承知しているように，他者が変化するには非常に長い時間待つ必要があるだろうし，実際にはそんなことはまず起きないだろう。その代わりに，自分自身について考えてみる。あなたが気分改善戦略を用いて，どのように対人関係を改善できるかについて考えてみるのだ。これは多くの場合，友人や家族との関係であなた自身が主導権を取るということを意味している。

❏ **自分にかけたプレッシャー**――あなたは対人場面でありのままの自分でいられるだろうか？　あるいは，自分にとって不自然な，いつもとは違う役割を果たさなければならないという強いプレッシャーを自分自身にかけてはいないだろうか？　誰もが常にありとあらゆる状況でもその中心でいられるわけではない。たとえば，内気な人が，無理やり自分にプレッシャーをかけて，会話をリードし，面白いことを話し，沈黙の時間ができないようにしようとしても，無理である。このようなことをしようというプレッシャーはあまりにもストレスに満ちていて，人との交わりを一切絶ってしまうということになる。その代わりに，それがどのような意味であれ，「ありのままの自分」であるべきなのだ。しかし，あなたが自分自身が嫌いで，内気で人とうまく付きあうことができないと考えていると，対人場面でありのままの自分でいることは難しい。

> **ツールファインダー**
>
> 対人関係に変化をもたらす戦略とともに，第11章の共感に焦点を当てた気分改善戦略を用いると役立つだろう。

☐ **否定的なコミュニケーション**──あなたは他者との会話で受動的で否定的な態度を取るだろうか，あるいは，イライラして怒りっぽいだろうか？　うつ病のために友人や家族との会話に変化が生じているだろうか？　前述したように，抑うつ状態では，否定的な態度が個人的なコミュニケーションにも影響を及ぼす。しかし，それ以上に，抑うつ的な人は，会話で受け身になり，沈黙の時間も長く，ゆっくりと話すが内容に乏しく，視線もそらしがちである。友人や家族はこのようなコミュニケーションややり取りのスタイルを居心地悪く感じ，抑うつ的な人を避けようとするかもしれない。したがって，このような人は，自分のコミュニケーションのスタイルに意識を向けて，非適応的なコミュニケーションを修正し，対人関係を改善するために，対人的な気分改善戦略を用いるとよいだろう。

➡ 改善戦略㊴：他者との絆を数えてみる

　他者との絆を再構築する第一歩は，あなたの周囲の人々との人間関係を詳しく見直すことである。気楽な知人から親密な家族まで，あなたには誰との絆があるだろうか？　長いこと会っていないが，過去において絆のあった人はいないだろうか？　他者と連絡を取ろうと思えば取れるのだが，わざわざそうしてみなかっただろうか？

改善戦略㊴を用いるのは，

- 前述したチェックリストに挙げた障害が予想されるにもかかわらず，あなたが自分の対人関係を改善したいと考えている場合。変化をもたらすためには，どこから始めるかを知らなければならない。ほとんどの人が対人関係について考えるのは，それが感情的になった時だけである。より客観的で，感情を巻きこまないやりかたで他者との関係を考えるのはごく稀である。
- 自分が内気で，対人不安があり，他者との関係を低くとらえているために，他者との関係が限られたものであるとあなたが考えている場合。この戦略はあなたの他者との関係の規模を現実的にとらえることができるので，とくに多くの情報を与えてくれる。
- 長期間にわたって他者との関係を軽視してきたために，あなたの人生で何人かの人との連絡が途絶えてしまっている場合。

改善戦略㊴の指示

1. **気分が沈んでいる時に，時間をとって，あなたが知っている人の数，その質や意義について真剣に考えてみる。** 次のページの対人関係調査票があなたの対人関係を評価するのに役立つだろう。今後も評価してみるのに役立つはずなので，*www.guilford.com/clark7-forms* から自由に複写して構わない。

対人関係調査票

指示◉あなたの気分がよい時に，数日にわたってこの調査票に記入する。直接会う，電話や電子メールやソーシャルメディアを通じてなど，あなたが連絡を取っている人を自由に思い出してみる。どのくらいの頻度で（例 一日に数回，一年に数回）連絡し，最後に連絡したのはいつか（例 数週前）について考えてみる。次に，それぞれの人と連絡を取った時に，どの程度楽しめるか点数をつける。0＝まったく楽しくない，10＝とても楽しい。最後に，それぞれの人との関係に影響を及ぼすような個人的な問題があれば，それを書き出す。

名　前	連絡の頻度 （最後に 連絡を取った日）	楽しさの程度 （0～10）	個人的な問題
家族			
友人			
同僚			
知人			

The Mood Repair Toolkit より，版権：The Guilford Press

おそらく，思っていた以上に，あなたの対人関係が広いことに気づくだろう。さらに，あまり連絡を取らなかったために，絆が薄れてしまった人の数が多いことにも驚くだろう。何年も話をしていない家族や，今ではほとんど連絡を取っていない過去の「親友」などもいるだろう。さらに，知りあった同僚や知人がいるのに，今ではあえて連絡を取ろうとしない人についても考えてみよう。

2. **うつ病はしばしば人と人との間にくさびを打ち込み，うつ病の人を愛する人々から引き離してしまうというのは事実である。**かつては交際をとても楽しんでいたのに，今ではある程度の期間会っていない人がいる可能性について考えてみよう。あなたと親友や家族の間に何らかの葛藤があり，それが別離を引き起こしているばかりでなく，あなたにも悪影響を及ぼしているということはないだろうか？　あなたが最近抑うつ感を覚えているために，対人関係をおろそかにしていたり，断ち切ってしまったりしたことはないだろうか？

スザンヌが対人関係調査票を完成させるのを助けるために，セラピストは過去の対人関係についていくつかのことを発見する手助けをした。第一に，スザンヌには自分が考えている以上に多くの友人がいたのだが，一人か二人の友人ばかりと連絡を取ろうとしていたことがわかった。第二に，彼女の気分状態に肯定的な影響を及ぼす友人や家族と過ごすのではなく，あまり楽しくない人々と多くの時間を費やしていることに気づいて，スザンヌは驚いた。さらに，自分の人生に重要な役割を果たしている親密な家族とほとんど連絡を取っていないことが彼女には信じられなかった。スザンヌは自分が考えていた以上に，うつ病が対人関係に深刻な悪影響を及ぼしていたことを，対人関係調査票によって気づくことができた。

➡改善戦略㊵：他者との交流を計画する

他者との交流に変化をもたらすには，計画を立てる必要がある。対人関係に主導権を取ることは偶然に起きるものではない。あなたには戦略が必要である。

改善戦略㊵を用いるのは，

- あなたが内向的で，人と交わるのが不安で，対人関係を低く見ている場合。
- あなたが過度の否定的態度を取っている，他者を喜ばせなければならないと強く思っている，過度に保証を求める，否定的なコミュニケーションのパターンがある場合。

改善戦略㊵の指示

1. **対人関係調査票に記入した家族，友人，同僚，知人といったさまざまな人々についてよく見て，これらの人々とどのように異なる方法で付き合ってきたかブレインストーミングをしてみる。**連絡を増やす必要がある人もいれば，長い間連絡が途絶えていたので，もう一度連絡しなおす必要がある人もいるだろう。少し時間を取って，あなたがリストに挙げた人々との間の幅広い対人交流や関係についてブレインストーミングをする。まず，配偶者（あるいはパートナー），子ども，兄弟姉妹，親，いとこ，次に，親友，気楽な友人，同僚，知人へと進んでいく。夕食を共に

する，訪問しあう，スポーツやコンサートに一緒に出かける，買い物に行くといった具合に，直接顔を合わせることかもしれないし，フェイスブック，電子メール，スカイプといったインターネットのソーシャルメディアを通じてのやり取りかもしれない。インターネットの発達のおかげで，以前ならば想像もつかない方法で人々と再びつながることができるようになり，数千マイルも離れた場所にいる人と，まるで隣に住んでいるかのように親密に交流することが可能になった。このようにして，あなたが工夫し，周囲の人々とふたたび連絡を取るようにすれば，さまざまな多くの方法を思いつくはずである。

> **ツールファインダー**
>
> 第3章（改善戦略⑩）でブレインストーミングについて解説してある。

　　　　スザンヌが考えた人々との活動は次のようなものであった。
- 妹に電話して，金曜日の昼食に誘う。
- 数人の親友に毎週少なくとも2回は電話をかける。
- フェイスブックのページを開設して，何年も会っていない旧友に連絡する。
- カリフォルニアに住んでいる従妹のエミリーに電子メールを送って，スカイプを使ってみたくないかと提案する。

2. **対人関係調査票に書きこんだ人々のそれぞれとあなたがどのような活動ができるのかリストにしてみる。**それぞれの活動はできる限り具体的に書く。けっして推測してはならない。具体的に何を，いつ，誰とするかを書いていく。親密な家族や友人ならば，密接な関わり（例夕食への招待）が向いているだろうし，しばらく会っていなかった人ならば，あまり緊密な接触でない（例電子メールや短い電話）ほうが適切であるだろう。重要なことは，他者との関係を改善するための計画を立てて，その手立てを考えていくことである。

3. **自分が落ちこんでいると感じた時に，この実際に行う可能性のある活動のリストを眺めてみる。**次にある人を選んで，その人と一緒に行うのが易しそうな活動を実際に試してみる。落ちこんでいると感じている時には，電子メールや電話といった何かごく簡単なことで連絡を取るようにする。これはとくに有力な気分改善戦略であることがわかるだろう。

> 他者との関わりを持つにあたって自分が主導権を握るほうが，対人交流の場面に曝されて起きる不安や居心地の悪さを減らす。

➡ 改善戦略㊶：傾聴を身につける

　他者との交流からどの程度の喜びを得られるかは，あなたが関わる人，あなたの行動，あなたの他者との交流の持ち方によって決まる。すなわち，あなたが他者に対して楽しくて，快い交流を持つことができれば，気分改善の可能性が高まる。このような肯定的な経験を保証するひとつの方法とは，適切な対人的スキルを練習することである。最善の対人的スキルのひとつが，傾聴である。ほとんどの人にとって傾聴することは難しいのだが，気分が落ちこんでいる時にはとくに難しく感じるだろ

う。私たちは友人や家族に対して，話を聞くというよりは，もっぱら話をしているというのが現状である。

　よい聴き方とは，**傾聴**（reflective listening）と呼ばれる。他者の話を積極的に聴き，適切に相手の目を見て，話されたことを理解していることを示すためにうなずき，聴いたことを言い返してみたりする。助言を与えたり，相手に命令したり，自分自身について語ったりするのではなく，むしろ，あなたが理解していて，相手に共感と心配を示していることを単に伝えていく。傾聴はただちに効果をもたらす。人は自分の話を聴いてもらいたいし，自分の置かれた状況に関心を持ってもらいたいと感じている。心の底から注意を払い，関心を持っていることを示すような適切な質問を挟みながら，傾聴を続けていくと，人々はあなたの傍にいたいと思うようになるだろう。人々はあなたを温かくて，自分を受け入れてくれる人だと感じて，あなたと付きあいたいと思うだろう。

> 傾聴のスキルを磨くのは，優れた対人関係を築くのに不可欠である。

　あなたは傾聴を身につけたり，他者の人生に質問することで関心を示したりすることなど不可能だと思うかもしれない。しかし，案ずるより産むが易しである。私の25年間に及ぶ臨床心理士の指導経験からは，私が指導した学生たちは最初から傾聴が優れていたわけではない。指導を始めた最初の年には，同僚たちと私は多くの時間を割いて，若い研修生たちに傾聴について教えた。もしもあなたが傾聴を身につけたいと思うならば，それは可能であるが，意図的にこれを行う必要がある。

　あなたは聴き上手だろうか？　もしもあなたが他者との関係に問題を抱えているとするならば，相手の話を聴くのが苦手であることが問題のひとつではないだろうか？　生まれつき聴き上手に見える人もいるが，私たちのほとんどは傾聴のスキルを学んで身につける必要がある。ほとんどの人は自分については自動的に語り出すし，それをとても楽しんでいる。しかし，他者やその語る内容に焦点を当てるのは非常に難しい。私にはとても聴き上手な友人がいる。彼は相手が話している間，相手を見つめ，適切にうなずき，笑顔を浮かべ，質問をし，純粋に相手に関心を持っているように見える。人々はとくに彼の傍にいるのを楽しんでいることに私は気づいた。彼は聴き上手で，気楽で，融通のきく人なので，とても人気がある。という訳で，あなたも傾聴のスキルを練習することにしよう。

あなたが次のような対人的な問題を抱えているならば，改善戦略❹を用いる。

- 他者に対して否定的な確信を抱いている場合。
- 一般的に過度に否定的な態度を取る場合。
- 他者を非難する場合。
- 否定的なコミュニケーションのスタイルがある場合。

改善戦略❹の指示

1. 親友か家族を相手に練習を始める。「私は今よりも聴き上手になろうとしています。この会話の間，いくつかのコミュニケーション・スキルを試してみようと思います。会話が済んだら，私がどのようだったか意見を聞かせてください」と相手に言っておく。
2. 何回か練習してみたら，今度は，家族や友人との自然な会話の中で傾聴や質問を試してみよう。

傾聴は良好なコミュニケーションにとって重要であり，他者との関係を改善する。そして，他者との間に良好な関係を築くことは，抑うつ気分を改善させる有効な手段となる。他者の人生について純粋な関心を巧みに表せるようになると，自分自身に対しても快適に感じられるようになるだろう。

➡改善戦略㊷：他者との交流を自分のほうから始めてみる

　抑うつ気分と必死で闘っているほとんどの人は，自分から積極的に他者と関わろうとするよりは，対人関係において，受動的で，従属的で，あまり自己主張をしない方が楽だと感じている。とくにあなたがうつ病に加えて，内向的な性格で，対人恐怖とも闘っているならば，対人関係において主導権を取って，自己主張し，自分がリードするというのはとても難しく感じるだろう。しかし，実際のところ，友人や家族が連絡してくるのを待っているというのは，あなたは対人関係をコントロールする立場にはないという意味である。そのために，あなたはかえって傷つきやすく，絶望的な状況に置かれてしまい，抑うつ気分を改善させるために対人関係を用いるという機会が奪われてしまう。恐ろしく思えるかもしれないが，他者との絆をふたたび活発にする唯一の方法とは，自ら主導権を取って，他者との交流を始めることなのである。

　自分から他者と交流を持とうとすることは，あなた自身も大切だと思っていることかもしれないが，あなたはいくつも理由からそうするのを避けたり，先延ばしにしたりしているのだろう。しかし，何か不快なことをするのを恐れているというのは，主導権を他者に委ね続けることの妥当な理由にはならない。あなたのほうから一緒に何かをしようと誘ったら，実際には，知人や家族は驚くだろう。

改善戦略㊷を用いるのは，

- あなたが内向的で，対人関係に強い不安を抱いている場合。
- 従属的で，自己主張ができない傾向があり，他者に取り入ろうとする場合。
- 他者を疑い，信頼の問題と必死に闘っている場合。
- 他者から傷つけられるのを恐れている場合。

改善戦略㊷の指示

1. 一緒にいてもくつろいでいられる親しい友人を一人か二人見つけて，あなた自身がその人と連絡を取るようにする。
2. 電子メール，携帯電話のメール，ヴォイスメール，電話等，使いやすい連絡手段を用いる。
3. 一緒にコーヒーを飲むとか，外出して昼食をとるとか，短時間の活動を提案してみる。
4. 一緒に何かをするうえで都合のよい時間を相手に決めてもらう。
5. あなたの気分が比較的よい時に他者との活動を始めて，徐々に，気分がふさいでいる時にも何かをするようにしていく。
6. たとえば，夕食に招くといったように，他者と交わるうえでより課題の多い，複雑な活動に発展させていく。

友人たちに電話をして，昼食に誘うというのは，スザンナに強い不安を呼び起こした。というのも，友人の忙しい生活に無理やり押し入っていくように思われないかと心配したからである。そこで，妹たちならば電話でのおしゃべりが好きなことを知っていたので，スザンナは2人の妹たちに電話をすることから始めた。次に，彼女は数人の友人に電子メールを送って，昼食に誘うことにした。これならば彼女は連絡を取ることにあまりプレッシャーを感じなかった。最後には，スザンヌはここしばらく会っていなかった友人を数人夕食に招待した。しかし，このような他者との交流を自分から始めるのはかなり緊張を強いられたので，まず妹たちに電話をすることから始めて，徐々に自分が主導権を取って，より難しいことへと進めていった。

➡改善戦略㊸：挨拶を練習する

　しばらくの間落ちこんでいると，あなたはかならずしも親し気な人ではなくなっているだろう。できるだけ周囲の人と触れあわないようにしたり，日常の活動をたったひとりで行ったり，他者の視線や交流を避けたりしても不思議はない。しかし，「こんにちは」と言ったり，笑いかけたり，知人や見知らぬ人にさえどんな一日だったか尋ねるといったこと，すなわち，親しげな挨拶をすることによって他者に好影響を与え，あなた自身も実際に気分がよくなる。日常的に，たとえば，レジ係，店員，給仕，エレベーターを待っている人，配達人，レストランに並んでいる人といった，見知らぬ人にあなたが笑いかけたり，気楽な言葉をかけたりすることは，親し気な雰囲気を周囲に伝える。たとえあなたが愛想を振りまく気分でなかったとしても，こういった小さな行為があなたの気分状態に一時的であっても好影響を及ぼす。

　私たちは皆それぞれ性格が大きく異なり，親し気に振る舞うことはあなたにとっては他の人よりも難しいかもしれない。最初はぎこちなくて，わざとらしく思えるかもしれないが，繰り返していくと徐々に自然に感じるようになっていく。

改善戦略㊸を用いるのは，

- ■過度に否定的な態度を取る場合。
- ■傷つくことを恐れる場合。
- ■他者を非難する場合。
- ■イライラしたコミュニケーションスタイルの場合。

改善戦略㊸の指示

1. **自分にとってあまり不自然に感じられない振る舞いをすることによって他者に親し気にする練習を始める。**「こんにちは」と言う，笑いかける，視線を合わせる，ドアを開けて他者を先に通す，自分にしてもらったことに感謝の言葉を言う（例商品を見つけるのを手伝ってくれた店員に感謝する）といったことを練習する。言い換えると，あなたの日常の対人交流の中で，不機嫌な態度から親し気な態度へと変えていく。あなたがこのように振る舞ってみると，こういった相手に対するごく基本的な態度の変化が肯定的な気分改善効果をもたらすことに気づくだろう。
2. **次に簡単な会話を試してみる。**見知らぬ人と向きあった時に，気楽な関心や親し気な雰囲気を伝

えるいくつもの表現をしてみる。

- 「今日のご機嫌はどうですか？」と尋ねてみる。
- 天気について意見を言う。
- あなたが長い列を作って待っている時に，同じように待っている他の人に対して同情的な意見を言ってみる。
- 子どもやペットを連れている人がいたら，何か誉め言葉を言う。
- 他者の洋服や外観について誉め言葉を言う。
- 買い物袋を持っている人がいたら，買い物について何か話しかけてみる。

> 親しげに振る舞うことは，否定的な気分を和らげる。不機嫌そうにしていると，否定的な態度が強まってしまう。

➡ 改善戦略㊹：自ら率先して親し気に振る舞ってみる

　ほとんどの人の人生には，配偶者，子ども，孫，親，兄弟姉妹といった，自分が愛する人がいる。家族の誰かが国中あるいは世界中に広がっているかもしれないが，私たちは誰もが家族のネットワークの一員である。たとえ世界の遠くに住んでいたとしても，幸い，世界的なコミュニケーション・システムのおかげで，愛する人と常に連絡を取ることが可能になっている。そこで，愛する人と連絡を取ることの実質的な障害はないと言えるだろう。葛藤，先送り，単に放置しているといったことで，愛する人との間に距離ができている場合がほとんどである。気分が落ちこんでいることの結果として生じている，見捨てられたとか疎外されているとかいう感じを改善するには，緊密に連絡を取り直すことが奏功する。

改善戦略㊹を用いるのは，

- 誰かとの絆の価値を忘れていたり，過小評価したりしている場合。
- 親しい誰かに怒りを感じている場合。
- 他者を非難している場合。
- また傷つくのではないかと恐れている場合。

改善戦略㊹の指示

1. あなたの対人関係評価票に戻って，家族や他の愛する人とともに過ごしている時間に焦点を当てて再検討してみる。仕事や他の理由を言い訳にして，あなたは愛する人を構わなかったことはないだろうか？　配偶者，子ども，親とともに定期的に大切な時間を過ごしているだろうか？　あなたの人生でもっとも重要な人と関わる機会を失っていないだろうか？　家族と一緒にいる時に，彼らの人生に真に関心を払っているだろうか，それとも，自分の個人的な事柄に囚われきっているだろうか？　あなたは自分から進んで何か皆で一緒に行う肯定的な活動をしているだろうか，それとも，家族がそれぞれ別々にスクリーンを眺めて（例 テレビを見る，インターネットサーフィンをする，電子メールを送る，フェイスブックを眺める）時間を過ごしているだろう

か？　あなたのパートナーに対して，あなたが親密な態度を取ったのはいつが最後だったろうか，すなわち，あなたが主導権を握って，親密であろうとして，愛情や感謝を表現したのはいつが最後だったろうか？　関係を修復しなければならないほどの葛藤や誤解はあるだろうか？　あなたの人生において愛する人を本当に大切に思っていると伝えたのはいつが最後だったろうか？　このように，あなたのパートナーや他の家族にそれほど親密ではないことにいくつもの理由がある。抑うつ感のために愛する人との距離が離れてしまうのは，相手を放っておき，避け，興味を失い，受け身になり，他者が主導権を握るままにしているといったことが主な理由である。

2. 対人関係評価票を再検討して，あなたが家族の誰かとの間に距離を置いてきたと考えたならば，彼らとの関係をふたたび築きなおすための何らかの方法について計画を立てる。主導権を握って，あなたのパートナーや家族との時間を作るのは，他でもないあなた自身であることを忘れてはならない。あなたが彼らと時間を共に過ごしたいし，彼らの人生に興味を持っているというメッセージを伝える必要がある。あなたが彼らを愛していて，大切に思い，身近に感じているということを伝えることも重要であり，これは次章の話題である。したがって，愛する人との絆を取り戻すことに時間を使ってほしい。このように時間を使うことは，あなたがすっかり落ちこんでいる間に感じていた孤独や絶望感を改善するうえで大いに役立つ。

3. 愛する人との時間を過ごした後に，あなたの幸福感に及ぼした影響について考えてみる。愛する人とともに過ごしてあなたはどのように感じただろうか？　その人に愛情を表したり，その人から愛情を受けたりすることができただろうか？　誰かと親密であるということが，あなた自身やあなたの人生に対してどのような影響を及ぼしただろうか？　親密であることが，あなたの気分に肯定的影響，あるいは否定的な影響を及ぼしているだろうか？　現実的で，バランスのとれた評価をするのが重要である。親密であった後にあなたが実際にどのように感じているのかを見定めるようにするのであって，どのように感じなければならないかということではない。

　親密であることが，どのようなみじめさに対しても特効薬となるわけではない。あなたが必死で親密になろうと努力しているにもかかわらず，パートナーや他の愛する人との関係に深刻な問題を抱えていることもあるだろう。たとえば，虐待の経験がある人にとって，親密さはむしろ逆効果であったり，かえって悪影響を及ぼしたりするかもしれない。このような場合には，これらの問題に対処するには専門家の援助を求めることが重要である。

➡改善戦略㊺：避けるのではなく，人の輪に入っていこう

　現代社会でうつ病や不安障害が増えている主な社会的要因のひとつは，コミュニティの喪失である。ますます移動が可能になったために，私たちはしばしば家族や近隣の人々と切り離されてしまっている。ほとんどの人は大都会や郊外のコミュニティに住んでいて，近所の人をあまり知らず，地域の組織（例教会，慈善団体，政党等）への関わりも減ってきた。多くの人々は自分がコミュニティに所属しているという感じを持てずに孤独な生活を送っている。しかし，あなたの周りには多くの潜在的なコミュニティがあり，そのうちのひとつかふたつのメンバーになることは，気分改善につながるよい方法であるだろう。

　さまざまなグループが新たなメンバーを歓迎し，それはほとんど数限りなく存在する。読書会，趣味の会，社会活動グループ，ボランティアや慈善組織，信仰団体（例教会，寺院，モスク等），運動

やストレス軽減グループ（例ヨガ，ピラティス等），大学の公開講座等である。あなたの興味が何であれ，おそらくあなたと興味を共有できる講座やグループがあるだろう。このようなグループは同じような関心を持った人々を集めるという目的があるので，他者と出会う絶好の場となる。もしもあなたが自ら会話を始めるのが苦手ならば，運動のクラスや読書会に加わるとよいだろう。というのも，あなたは自分についてではなく，グループの興味や共通の課題について話すことができるからである。もちろん，初めて新しいグループに出かけるのはとても恐ろしく感じるかもしれないが，新メンバーに開かれているグループは，初めて来る人に慣れていて，どのように歓迎したらよいかもよく承知している。3～4回会合に参加すると，あなたはすっかり気楽に感じて，自分もグループの中に溶け込んでいこうと考えるようになるだろう。

単に職場ではない，何かのコミュニティに所属することがいかに重要であるかという点について強調しても，強調しすぎることはない。あなたが誰とも関わりを持たずに，毎晩，毎週末ひとりで過ごしているならば，あなたは落ちこんでしまうだろう。たとえあなたが仕事で多忙で，頻繁に出張して，家族との関係も良好であったとしても，コミュニティとのある種の関わりを通じて他者との間に独自のつながりを持つ必要がある。

以下のような障害がある時には，改善戦略㊺を用いる

- 傷つくのではないかとか，他者から否定的な評価を受けるのではないかと恐れている場合。
- 自分自身にかけたプレッシャー，すなわち，あなたが自分自身ではない誰かでなければならないと感じている場合。

改善戦略㊺の指示

1. スポーツ，趣味，教育，宗教，他の社会活動といったあなた自身の個人的な関心を見定めることから始める。第9章で行った目標や価値に関する練習を再検討すると，自分の関心を見きわめるのに役立つかもしれない。
2. 次に，地方紙，コミュニティの掲示板，地元の大学，市立図書館，グーグルでのコミュニティについての検索，地域の公園や余暇担当の部署に連絡して，あなたの地域のグループについての情報を集める。
3. あなたの関心と合うグループを見つけたら，勇気を出して，グループの会合に出かけてみる。最初は難しく，不安が呼び起こされるだろうが，孤独感や抑うつ感を減らすという利点は非常に大きい。これらのグループの多くは，医学の研究や地域の不遇な人々に対する助成金を募るといった社会活動をしている。次章で解説するように，慈善団体を通じて他者を助けるというのは，抑うつ気分に対抗するのにとくによい方法である。
4. **グループに慣れるように努力する。**初めてグループに参加すると，ほとんどの人は自分が目立ってしまったように感じ，居心地が悪い。もちろん，他の人よりもひどく居心地の悪い思いをする人もいるが，おそらく多少なりとも誰もが居心地の悪さを感じているだろう。そこで，時間をかけてグループに慣れていくことが大切である。最初から積極的に参加する必要はない。グループのメンバーがあなたを受け入れてくれるか，そして，あなた自身も他のメンバーを受け入れることができるか，時間をかけて見定めていけばよい。あなたがとても好ましいと思う人もいれば，

つきあい難いとか，不快だと思う人さえいるだろう。しかし，さまざまな人がいるということに耐えることを身につけるというのも重要であり，あなたがグループ全体のために振る舞う必要はない。すなわち，もしもそれがあなたの性格でなければ，おしゃべりで陽気に振る舞う必要はない。むしろ，ありのままの自分でいて，十分な時間をかけて，互いに打ち解けていく。一回参加しただけで止めてしまわない。そのグループが自分に合っているかどうか決めるには数回参加してみる。

スザンヌはこれまでもユダヤ教寺院での活動に参加してきたが，今では教師の職を退職していたので，以前よりも多くの時間があった。そこで，コミュニティへの関わりを増やす必要があった。退職した英語の教授が女性のための読書会を開いていると知り，面白そうだと思った。情報を集めて，読書会のリーダーに電話をかけて，新しい会員を募集しているか尋ねてみた。その時点では読書会は満員であることがわかったが，数人の会員が夏には他の街に転居するので，数カ月後には空きができると思うとリーダーは答えた。スザンヌはウェイティングリストに名前を書きこんだが，数週後には読書会に参加できた。さらに，米国退職者協会（American Association of Retired Persons：AARP）の支部会にも参加し，そのウェブサイト（www.aarp.org）をよく読んで，多くの情報を得た。彼女は多くの同年代の人々が地域の生活に積極的に関わり，活発な人生を送っていることを知り，驚いた。

➡ 改善戦略㊻：ペットを飼う

ソフィーは30年間も双極性障害（躁うつ病）と闘ってきた。気分安定薬によってある程度コントロールできていたが，それでも時には気分の揺れがあった。躁状態になって，非合理的な振る舞いに出ることが時々あったが，それ以上に深いうつ状態に陥ることが多かった。25年間続いた結婚だったが，夫はついに家を出て，ソフィーはひとり自宅に残された。不幸なことに，精神状態のために非常に難しい社会状況に置かれてしまい，ほとんどの時間を自宅でひとりで過ごしていた。彼女は仕事に就いておらず，週に一度，サポートワーカーがやって来て家事を手伝ってくれた。ソフィーには自由な時間がたくさんあった。しかし，彼女の人生でひとつ明るい点は，チャーリーというマルチーズ犬を飼っていたことだった。チャーリーは11歳で，ソフィーによくなついていた。チャーリーはソフィーに無条件の愛情を示した。戸外で運動させなければならないので，ソフィーは一日に二度チャーリーと散歩に出かけた。そのために，ソフィーは家を出なければならなかった。犬があまりにも可愛らしかったので，人々が立ち止まって，ソフィーにチャーリーについてあれこれ尋ねた。ソフィーはチャーリーをまるで子どものように扱った。自分の人生には他に誰もいないように思えたが，チャーリーとの関係はソフィーを力づけた。

> ペットはあなたの人生に喜びや絆をもたらしているだろうか？

もしもあなたが内向的な性格で，他者から傷つけられるのではないかと恐れているのならば，ペットを飼うことは絆を作るよい出発点になるかもしれない。しかし，ペットから対人交流の必要性のすべてを得られるわけではないので，家族や友人との関係を改善するためには，本章の他の対人的改善戦略を用いるのが重要である。また，いわゆる「ペット療法」がすべての人に合うわけでもなく，これはすでに解説した他の戦略よりもさらに選択的なものである。あなたが動物好きで，動物に関心があって，住居がペットの飼育に適している場合に，この選択肢を考えるべきである。

改善戦略㊻の指示

1. **ペットが飼える環境かどうかを考える。**あなたの住居でペットを飼うことができるかどうかをまず考えてみる。あなたはペットを飼うのに適した自宅，あるいはアパートに住んでいるだろうか？　家族のあなた以外の人はペットを飼うことに関心があるだろうか？　あなたはペットの世話をする時間があるだろうか？　ペットを飼う前に考慮しなければならない現実的な事柄がたくさんある。

2. **あなたの動物への関心を見定める。**多くのさまざまな種類の動物がペットとして飼われている。人間との関係を考えると，犬の人気が高い。ペットとの間に絆を築くということについて取り上げているので，犬（あるいは少なくとも猫）が望ましいだろう。しかし，犬や猫にも多くの種類がある。あなたの関心や性格に合った種類について，ブリーダーや獣医に相談する。

3. **ペットの飼い主に話を聞いてみる。**ペットを飼っている友人や家族にその経験について話を聞く。あなたが特定の種類を考えているのならば，同じ種類の動物を飼っている人の話を聞くのがもっともよい。その動物をペットとして手に入れる前に，その性格について十分な情報を得ておく。

4. **自分のペットにしようと考えている動物を試しに預かってみる。**あなたが飼おうと思っている種類の動物をすでに飼っている友人や家族に頼んで，その動物の散歩をさせてもらったり，週末に預からせてもらってみる。その動物とある程度の経験をしてみて，身近にペットがいるということを実際に経験してみる。

5. **ペットを手に入れる。**いよいよペットを手に入れるという決断を下したのだが，あなた自身もそしてペットも，互いに慣れるまでに十分な時間をかける。互いに慣れるまでにあなたもペットも数週間かかるだろうから，すぐに諦めてはならない。飼い主があまりにも早く諦めてしまうため，毎年，数千匹のペットが動物シェルターに捨てられている。あなた自身もペットも辛抱強くなければならない。ペットと楽しい交流の時間を持つことができているかに注意を払う。

　ペットは多くの人々に喜びと絆を与えてくれる。多くの人々にとってペットは心身の健康を改善してくれるという点ではほとんど疑いがない。実際のところ，私の大学では最近，ストレスに圧倒された学生に対して「ペット療法」のプログラムを導入した。各学期に数週間，地域の飼い主のボランティアが大学にペットを連れてきて，数時間，学生が犬や猫と遊ぶのだ。ペットとのコミュニケーションの短時間の交流は，多くの学生にとってストレスを減らして，気分を改善するのに役立っていることが明らかにされてきた。

　繰り返しになるが，ペットの世話をするには多くの時間や労力が必要なので，ペットを飼うことがすべての人に向いているわけではない。しかし，あなたが動物好きで，これまでにペットを飼った経験があるのならば，ペットを飼うことによって気分を持ち上げることができるかもしれない。ペットを飼うということは，愛する人を亡くした人にとってとくに有効であることが多い。私たち誰もが愛情を与えたり受けたりする必要がある。この欲求を満たすのにペットは重要な役割を果たす。

絆を築く

　人類にとって，対人関係は生存に不可欠である。残念ながら，うつ病は他者との絆を築くという願望や能力を妨げてしまう。うつ病の重症度や持続期間によるのだが，他者との交流への妨害を克服したり，自動的な引きこもりや他者を回避する傾向を絶つのは，非常に難しい。粘り強く取り組む必要があるが，本章の気分改善戦略を用いて，あなたの気分や社会生活を大きく改善できる。実際に，対人関係の改善はうつ病を克服するもっとも重要な唯一の方法であると，多くの心理学者が確信している。他者との関係にとくに焦点を当てた**対人関係療法**（interpersonal psychotherapy）という治療法すらある。そして，重症のうつ病に対する心理療法は数多いが，これはそのうちでも効果的であると証明されたいくつかの心理療法のひとつである[2]。

　高度に都市化し，技術が進んだ現代社会では，対人関係を妨害したり，あるいは促進したりする，双方が可能になっている。人間の海の中を泳いでいるにもかかわらず，デジタル世界は，完全に孤独に生きることも可能にした。しかし，同時に，インターネットを基盤としたソーシャルメディアとそれを使った道具（例 スマートフォンや類似の機器）によって，世界中のどこにいても，愛する人や友人と交流を保ち続けることもできる。地理的な距離はもはや対人関係の障害ではない。そこで，デジタル機器を通じた関係への肯定的な影響を無視したり，軽視したりしてはならない。他者との関係を築くことは，あなたの孤独感や絶望感を克服する最善の方法かもしれない。

ツールファインダー

- もしもあなたが他者から嫌われている，誰からも受け入れられない，他者と触れあう能力がないと信じているならば，第4章の認知療法に基づく気分改善戦略を用いて，自分自身や他者についての思考を変化させるようにする。本章の対人関係を変化させる戦略を用いる前に，これを行う必要があるだろう。
- あなたが抑うつ状態で，抑うつ的反芻に囚われていたり，他者から孤立していることに何もできないと確信していたりするならば，第6章を復習する。
- あなたが将来に絶望していたり，対人関係を改善しようとすることなど無意味だと思っていたりするならば，第9章の人生の目標や価値を再読する。
- あなたは他の人との絆を築きなおす必要があると思ってきたが，そうすることを先延ばしにしたり，避けてきたりした。もしもそうならば，先延ばしや他の回避のパターンを打破する方法を解説した第13章が，この問題に対処するうえで役立つだろう。
- 最後に，あなたは他者と交流する動機や活力がないと感じているかもしれない。あなたにとって活力に乏しいとか疲労感が問題であるならば，運動，睡眠，食事について第12章を参照する。あなたの活動水準を取り戻すために，まずこれらの課題に取り組んでみると，さらに人生に取り組み，他者との活動に参加する準備ができるだろう。

第11章 親切とコンパッション（共感・感情）を示す

> 愛情と同情は必要不可欠であって，贅沢品ではない。
> ダライ・ラマ14世

　愛は，何世紀にもわたって人類の文学，演劇，哲学，宗教，物語の中心の舞台を占めてきた。**同情に満ちた愛**，すなわち，自分にそして他者に対して親切と共感を示す能力は，豊かに充足した人生の中心的な要素であるというのは普遍的な認識である。このような愛がもたらす肯定的な影響は永続し，この行為を行う人にも受ける人にも影響を及ぼす。

　「与うるは受くるより幸なり」（使徒行伝20：35）という聖書の金言は私たちすべてが経験し，目撃してきた。ある友人は癌の診断を下されたが，化学療法を受けている間も，地域の無料給食施設でボランティア活動を続け，それはまた彼女がつらい治療に耐え，希望を持ち続けるのに役立った。私の治療を受けていたある女性は，病院でのボランティア活動をしていたおかげで，夫の死を嘆き悲しんでいた彼女の人生の意味と目的に気づく助けになったと語った。長年にわたって夫の暴力に耐えてきた女性は，今ではドメスティック・バイオレンスの他の犠牲者を助ける仕事をしていて，それが彼女自身にとっても癒しの効果があると話した。ある若い男性は，癌の治療を受けていた間に絶望感を抱いたが，絶望的な予後に打ち勝ち，末期状態から抜け出し，生き抜いた後には，他者の苦境に対して新たな関心と心配を抱いたと私に語った。さらに，ある牧師は頻繁に再発するうつ病と闘ってきたが，他者の要望に応えて牧師の仕事をしていることが，うつ病の罠から抜け出すのに役立ったという。

　同情や共感はよい意味で周囲に伝わっていく。それが触れるすべての人の感情に好影響を及ぼす。残念ながら，抑うつ気分に圧倒されると，他者に同情するのが難しくなり，ましてや自分自身に対してはさらに難しくなる。落ちこんでいると，注意は否定的な方向で自己に向けられるのが典型的であり，自分が悲しいことをあれこれと思い悩み，なぜ暗闇から抜け出せないのかと考えてしまう。否定と自己非難といううつ病の悪循環のために，自分自身の狭い世界に入りこんでしまい，同情や共感がもたらす平穏や喜びを経験できなくなる。

　本章の戦略は，あなた自身そして他者に対する愛や親切についての視点を広げるのに役立つ。あなたが悲しみに囚われていると，自分は同情に値しないとか，それを他者に向けることなどできないと感じるかもしれない。しかし，同様に，他者に気遣う力を持つには，あなた自身の健康を保たなければならないと言われていて，セルフ・コンパッション（自分自身に対する同情）を身につけるのは重要である。本章の目的はどのようにして同情にあふれた心を育むかを解説することにある。この安定した状態は，抑うつ気分がさらに悪化してしまう前に，あなたの気分を改善するのに役立つだろう。

あなたの抑うつ気分に次のような特徴がある時には，コンパッション（compassion）に焦点を当てた戦略を用いる

- 非常に自己批判的で，おそらく自己嫌悪や自己憎悪と言えるほどの否定的思考がある場合。
- 自分自身や他者に対して我慢ならず，欲求不満で，怒りに満ちている場合。
- 抑うつ的反芻を認める場合。
- 平穏や満足感がない場合。
- 自己中心的で，自分の現状や問題に囚われきっている場合。

コンパッションに満ちた心

　コンパッションはいささか「第六感」に似ている。誰もがコンパッションに気づいているが，それを定義するのは難しく，まして正確に理解するのはさらに難しい。『ウェブスター英語辞典』の「他者の苦悩を共感的に意識し，同時にそれを和らげたいという思い」という定義がよい出発点となるが，気分を改善する共感に満ちた心を育むのに役立つとまでは言えない。抑うつ気分を克服するためには，コンパッション，とくにセルフ・コンパッションの概念について深く探っていく必要がある。

　コンパッションは人類にとって本質な部分であり，生き延びるために不可欠であるといっても過言ではない。種として，生存の能力は多くは，集団（例 拡大大家族，部族等）を形成することによる保護や，長期にわたって成人を頼って子どもを世話することによっている。他者との間に良好な関係を保ち，子どもを世話するには，コンパッションが必要である。コンパッションがなければ，種は滅びるし，同様に，すべての個人もコンパッションが欠ければ「内的な死」に至る。

> コンパッションは人々を互いに結びつけておく接着剤である。それは私たちを家族やコミュニティに結びつけておき，種の生き残りを確かなものにしている。

　次のページの「コンパッションに満ちた脳」では，気分を統御し，うつ病へと発展していくのを予防するコンパッションが持つ生来の能力を脳がどのように生かしているのかという学説について解説してある。次のページの図は，他者を世話する前にまず自分を慰めることができなければならないし，それが平穏と満足を生じることを示している。コンパッションに満ちた心には気分を改善する力があるが，この元気を回復する経路で維持されている。

> 平穏な脳の状態を生み出すために，他者を世話する心を育む。

　コンパッションに満ちた心を保つというのは，誰にとっても明らかな利益がある。しかし，コンパッションに満ちた心とは何から成っているのだろうか？　安定した状態として同情を経験し，抑うつ気分を和らげるには私たちはどのような性質を育む必要があるのだろうか？　ポール・ギルバート（Paul Gilbert）によれば，コンパッションに満ちた心とは次のような要素から成る。

- 人生に対する感謝，すなわち，生きていることに喜びを感じる能力。
- 他者との関係を保ち，それを重視する態度。
- 自己および他者の欲求や感情に対する感受性。
- 自己および他者の人間的な苦悩についての深い意識と共感。

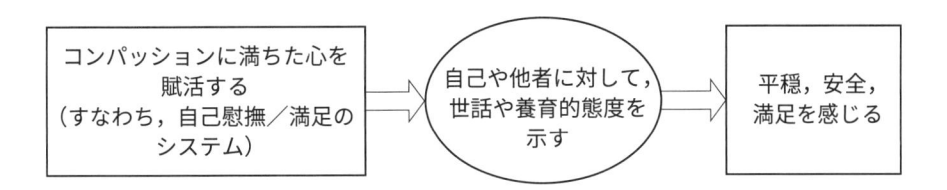

```
┌─────────────────┐      ╱‾‾‾‾‾‾‾‾‾‾‾╲      ┌─────────┐
│ コンパッションに満ちた心を │ ⟶ │ 自己や他者に対して, │ ⟶ │ 平穏, 安全, │
│ 賦活する         │      │ 世話や養育的態度を │      │ 満足を感じる │
│ (すなわち, 自己慰撫／満足の │      │ 示す         │      │         │
│ システム)        │      ╲_____╱      └─────────┘
└─────────────────┘
```

- 苦痛や苦悩を経験している人に対して忍耐や寛容の態度を示したいという願望。
- 苦悩に対する耐性の増加。
- 人間の特質に対する心理学的な心構えや高い意識。
- 受容的で中立的な態度。

コンパッションに満ちた脳

英国の心理学者ポール・ギルバート（Paul Gilbert）は30年かけて，コンパッションの性質や人間におけるコンパッションの進化について研究し，コンパッションに焦点を当てた心理療法と呼ばれる不安障害やうつ病に対する認知療法の特殊型を開発した[1]。ギルバートはその著書『コンパッションに満ちた心（The Compassionate Mind）』において，コンパッションは単に人間の進化の基礎であるばかりでなく，人間の脳に明らかな基盤を持つと主張している。これがどのように機能するかを理解するには，以下の相互作用的な脳のシステムを通じて人間は感情を統御している点について知る必要があるという。

- **褒賞と資源**（incentive/resourse）のシステムは，人間の生存を助け，繁栄を保障し，社会の中での地位を保つための動機づけを高める。さらに，これは野望を高めて，目標の達成に役立つものの，過剰に作用すると，さらに多くを必死になって求めようとして，不満足感をもたらしかねない。脳の報酬系をつかさどる神経伝達物質であるドーパミンのために必要以上に何かを成し遂げようとするかもしれない。
- **脅威と自己保存**（threat/self-protection）のシステムは，危機を警告し，不安，恐怖，怒り，嫌悪の感情を引き起こす。扁桃体と呼ばれる原始的な脳の構造内に位置し，「闘争か逃走か」（fight or flight）の反応を引き起こし，生命の危険が迫るような状態から私たちを守る。しかし，長期にわたってこのシステムが過剰賦活されると，健康に有害なほどストレスホルモンのコルチゾールが放出されることになる。うつ病では，他者から引きこもりたいという願望が，存在の自己保護の形にまで発展するのは，このシステムのためである。
- **慰撫と満足**（soothing/contentment）のシステムは，安全や平穏な感覚，自己や他者との絆をもたらす。保護，共感，承認などとも関連する。褒賞と資源のシステムは私たちを必要以上に駆り立てるのだが，慰撫と満足のシステムは過保護に作用し，寒い冬の晩に燃え盛る暖炉の火にあたりながら味わう温かい一杯の茶（ここにあなたの好きな飲み物を入れてみよう）が引き起こすくつろいだ影響のような，快適や弛緩をもたらすエンドルフィンやオキシトシンといったホルモンを放出する。

ギルバートによると，コンパッションは，褒賞と脅威の脳のシステムの過剰反応に対抗する脳の自己慰撫を賦活することによって，感情の平衡をもたらすという。

苦痛な経験を耐えることの意味

　前述したリストからわかるように，人間の苦痛な経験に対して恐怖感や嫌悪感を覚えずに，他者の苦悩に気づき，助けの手を差し伸べたいと思うことは，コンパッションの重要な一部である。私が臨床心理士として働き始めた頃，脊髄損傷を負って四肢麻痺となった若い女性が紹介されてきた。私は彼女の重度の障害にすっかり圧倒されてしまって，彼女が必要としている心理学的治療を施すことがほとんどできなかった。あなたはこれまでに愛する人を失ってしまった後，友人か知人から無視されたように感じたことがあるだろうか？　彼らはあなたの喪失を知って不安や居心地の悪さを感じて，あなたにコンパッションを表すことができなかったのかもしれない。コンパッションにあふれる人は他者の苦痛や苦悩に耐えることができる。これは，コンパッションや愛情に満ちた親切心を他者に表すのに不可欠な前提条件である。

> 自己および他者の人間としての苦痛や苦悩を受け入れて，それに耐える能力は，同情を育むためにまず必要である。

ツールファインダー

第7章で解説した，受容とマインドフルネスを達成する戦略は，自己および他者の苦痛や苦悩に耐える態度を育むことに役立つ。

まずは自分へのセルフ・コンパッション

　下の欄にあるように，コンパッションに満ちた心のもうひとつの側面はほとんどの人にとってあまりはっきりしたものではないだろう。他者に向けて愛情あふれる親切心やコンパッションを示すためには，まずセルフ・コンパッションが必要である。自己批判，後悔，否定的な態度などに囚われていると，他者の欲求に応えることなどできない。あなたの時間，エネルギー，努力といった個人的な資源のすべては自己に向けられ，反芻や自己憐憫で使い果たされてしまうだろう。となると，友人，家族，コミュニティに対しては何も残っていないことになる。これはコンパッションに満ちていながらも，同時に自己批判的でもあることなど不可能であると言っているわけではない。抑うつ気分の際にしばしば認められる極端な自己批判的態度のために，他者に向けてコンパッションに満ちた態度を示すのに必要とされる動機やエネルギーが枯れ果ててしまう可能性があるということである。

　セルフ・コンパッションに満ちた態度を取るというのは，本章の気分改善戦略の中核である。これは抑うつ気分からの回復に直接関わってくる。この理由から，以下の気分改善戦略においてセルフ・コンパッションが大いに強調されるのだ。

> 否定的な気分の改善は，自己に対する同情，受容，耐性を通じて生じてくる。

　セルフ・コンパッションは明白な概念ではない。自分の苦痛に満ちた経験に対して，率直で，理解があり，受け入れようとする態度であり，自己の感情や問題に対して

深い同情と耐性を育むことができる[1]。テキサス大学オースティン校のクリスティン・ネフ（Kristin Neff）はセルフ・コンパッションの3つの基本的要素を同定した[2]。

1. 自己批判や自己判断ではなく，自分に向けた親切や理解（例「私は自分の欠点や足りない点を耐えることができる」）
2. 否定的な個人的経験を，孤立した出来事としてではなく，人間のより大きな経験の一部としてとらえる能力（例「私は自分の失敗を人間としての経験の一部ととらえることにしよう」）
3. 過度に一般化するのではなく，苦痛に満ちた思考や感情をバランスの取れた視点でとらえる能力（例「私にとって重要な何かに失敗したとしても，それをバランスの取れた視点でとらえることにしよう」）

　セルフ・コンパッションを自己憐憫や自己中心的な態度と混同してはならない。セルフ・コンパッションとは，自己に焦点を向けた共感であり，自分自身の苦悩に対して率直な感情を抱くことである。それとは対照的に，自己憐憫とは，犠牲者の役割に過度に同一化し，自分に不正が加えられた「哀れな私」として怒りの感情を持ち，自分の状況について不満を言い，涙を流すことである[1]。一方，セルフ・コンパッションとは，自分自身を忍耐強く理解しようとすることである。たとえば，あなたが配偶者から怒りに満ちたひどい言葉を投げかけられて，傷ついたと感じたとする。しかし，あなたは否定的な気分について考え，驚くほどの忍耐と勇気でそれを乗り越えた。これがセルフ・コンパッションである。さらに，自己中心的な態度のために，他者から切り離されてしまうことも起こり得る。それは他者の欲求よりも自分自身の欲求を優先させたり，自分の問題に囚われきっているために，他者の感情的反応を引き起こして，客観的で中立的な視点を取ることが難しくなるためである。
　セルフ・コンパッションと自己憐憫の差を，芸術とポルノグラフィーの差に近いと考えることができるかもしれない。実際にそれを見れば，誰もがその差がわかるが，正確にその差を言い表すことは難しいだろう。私には，セルフ・コンパッションよりも自己憐憫を示す典型的な高齢の親戚がいる。彼は自分の病気について常に不平を言い，少しでも疼痛があれば執拗に訴え，自分の状況にすっかり圧倒されていた。結局，84歳で亡くなったのだが，最後まで不平を言い，周囲に共感を求めていた。彼の要求に応えるのは非常に難しかった。まるで私の家族や私の「同情測定器」のメーターの針が突然ゼロに落ちてしまったように感じたものだ。
　最後に，セルフ・コンパッションは，自己憐憫とは異なり，ある時点においてどのような状況にあっても自分の置かれた境遇を受け入れるということである。第4章で解説したように，私たちはしばしば自分自身を厳しく批判する。そこで，自分自身に対する受容，耐性，忍耐を身につけると，他者に対してもこのような態度を示すことができるようになる。

抑うつ気分とコンパッションに満ちた心

　気分が落ちこんでいると，以下の2つの主な理由から，コンパッションに満ちた態度を取ることができない。
1. **自分自身に対して過度に焦点を当てると自己憐憫を増す。**抑うつ気分の際には，自動的に自分の殻に引きこもり，自分の問題や感情状態に強く焦点を当てるようになる。脳内で，脅威・自己防衛の感情システムが賦活化されて，すべての注意が自分に向けられる。この自己

に向けられた過度の注意のために，状況を客観的にとらえる能力が妨げられてしまい，セルフ・コンパッションではなく，自己憐憫へと陥っていく。もしも考えていることのすべてが自分に関わる問題であるならば，他者の問題についてなど考えられなくなってしまう。

2. **極端に否定的な態度が自己批判を強める。**抑うつ感が強まると，世界や自分自身を明確にとらえることができない。しばしば過度に否定的で，批判的で，非難に満ちた，絶望的なものの見方を，とくに自分に向ける。この否定的な態度は，私たちの視点を歪曲し，諦めようとする態度を強め，自己や他者に対してわずかばかりでも親切心を示そうとするのを妨げてしまう。その結果，すっかり身動きが取れなくなってしまい，現状を受け入れられず，前に向かって進むことができなくなる。

> **ツールファインダー**
>
> 第4章と第6章では，抑うつ気分に伴う過度に否定的で，自己批判的な態度を，コンパッションに満ちた心をはぐくむ視点に置き換える戦略について取り上げている。

あなたは，自己憐憫に囚われて，人生で前に向かって進めなくなってしまう必要はない。以下に解説するコンパッションに焦点を当てた改善戦略を用いて，自分自身，自分の現状，対人関係に忍耐，親切，受容を向けられるようにできる。

> 否定的な態度のために，自分自身や自分の問題を受け入れることが難しくなる。それはまた，前に進むことを妨げ，抑うつ状態への囚われを増す。

➡ 改善戦略㊼：意図的に感謝することを練習する

心に浮かんださまざまな仕事や家族への責任といったことに注意を払いながら，私たちのほとんどの人が毎日を送っている。私たちは自分の課題に囚われきっていて，一時的にでも慰め，平穏，穏やかさをもたらすような生活の中のいくつもの小さな喜びをすっかり忘れ去っていることがある。こういった小さな短時間の喜びの例を挙げると，暖かくて心地よいベッドの中で目覚める，気持ちのよいシャワーを浴びる，新たに淹れたコーヒーを飲む，自分の気に入った食べ物の最初の一口を味わう，美しい景色を眺める，暖かい春の日に自宅のデッキで椅子に座る，好きな音楽を聴くといったことである。まったく気づきもしないうちに，こういった多くの小さな喜びが私たちのもとにどれほどたくさん起きているだろうか？　あなたがすっかり落ちこんで，自分の問題に囚われきっているために，人生で起きている数々の小さな喜びに気づきもしなければ，それに感謝もしていないということがないだろうか？　あなたは「立ち止まって，薔薇の香りを嗅いでみよ」という古い諺を覚えているだろう。ギルバートはこれを「感謝の技を育む」と呼んだ[1]。

> あなたは日常生活で起きている小さな喜びを見失っていないだろうか？

もしも心配や問題に囚われきっているために気分が落ちこんでいるならば，あなたの生活で起きている小さな喜びに注意を向けることが肯定的な影響をもたらすだろう。たとえ一時的であったとしても，気分の改善がもたらされるだろう。働きかける瞬間というのはまさに今であり，人生を一瞬，一瞬でとらえていく。あなたにはそのような喜びがないとか，心地よい瞬間など起きていないと考えるならば，あなたはあまりにも忙しく，さまざまな問題に囚われてい

るために，それに気づいていないのだろう。少しペースを落として，「立ち止まって，薔薇の香りを嗅いでみる」ことができるように注意を転換させることを学ぶ必要がある。これは実際に否定的な気分を改善する有力な戦略である。

> **ツールファインダー**
>
> 第2章と第5章では，日常生活における肯定的で快適な経験，すなわち，少しばかりの幸せをもたらすような活動について記録する練習を解説した。ほんの少し焦点を修正して，感謝の技を育むために，同じアプローチを利用できる。

改善戦略❹❼を用いるのは，

- 抑うつ気分に囚われていて，自分の人生にはよいことなど起きないと確信している場合。
- 抑うつ的反芻に囚われていて，みじめな気分や問題に圧倒されている場合。
- 自分の人生はみじめで失望ばかりであって，何の慰めもないと確信している場合。
- 人生の要求にすっかり圧倒されている場合。

改善戦略❹❼の指示

1. 3～5日間，一時的であってもあなたの生活に心の平穏をもたらしてくれるような小さな出来事について，意図的にすべてを書き出してみてはどうだろうか？　小さな喜びの記録は部分的には以下に掲げてあるが，用紙全体は *www.guilford.com/clark7-forms* で入手できる。用紙の左の列にこのような楽しい出来事を書き込んでいく。
2. 平穏で快適な瞬間をとらえたら，次に他者があなたにしてくれたことに注意を払い，感謝する。あなたのためにエレベーターの扉を開けてくれた人，コーヒーを持ってきてくれた同僚，あなたの一日について尋ねてくれた友人，親し気な言葉をかけてくれた見知らぬ人，すばらしいサービスをしてくれたウェイター，丁寧な応対をしてくれた店員といった人々について考えてみる。こ

小さな喜びの記録

穏やかで，平穏で，喜びに満ちた一時的な経験	人から受けた親切や愛情の小さな経験
1.	1.
2.	2.

のような親切な小さな行為はおそらくあなたの日常でも起きているのだが，どの程度それに気づいているだろうか？　他者の否定的で，おそらく卑劣な行為から，あなたの周囲の人々の善意の行為へと注意を転換させると，あなたの気分や人生観に起きる好影響を想像できるだろうか？　他者があなたに示してくれた愛情や慰めといった個人的行為など，人間の善を受け入れると，否定的な気分を改善する大きな効果がもたらされる。このような小さな親切を小さな喜びの記録の右の列に書き込んでいく。

　アフガニスタンでの戦闘を終えて帰還したデニスは，怒りやすく，皮肉で，抑うつ的な人だった。人生でこれほど強い抑うつ感を覚えたことはなかった。そのような時には，自分の殻に引きこもり，数時間もビデオを観て，酒を飲んだ。このような引きこもりの時間がどんどん長くなり，家族はデニスが落ちこんでいる時は，そっとしておこうということになった。しかし，引きこもりが彼の唯一の問題ではなかった。職場や家庭などの人間関係がますます緊張をはらむようになった。デニスは会う人のほとんど誰に対してもイライラして，堪え性がなく，短気になった。一日のうちのほんとんどで彼は，他者の馬鹿げていて，無知で，自己中心的な点にばかりに目を向けていた。他の人がどのように運転するか，何を言うか，どんな行動に出るか，デニスにとってそれらがすべて人間の無知に見えてしまい，彼の心は人間への侮蔑に満ちていった。この怒りに燃え，否定的で，皮肉な世界観のために，怒りとうつ病が強まっていった。

　一時的にでも平穏をもたらす出来事に焦点を当てるように，デニスが視点を変えて，他者のよい点について気づくように働きかけていくことは非常に難しかった。「アフガニスタンで苦悩，残虐，愚行を目撃した後で，私がどのようにしてそんなことができるというのか？」というのがデニスの考えだった。感謝の技を育むことに取り組んでいって彼が得られる利益の可能性について考えるだけでもかなりの時間がかかった。一時的な平穏を味わいながら，いかに他者が彼のことを大切に思っているかを知るということは，彼が抑うつ感，失望，絶望から抜け出すのに役立った。

➡改善戦略㊽：コンパッションに満ちたイメージを描いてみる

　「完全な」親切とコンパッションについて考えてみた時に，こういった美徳に当てはまる特定の人物のイメージがあなたの心に浮かぶだろうか？　私には次のようないくつかのイメージが浮かぶ。自分の人生で重大な失敗や失望があってもその責任を取りつつも，自分を許し，失敗から学ぶことができ，引き続き人生を送っていくことができる人々である。あなたの（過去あるいは現在の）人生において，自分および他者に対してこのコンパッションを示すことができる誰か，あるいはおそらくは宗教的指導者がいるだろうか？　コンパッションに満ちた心を育むためには，コンパッションに満ちたある種の感覚やイメージを描くことが役立つ。あなたの心の眼の中で，あなた自身や他者に対して積極的なコンパッションを描いてみることができなければならない。自分と他者に向けたコンパッションや親切を練習したいならばどういった考えやイメージを持ちたいかといった目標がなければ，コンパッションに満ちた心を育むことは，不可能ではないにしても，きわめて難しいだろう。

> **ツールファインダー**
>
> 第9章では，将来に対するより希望に満ちた視点を得るためにイメージを活用することについて解説した（改善戦略㊲参照）。コンパッションに満ちた自己のイメージを描くのにも同じアプローチを利用できる。

改善戦略㊽を用いるのは，

- 後悔，自己批判，自己叱責の悪循環に陥ったために，自分自身にとくに厳しくなっている場合。
- 自己に焦点を当てられた否定的な態度のためにさらに絶望感が増しているので，愛情にあふれた親切心，同情，寛容があなたの傷ついた心を癒すことを自らに言い聞かせる必要がある場合。

改善戦略㊽の指示

1. **セルフ・コンパッションの理想的なイメージから始める。**同情に満ちた人について考えた時に，あなたはどのような特徴を思い浮かべるだろうか？　心理学者のクリストファー・ジャーマー（Christopher Germer）はその著書『セルフ・コンパッションへのマインドフルな道（The Mindful Path to Self-Compassion）』の中で，「この世で意識するのがもっとも難しい人というのは普通は自分自身である」（p.149）と警告を発している。ほとんどの人は自分のよい側面についてじっくりと考えたりはしない。というのも，そうすると，誇りばかりではなく，うぬぼれも呼び覚ましてしまうと思うからである。あなたは聖書の「高ぶりは滅びに先立ち，誇る心は倒れに先立つ」（箴言16：18）という節を思い出すかもしれない。そして，自分のよい点についてあれこれ考えると，災いを招くのではないかと不安になるかもしれない。しかし，うつ病と必死に闘っているほとんどの人にとって，自己嫌悪は非常に深刻な問題である。否定的で自己批判的な態度のために，うつ病の人は自分の欠点，失敗，弱点に意識を向けすぎるので，自分の中に何かよい点があるなどとは思えない。当然，このような態度のために，自分自身に対して愛情あふれる親切心を向けるイメージを思い浮かべるのはきわめて難しい。しかし，自己に向けたコンパッションのイメージを描くということは，慰撫・満足の感情統御システムという特徴がある脳の状態を賦活化するための重要なステップとなる。

   > 自分のよいところを認めるというのは，セルフ・コンパッションの本質的な特徴である。

2. **セルフ・コンパッションのイメージを描くには，以下の2つの質問について考えてみよう。**
   - あなたのよい点は何だろうか？　あなたと家族，友人，同僚，見知らぬ人との関係の肯定的な側面とは何だろうか？　あなたが仕事，日常の課題，コミュニティへの責任の果たし方をどのように行っていて，どんなよい点があるだろうか？　自分自身に対してどのような肯定的な方法で向き合っているだろうか？
   - 過去あるいは現在において，理想的なコンパッションを示した人物，あるいは仏陀，キリスト，マホメットといった霊的な人物やあなた自身の心の中に描いた神話的な像を思いつくことができるだろうか？　このような人物や像は知恵，精神的な力，暖かさ，愛，中立的な態度を有している。次に，こういった非常にコンパッションや愛情に満ちた人があな

たに対してどのように愛のあふれた親切さを示してくれるか想像してみよう。このような人は，あなたの苦痛，問題，欠点にどのように反応するだろうか？

3. **セルフ・コンパッションのイメージに取り組んでいくためにしばらく時間を過ごすために静かな場所を見つける。**このような努力を進めるために，セルフ・コンパッションイメージ用紙は部分的には次のページに掲げてあるが，用紙全体は*www.guilford.com/clark7-forms*で入手できる。自分のよい点を列挙したり，コンパッションに満ちた人を描くのが非常に難しいと感じたりするならば，家族，親友，セラピストに相談して，セルフ・コンパッションに関連する側面を探す手伝いをしてもらう。

セルフ・コンパッションイメージ用紙に記入するにあたって，デニスは自分をとても可愛がってくれて，理解してくれた父方の伯父を理想的なコンパッションに満ちた人として思い浮かべた。左の列に自分自身のよい点を示す個人的な特徴を挙げ，右の列に愛情あふれる親切心やコンパッションを示してくれた伯父のよい点を書き上げていった。

4. **今度は，コンパッションに満ちたイメージを描く練習を始める。**コンパッションに焦点を当てた心理療法家のほとんどは，マインドフルネス瞑想を通じてこれを行うともっとも効果が上がると信じている。マインドフルネス瞑想を15〜20分間行ってから，これらのステップへと進んでいく。

> **ツールファインダー**
>
> 第7章の改善戦略❸❶でマインドフルネス瞑想について詳しく解説してある。

吸気と呼気の滑らかなリズムに注意を払うことによって，呼吸にまず注意を集中させることから始める。息を吸って，吐くとともに，腹部が膨らんだり，へこんだりするのに気づくはずである。数分間，注意をまず規則的な呼吸に向け，徐々にそれをゆっくりと身体のさまざまな部分（囫足底，肩，首の後ろ等）がリラックスしてきた感じへと向けなおしていく。3分間ほどかけて，身体全体に

セルフ・コンパッションイメージ用紙

個人的なよい点のリスト （囫 肯定的な点や特徴）	同情に満ちた理想的な人物の特徴
1.	1.
2.	2.

セルフ・コンパッションイメージ用紙：デニス

個人的なよい点のリスト （例 肯定的な点や特徴）	同情に満ちた理想的な人物の特徴
1. 私は頼りになるし，軍隊でもいつも自分の責任を果たしてきた。	1. 伯父には，私があるがままに感じたり，振る舞ったりするという，人間の本質について深い理解がある。
2. 私には勇気があり，危険から逃げ出したりしない。	2. 彼は私に温かさを示してくれる。じっと耳を傾け，辛抱強く，そして性急に助言したりしない。
3. 私は礼儀正しく，他人に対しても丁寧である。	3. 彼は私に関心を示してくれる。私の目を見たり，うなずいたり，私が感じていることを理解していると示して，私を心配していることを伝えてくる。
4. 私は愛国者であり，母国を愛し，国に貢献もしてきた。	4. 彼の声は穏やかで，静かで，落ち着いている。
5. 私は正直で，人に対して邪心がなく，嘘をつかない。	5. 彼は私が弱いなどといって私を判断せずに，むしろ，私がそういった点について理解しているのを承知しながらも，そのような欠点をやさしく受け入れてくれる。
6. 私は家族や友人に対して忠実で，常に彼らに注意を払っている。	6. 彼は自分が正邪の区別をよくわきまえているという強い確信を持っている。
7. 私は仕事に忠実で，最善を尽くそうとしている。	7. 彼はまるで熊のような力強い手を持った大きな男であると私は思う。彼の目は温かい光を放ち，表情には他者を思いやる雰囲気が出ている。
8. 私には健康に留意する能力がある。これまで常に健康であったし，ダイエットにも注意してきた。	8. 彼はその瞬間に私が感じている苦痛や苦悩をしばしば理解している。
9. 私は自己管理ができる人間で，かつては今よりもその傾向が強かった。	9. 私には昔から抱えている苦痛に満ちた記憶があり，そのために今でも身動きが取れなくなっていることを，彼は受け入れてくれる。というのも，彼もまた苦悩を経験したことがあり，言葉にできないような残酷な行為を目撃するというのがどういうことか知っているからだ。
10. 私には強い道徳観がある。	10. 彼は私がこれまでにひどい行為に及んだことを知っているが，私がひどい人間ではないことも知っている。

注意を払い，この時点では穏やかで落ち着いた感じになっていることの感覚を味わう。

- このリラックスした，瞑想状態を続けながら，注意をあなたが今描いた，コンパッションに満ちた理想的な像に向けていく。あなたの想像した人物になってみる。姿勢，表情，声の調子などを真似てみる。
- コンパッションに満ちた知恵，力，中立的な理解力へとあなたの想像力を集中させていくとともに，そのイメージをあなたが先ほど書き上げた個人的なよい点に重ね合わせていく。あなたがそのコンパッションに満ちた人物に話しかけることを想像してみて，そのコンパッションにあふれた人物から発せられる温かくて，受容的で，励ますような態度を感じていく。あなたが数分間その同情に満ちた人とあなたのよい点について話し合うのを想像してみる。
- しばしば，注意をあなたの身体，呼吸へと向けなおして，瞑想に伴う平穏な感じを味わう。10〜15分間，焦点を当てた瞑想とよい点について同情にあふれて想像することとの間を行きつ戻りつして，想像のセッションを終える。
- 注意をあなたの身体へ，そして部屋の音などの物理的環境へ，最後に家のより遠くの部分へと移していって，想像の練習を終える。

5. **この瞑想的なセルフ・コンパッションのイメージ練習を週に数回行う。** 抑うつ状態の時にもこのセルフ・コンパッションのイメージを心に浮かべられるようになると，これを使って抑うつ状態を改善できるようになる。デニスが職場でストレスに圧倒されて，堪忍袋の緒が切れそうになって，すっかり困惑し落胆してしまっても，コンパッションに満ちたイメージを心に浮かべることができるようになった。「デニス，おまえはいい奴だ。頼りになるし，正直で，ぶれない。同僚たちも困った時には，おまえが頼りになる奴だと知っている。忍耐力もついてきたし，困ったことをやり過ごすこともできるようになった。でも，まだまだ時間がかかるだろう。これまでの人生ですっかり身についてしまった癖をなくすにはまだ努力が必要だ」とその人物がデニスに語るのを想像した。

▶改善戦略㊾：自分の苦悩を優しく受け止める

　もしもあなたの気分がしばしば落ちこむのであれば，苦悩に満ちた出来事があなたの人生で起きていることは疑いもない。おそらくあなたは傷，拒絶，失望，失敗といった気分と必死で闘っているのだろう。これまでに練習してきたセルフ・コンパッションのイメージを用いて，この苦悩に反応してみてはどうだろうか？

改善戦略㊾を用いるのは，

- コンパッションに満ちた理想の像を描くために改善戦略㊻を用いた場合。抑うつ気分を実際に効果的に改善させるには，改善戦略㊽と㊾を一緒に練習する必要がある。
- 人生の誤謬，失望，失敗などのために，あなたがとくに厳しく自分を責めている場合。

改善戦略㊾の指示

1. 15〜20分間，瞑想するための静かな場所を見つける。最初の5分間を使って，リラックスし，マインドフルな呼吸に焦点を当てる。ボディスキャニングの方法で，足，脚，胸，背部といった具合に身体の各部分に注意を払っていき，各部位の穏やかな感じやリラックスした感じに焦点を当てていく。

> **ツールファインダー**
>
> マインドフルな呼吸法やボディスキャンによる瞑想については第7章で解説してある（改善戦略㉛）

2. 身体に平穏な感じを覚えたら，心の目で同情に満ちた理想の人物を想像してみる。あなた自身が温かく，受容，理解，知恵に満ちた人になってみる。セルフ・コンパッションに満ちた理想の人と同じような態度や表情をしてみる。強い心で，中立的で受容的な態度を数分間保ち続けて，自分に対するコンパッションの感覚に完全に浸っていく。
3. 次に，あなたが感じている苦悩，困惑，失望に注意を向ける。あなたを苦しめた状況や経験，特定の人，もはや二度と会えない人を思い出したりして，自分の苦痛に意識を向ける。あるいは，暗い神秘的な人物の様子とか，黒い雲とかいった具合に，あなたは苦悩を漠然としか想像できないかもしれない。いずれにしても，意識をあなたの苦悩に向けてみる。
4. そして，あなたが心に描いたコンパッションに満ちた理想の人物があなたの苦悩に反応し，その苦悩をとらえ，温かく，批判をこめずにそれを受け入れてくれることを想像してみる。
5. 数分間経ったら，意識を身体，呼吸のリズムに向けなおし，身体の平穏な感じを取り戻す。その状態のまま数分間過ごし，ふたたび苦悩のイメージに戻り，コンパッションに満ちた理想の人物があなたの苦悩を愛情に満ちて受け入れてくれるということを想像してみる。そのコンパッションに満ちた人は助言をしたり，問題を解決したり，除去しようとしたりはしない。むしろ，あなたの苦悩を認め，しばらくあるがままにそれを受け入れるのだ。
6. 次の10〜15分間，呼吸のリズムと愛情に満ちた形で苦悩を受け入れられることの間で，意識を行きつ戻りつするのを繰り返していく。
7. 呼吸と平穏な気分に焦点を当てながら，瞑想セッションを終える。

　ジャネットはフィアンセに婚約を解消されたために感じた喪失や遺棄の信じられない感覚をすぐに思い出すことができた。フィアンセがジャネットのアパートにやってきて，もう愛情を感じられないといった時のショックや，指輪を返した時の苦痛をはっきりと思い出すことができた。最悪だったのは，アパートの部屋でひとりぼっちで座り，将来を失ったことを思いながら泣きじゃくっていると，フィアンセが去った後に感じている強い孤独感や空虚感が彼女の心に浮かんだ。このイメージにコンパッションを寄せるというのはひどく難しかった。

　ジャネットは祖母について想像した。コンパッションに満ちた理想の「他者」として以前はしばしば祖母の像を用いていた。祖母が，見捨てられて泣きじゃくっている若い女性（ジャネット）の傍に腰かけ，手を握って，髪を撫ぜ，温かい気持ちや愛情や理解が伝わってくることをジャネットは想像

した。祖母は話しかけてくるわけでもなかったし，アドバイスしようとするわけでもなかった。コンパッションに満ちた祖母は，静かにジャネットの言葉に耳を傾け，一緒に涙し，その苦悩を分かちあった。ジャネットは毎日のセルフ・コンパッション瞑想を行う際に，このイメージを用いた。婚約破棄について思い出しても，徐々に苦痛が減っていき，現状を受容しようとする態度が増し，この重大な喪失体験を否認し，必死で闘う態度と代わっていった。苦痛に満ちた感情は，彼女の人生はこれからも続いていき，今この瞬間は過去とは異なるという認識にとって代えられていった。セルフ・コンパッションによって過去の苦痛を受け止めていき，今では新たな可能性について考えるようにさえなってきた。

▶改善戦略㊿：他者のために何かする

　あなたは好きではないが，親切な人に出会ったことはないだろうか？　このような人と，自分のことばかり考える自己中心的な人，あるいはもっとひどい嫌味で，みじめな人を対比してみよう。あなたは親切な人を好きになるのが難しいと思うだろうか？　否定的な感情，葛藤，憤りをかきたてるので，あなたはこのような人を本当に避けたいと思うだろうか？　実際のところ，私たちは誰でも他者に対して親切な人にひきつけられる。親切は心の健康によい。親切は，それを差し出す人にとっても，受ける人にとっても，利点がある。あなたが他者に親切であれば，相手もあなたに親切にする可能性が高い。相手はあなたにひきつけられて，感謝し，あなたは自分自身を心地よく感じるだろう[1]。

　ごくわずかの親切な振る舞い（例微笑，ドアを開けてくれる，他者を先に通す）から大きな親切な振る舞い（例贈り物，困っている人とともに時間を過ごす，ボランティア活動）まで，親切な行為は自分や他者に肯定的な影響を伝えていく。大学生についての最近の日本の研究では，この1週間に行った親切な行為について記録するように指示されたところ，幸せな人はより親切で，さらに幸せに感じ，感謝の念が強かったという[3]。単に親切な行為を記録することが，他者に示した親切な行為の量を増したのだと解釈できる。したがって，親切は気分の状態を改善し，これは自己や他者にとって気分改善の強力な方法となる可能性があることを意味している。

　私は数日前に親切を受けて，気分がよかったことについて思い出した。昼食の時間だったので，妻と私はとても有名で，人気のあるレストランに行った。予想通りひどく混雑していて，店主は少なくとも40分待ちだと言った。私たちがそこに残るか，他の店を探すか決めかねていたところ，まったく見知らぬ男性がやってきて，もう待っていられないからと言って，順番が来たのを知らせるブザーを私たちに譲ってくれた。あと10分もすれば，ブザーが鳴って，「ジョン」と呼び出されるはずだという。私たちは握手をして，その人の親切に感謝した。たしかに，数分後にジョンの名前が呼ばれ，私たちはほんの少しの時間待っただけで済んだ。しかし，興味深かったのは，それから10分間ばかり，ジョンの小さな親切について考えると，私はとても肯定的でよい気分になっていたことである。ジョンもまたブザーを譲ってくれてよい気分になっていたのか，あるいは，買い物でもしたのだろうかと，私は思った。

　親切や寛容が他者にもたらす肯定的な影響については研究が始まったばかりである。人に微笑みかけるといった，ごく小さな親切な行為でさえも，肯定的な影響がある。微笑は幸せの表現と解釈され，それは伝染し，幸せな感情を受けた人も同様の幸せを真似たり，（とくに幸せを受ける人が与える人を好きな場合には）肯定的な態度への変換さえ起きる。純粋な微笑は否定的な感情の影響を減らし，感情面での適応を促進するという客観的証拠さえある[4]。寛容や美徳といった行為を目撃するといったような，明らかに親切な例では，気分が高揚し，鼓舞される想いすらする。この結果，たと

え重症のうつ病や不安障害と必死に闘っている人であっても，他者に対するコンパッションが増し，日常的な抑うつ気分が和らぐ。重症のうつ病や不安障害の人に過去10日間の気分について評点をつけるように指示したところ，気分が改善し，他者に対するコンパッションが増し，他者との情緒的な親密さや親切心が改善したという報告がある。他者に対するコンパッションの評点が高く，他者との親密な感覚や他者から受ける親切の評点が高い日には，被験者の抑うつ感や敵意は低かったと研究者は報告している[5]。このように，親切や寛容と，肯定的な感情との間には，密接な関係がある。あなたの生活の中で今よりも親切で寛容であることは，重苦しい抑うつから抜け出す強力な戦略である。他者に対して親切に振る舞うなどということは自然にはできないかもしれないし，抑うつ気分のために他者に対してそのように振る舞おうなどとはそもそも思えないかもしれない。しかし，あえて意図的に小さな親切の行為を試してみると，それがあなたの生活にもたらす好影響に気づくはずである。

改善戦略㊿を用いるのは，

- 一般的に人生に対して否定的で皮肉な見方をすることに必死で闘っている場合。
- 他者を信頼するのが難しい場合。
- 傷つき，拒絶され，見捨てられたと感ずる場合。
- 他者に無関心で，他者との間に距離を置こうとする場合。
- 自分ばかりに関心を払い，自分自身の問題や否定的な気分状態に囚われている場合。

<u>改善戦略㊿の指示</u>

　それでは，あなたの日常生活でより親切な態度を育むためには何ができるだろうか？　以下は，あなたの日常生活において，より寛容で，美徳に満ちた態度を育むいくつかのステップである。

1. **親切に気づく**。親切な行為があなたの周囲で起きているのに，それに気づいていないことが多い。そこで，親切に対する意識を高めよう。あなたの周囲に親切な人はいないだろうか？　もしもそのような人がいたら，その人は他者に対してどのように親切や寛容な態度を示しているだろうか？　あなたがそのような人と一緒にいる時に，その人が他者とどのように接しているか，あなたは何か気づくだろうか？　その人は微笑んでいるか？　その人は他者の生活に関心を示しているだろうか？　いつでも助けの手を差し伸べようとするだろうか？　親切や寛容を示す例のリストを作って，ごく一般的な親切な行為に気づく手助けとするのもよいだろう。
2. **親友や家族に焦点を当てる**。あなたの生活の中で，配偶者（あるいはパートナー），親，子ども，親友といった，親しい2人か3人の人を選ぶ。そのような人々に対して，あなたはどのような親切ができるだろうか？　何かを行う計画を立て，あなたの親切を受ける人への影響や，あなた自身の気分への影響について考えてみる。
3. **他者があなたともっと関わりたいと思うような行動を増していく**。他者があなたともっと関わりたいと思うようにするために用いるいくつかのコミュニケーション・スキルがある。たとえば，同僚や友人の生活で起きていることに関心を払い，何かしてあげようとすると，周囲の人々はさらにあなたと関わりたい思うようになるだろう。周囲の人々にその日がどんな一日だったか，あるいは人生の問題などについて尋ねたり，彼らが達成したことや何かよいことが起きたことを積

極的に認めたりするというのは，他者に向けた肯定的な振る舞いの別の一例である。あなたが他者の生活について尋ねたり，他者があなたに話しかけることをコンパッションに満ちた態度で聞くことを練習したりする際に，毎日，友人や同僚と短い会話をするというのが目標となる。

4. **とくに計画しないで親切な行為を試みる。**毎日，私たちは職場，商店，通り，道路で，多くの人々と交流を持つ。あなたはとくに計画もしないで，どれほどの頻度で親切な行為に及んでいるだろうか？　車線変更をしようとしている他のドライバーにあなたは譲るだろうか？　地下鉄でたくさんの荷物を抱えていたり，ひどく疲れているように見えたりする人に，席を譲るだろうか？　他の人にドアを開けてあげたり，落ち着かない子どもたちと一緒の夫婦に順番を先に譲ったりするだろうか？　店員，ウェイター，電話を受けてくれたコールセンターのオペレーターに対して，忍耐，親切，感謝を示すだろうか？　このようなすべての状況にささやかな親切な行為が関わって，一日の雰囲気やあなたの気分の状態に影響を及ぼす。

5. **ボランティア活動を始めることを考える。**あなたは地域の何らかのボランティア活動に参加しているだろうか？　ボランティア活動は，より広い範囲で親切や寛容を示すすばらしい方法である。ボランティア活動を通じて他者と交流する機会が増えるし，あなたの気分改善に大きく影響し，幅広い地域の活動へと展開していく。本章の冒頭で，地域の無料給食施設でボランティア活動を続けたことがつらい治療に耐えるのに役立ったという友人について私は触れた。もしもあなたが何かのボランティア活動をしていないならば，このような活動にいくらかの時間を割くことを考えてみてほしい。

コンパッションの火を灯す

　本章を終えるにあたって，私が薦めてきたことはすべて常識的なものだとあなたは思うかもしれない。結局，覚えておくべき重要な点とは，「自分に対してもそして他者に対しても，親切で，寛容であれ。このように振る舞えば，抑うつ気分も和らぎ，人生に対して今よりも肯定的になれる」ということである。とくにあなたが落ちこんでいる時には，自分自身や他者に対して親切でコンパッションにあふれた態度に出るのが難しい。まず自分自身や他者の中にある善，愛，関心に意図的に気づくことから始まる。

　私たちが常識から学んだものが正しいことを科学も証明している。自分に向けられたコンパッションや他者への親切は，感情面での健康や幸福に肯定的な影響を及ぼす。コンパッションに満ちた人はうつ病，不安，ストレスのレベルが低いことは一貫して研究で明らかにされている。デューク大学で実施された一連の研究では，日常の否定的な出来事に対してセルフ・コンパッションに基づいて反応する学生は，否定的感情が低く，自分自身に対する抑うつ感も低く，否定的出来事に落ち着いて対処できることが明らかになった。同じ研究で，セルフ・コンパッションに満ちた学生は，あれこれと思い悩んだり，失敗しても自己批判的思考を抱いたり，肯定的フィードバックにも否定的フィードバックにも過度の反応を示す傾向がいずれも低かった[6]。

　一日を始めるにあたって，自分自身の苦悩や問題に対して，そして他者の苦悩や問題に対しても，寛容，理解，共感を示す機会を見つけよう。コンパッションや愛情に満ちた親切に焦点を当てることは，有力な気分改善戦略となり得る。しかし，本書で解説している他の改善戦略とともに用いることによって，コンパッションに焦点を当てた気分改善戦略はもっとも効果的であるだろう。

ツールファインダー

- 自己批判的な思考や確信のためにセルフ・コンパッションの試みが妨げられているのならば，第4章の認知療法に基づいた気分改善戦略を参考にする。
- 自分自身に対して優しく，肯定的なアプローチを取るのが難しいならば，第5章の具体的な快適さや楽しみをもたらす行動のいくつかを練習してみよう。
- コンパッションに焦点を当てた瞑想（改善戦略❹⓼）が難しいならば，第7章で解説したマインドフルネス瞑想に戻る。
- コンパッションに焦点を当てた戦略で気分の改善が見られないならば，これらの戦略と，第14章で解説する肯定的な気分と感謝に取り組む戦略と併せて用いる必要があるかもしれない。

第12章　行動的で，身体の調子を保ち，健康であれ

> 運動は，身体を強くし，
> 心を明晰にし，
> 感情を和らげる。

　健康を保つということは21世紀ではきわめて難しい。私たちのほとんどが自宅や職場でモニターの前に座って長時間過ごす。高度に加工された食品やスナックを食べる。きわめて要求の多いストレスに満ちた仕事のために眠る時間が削られてしまう。こういったライフスタイルが健康全般に悪影響を及ぼす点について研究者たちは長年にわたって警告を発してきた。運動不足，不適切な食事，睡眠不足が，心の健康にも悪影響を及ぼすことについて今では科学的な客観的証拠がある。実際に，運動，適切な食事，規則正しい睡眠が，気分状態を改善させることは明らかである。そこで，効果的な気分改善アプローチには自己管理の練習を含めなければならない。もちろん，言うは安く行うは難しである。私たちの誰もが一度や二度はライフスタイルの変更を試みたものの，これを実行するのはひどく難しいと感じただろう。現代生活のすべての側面が健康な生活を真っ向から妨げているようにさえ見える。身体面の健康と幸福にまったく反する2つのアプローチをとったアンドレアとマークの例がこの点をよく表している。

　アンドレアは結婚していて，3人のティーンエイジャーの子どもがいる母親で，ダンスの指導員としてパートタイムで働いていた。彼女には粘り強さと熱意があり，芸術的で才能もあり，人生に全力で取り組んでいた。しかし，よい生活をしているような外見とは裏腹に，長年にわたって気分の落ちこみに悩まされていた。さまざまな治療を試みた後，アンドレアは自分に必要なのはライフスタイルの変更だと結論を下した。食事に注意をし，規則的な睡眠を取るようにし，ジョギングも始めた。もちろん，彼女は他のすべてを行った後にこのようなライフスタイルの変更に熱心かつ決意をこめて取り組んだ。粘り強く計画を進めていって，最後にはマラソンの準備をすることにした。彼女は5年前に最初のマラソンを走り，それ以後は，毎年1回か2回マラソンのレースに参加してきた。アンドレアは，走ること，適切な食事，十分な睡眠によってうつ病との闘いを克服したと言った。もはや長期間気分が落ちこんだり，うつ病に悩むことはなかった。新たに熱心に走ることで，彼女は情緒的にかなり楽になった。

　マークは44歳の不動産会社のマネージャーで，気分の落ちこみを自覚し，不機嫌で，厭世的になっていた。彼はこの落ちこみの原因は，とくに不動産業界に深刻な影響をもたらしている不況のせいだと考えていた。彼は何人かの従業員を一時解雇したが，自分の給料も下がった。かつて彼は健康だった。20代の時には定期的にジムに行き，ウェイトを持ち上げたり，トレッドミルの上を走ったり，食事にも注意していた。当時は，気分がよく，肯定的で，エネルギーに満ちて，とても楽観的であったと彼自身が認めている。しかし，この10年間，彼は運動をやめてしまった。食事はファーストフードが中心で，仕事の予定を考えるとそれを必要悪のように感じていた。よく眠れず，喫煙を始

め，飲酒量も増した。マークはライフスタイルを変えようとしたものの，いつも数週間で失敗に終った。彼には何をしなければいけないかわかっているのに，それができないように思え，結局，気分が落ちこみ，自分は意志薄弱だといって落胆してしまうのだった。体重も増えていき，主治医から健康の危険が高まっていると警告されるようになった。

　マークとアンドレアが身体的な健康の自己管理という点で正反対の態度を取っていたことは明らかである。アンドレアは走ることへの情熱を育んでいき，それが彼女の生活で有効な気分改善戦略になっていったのだが，マークの場合は，心身の健康の改善をもたらすことを承知していたものの，必死に努力してもライフスタイルの変化をもたらすことはできなかった。私たちのほとんどが自分の健康管理となると，誰もマークとアンドレアのどこか中間の位置におさまることだろう。良好な身体的自己管理は，肯定的な気分をもたらす重要な要素であるが，それを始めて，健康な行動を維持するには相当の努力が必要である。動機づけを維持することが健康な生活への最大の難関であるので，本章では動機づけを高めて，健康な行動を維持させるのに必要な方法に焦点を当てることにする。

　本章では，運動をとくに強調する。運動のもたらす気分改善効果が最大であるという科学的で客観的な証拠がある。規則的な運動がただちに否定的な気分を改善し，うつ病発症の危険さえも減らすということを研究が明らかにしていることがわかれば，あなたの動機づけはさらに高まるように感じるだろう。

なぜ必要なのか？：規則的な運動のもたらす利益

　健康への道は，善意から始まるものの，それを繰り返し行うことはそれほど容易ではない。身体的によい状態を保つことの重要性をほとんどの人が認識しているのだが，運動プログラムを始めた大多数の人がそれを続けることに失敗している。始めてから数日間あるいは数週間で諦めてしまう人もいる。あるいは，定期的な運動を何年間も熱心に続けてきた人が突然止めてしまうこともある。私の友人のひとりは25年間も毎週数回走ってきたのだが，身体的問題を抱えて，とくに走るのを止める必要はなかったのに，すっかり走るのを止めてしまった。私はすでに15年間走り続けているが，運動を続けるという動機づけを保つのが難しいと感じることが今もある。

　マイケル・オットー（Michael Otto）とジャスパー・スミス（Jasper Smith）は彼らの著書『気分と不安のための運動（Exercise for Mood and Anxiety）』の中で，誤った理由で運動をしているので，動機づけを保つのが問題となると主張している[1]。運動がもたらす気分改善効果に焦点を当てれば，動機づけを保つのがより容易になる。すなわち，**数回運動セッションを行ってみれば，運動がもたらす気分高揚効果はすぐに感じられるはずである**というのだ。ところが，体重を減らそうとか，外見を改善させようとかいう理由で運動を行うと，その効果が現れるのに時間がかかるために，落胆したり，止めてしまったりすることになるという。

> 運動を続けるには，それがただちにもたらす気分を癒す効果に焦点を当てる。

　そこで，あなたが気分を改善しようとして運動を始めたとするならば，運動を続ける可能性は高くなる。もちろん，実際に運動を始めて，活動的になって，気分がよくなれば，それを続けようという動機づけを保つ最善の方法だろう。運動を続けようという決意を高めるもうひとつの方法は，運動についての科学的根拠に注意を払うことである。すなわち，運動が健康や幸福にもたらす影響についての科学的根拠に意識的に関心を持つ

ことである。正確な健康情報を得ることは，健康であり，よい状態を保つのに重要である。このページの下の「気分高揚法としての運動」の欄を参照してほしい。

おそらく，あなたはすでに運動の利点を支持する多くの研究データについて知っているのだが，それでもこれまでに運動プログラムを始めるのに問題を抱えていたのかもしれない。そこで今度はどのようにするとうまくいく可能性が高まるかについて知ってほしい。

➔改善戦略(51)：運動の動機チェックリストを検討する

あなたの動機づけの「弱点」を見定めるために以下のチェックリストを活用し，あなたが運動プログラムを新たに始める時の問題を検討していく。

❑ **苦しみを避ける**——熱心に運動するには，多くの努力が必要で，徹底的にしようとすると，強い不快感も出てくる。あなたの身体的不快感への耐性はどの程度か考えてみる。初期の苦痛を打ち破って，高度の身体的不快感へと進んでいくうえで，あなたの苦痛耐性を改善させていく必要がある。

❑ **誤った目標**——あなたは体重を減らそうとか，彫刻のような身体を手に入れようとして，運動を始めたものの，自分が期待していた結果が得られなかったからといって，諦めてはいないだろうか？　最近，私は10キロメートルを57分間で走り，760キロカロリーを消費した。走り終わった後に，私は大好きなチーズケーキをひと切れ食べて，それが800キロカロリー以上もあることを知った。そうすると，10分間食べることは，必死になって約1時間走り続けることとほぼ同等のカロリーということになる。運動はいかなる体重減少プログラムでもその一部とすべきであるのだが，体重減少に及ぼす運動の効果は非常に小さい。気分がよくなり，認知能力も改善させるために運動をすることは，より早く認識できる目標である。この点について知ると，動機づけが高まり，熱心に行おうとするようになる。

気分高揚法としての運動

中等度から強度の運動は強力な気分改善戦略であることを示す決定的な科学的根拠がある。たとえば，70種類の介入法を総説したミズーリ大学のビッキー・コン（Vicki Conn）は，研究者の監督下であれ，自宅でひとりで行っているものであれ，何らかの身体活動は，重症のうつ病を認めない健康な人において，抑うつ症状を有意に軽減することを明らかにした[2]。忍耐（例ランニング），柔軟性（例ストレッチング），抵抗（例ウェイトリフティング）などのいくつもに焦点を当てたあまり監督されていない運動は，単に自宅で走るとかいった忍耐とかひとつの要素だけに焦点を当てた運動よりも，効果的であった。規則的に運動することは，重症のうつ病の治療において抗うつ薬と同程度に有効であり，運動を付け加えることで薬物療法の効果も増した[3]。運動は，ストレスを緩和し，否定的思考や反芻を減らし，肯定的気分や認知機能を高め，実際に寿命も延ばす。

あまり身体を動かさない生活をしていると，感情的な健康に悪影響を及ぼすというのは，驚くべきことではない。最近のブラジルの研究によると，毎週2回以下しか身体的活動を行わない人は，毎週3回以上の身体的活動を行う人に比べて，抑うつや不安症状を訴える率が2倍も高かった[4]。

❏ **諦めて，先送りにする**――これこそがどの運動プログラムにとっても最大の敵であり，誰もがこれを動機づけを下げるものとしてチェックするだろう。これまでに誰もが先送りにしようという誘惑と闘ってきたのだが，もしもあなたがこれまでに運動を諦めたことがあるならば，まさに先延ばしにしようという態度こそが大きな問題であった可能性が高い。まさに私は今，先送りにしようとする思いと闘っている。まだ朝早い時間である。私はこの章に取りかかろうとして，目を覚ました。締め切りが迫っていて，まさにせっつかれる思いがしている。文章は捗っているのだが，時間はどんどん過ぎていく。筆を置いて，早朝のランニングをしなければならないと考える。そこで私は仕事が一段落するまで，ランニングを先送りにしようと思う。本を書くのに重要な進展が見られているので，この勢いを止めるべきではない。そのうえ，外は寒いし，暗い。私は今走りたいという気分ではない。私は先延ばしにしようとしているのだろうか，それともこの考え方は実際的で，柔軟なのだろうか？ もちろん，時間が経てば，結果は明らかだろう。仕事の後で実際に走るならば，私は柔軟な考えの持ち主だろう。もしも走らなければ，私は先延ばしの犠牲になったことになる。（追記：私はその時は走らなかったが，その日の遅い時間に走った。）運動の時間を少し遅らせるのが問題ではない。常に遅らせるというパターンが動機づけを下げてしまう。次のページに述べる戦略は，先延ばしのパターンを避けるのに役立つように創られている。

> **ツールファインダー**
>
> あなたが運動だけでなく，より一般的に先延ばしの問題を抱えているならば，第13章の気分改善戦略に時間をかけるとよい。

❏ **近視眼的態度**――この問題は先延ばしの傾向とともに認められる。私たちは容易に近視眼的な思考に囚われてしまう。将来のほうが多くの時間があるからといって，運動を先送りすることを自分に言い聞かせてしまうことがある[1]。私たちは，将来，自分に課せられる要求のすべてを見逃しがちである。すなわち，実際には，後でではなく，今こそが運動をする最善の時であるのだ。「時間がたっぷりあるので，仕事の後にジムに行こう」とあなたは考えるかもしれないが，実際には，残業のために遅くまで職場に残ったり，あるいは帰宅してから子どもをスポーツ大会に送っていく約束をしていることを忘れていたりするかもしれない。仕事の後にたっぷり時間があるどころか，実際にはたいして時間がない。こうしてまた運動をしない日が過ぎていく。

❏ **坂道を転げ落ちる効果**――ダイエット，運動，喫煙，飲酒といったライフスタイルに関わる行動を変化させようとしたことがある人は誰でも後退を経験することがある。すべての人が完全な運動スケジュールを維持できるわけではない。残念ながら，普通はこの後退の時にやめてしまうことが多い。私自身，病気，怪我，旅行などのために運動を中止していたのを，再開するのがいかに難しいかと知って驚く。もちろん，再開した瞬間にその利点に気づくのだが，前もってそれはわからない。運動プログラムの後退やスランプに対処するということは，動機づけを維持する重要な課題である。

❏ **「忙しい」という口実**――さて，運動の計画を立てた。しかし，あなたは人が（あるいはあなた自

身が自分自身に向かって）次のように言うのを何度聞いたことがあるだろうか？「私には時間がない。私の生活は忙しすぎる」と。もちろん，あなたは忙しいし，しなければいけないこともたくさんあるし，これからもそうだろう。しかし，自分にとって重要なことに時間を割かなければならない。規則的に運動をしている人が，身体を動かそうとしない人よりも暇で，非生産的であるという訳ではない。実際には，私が出会った非常に忙しくて，仕事の能率も高く，成功した人々は規則的に運動をしている。あなたも運動の利点にかならず気づき，時間を割くだけの価値があることを認識すると私は確信している。子どもがいて，多忙な学者で，業績を上げている女性にどのようにして彼女の大変な運動プログラムの時間を見つけ出したのかと私は質問したことがある。彼女はその時間を「私だけの時間」と見なしていると説明してくれた。すなわち，それは自分のためだけの，充電のための時間であって，そのような時間があるからこそ，きわめて要求の多い生活を送ることができるのだという。

> 気分がよくなり，仕事の能率も上がり，長生きできるように時間を使うことは，結局，大きな利益を生む。

さあ始めよう

　動機づけを維持するうえでの問題点を探り当てたら，さあいよいよ運動を始める時である。結局，重要なのは，なぜ運動をするのかという点に焦点を当て続けることである。それは，身体的な活動を終えた時に生じる爽快な気分を経験するということだ。

気分改善に運動アプローチを用いるのは，

- 肥満で，健康上の問題がある場合。
- 身体を動かさないライフスタイルの場合。
- 過度のストレスのためにすっかり消耗している場合。
- 活力が低く，倦怠感を覚えている場合。
- 集中できず，決断を下せなくなっている場合。
- 睡眠に問題がある場合。

　どのような運動プログラムでももっとも難しいのは，それを始めること（あるいは，長いこと運動をやめていて，その後，再開すること）である。以下の戦略はあなたが運動を続けるうえでもっとも重要なことのいくつかに焦点を当てている。

➡ 改善戦略㊾：適切な身体的活動を選ぶ

改善戦略㊾の指示

1. 健康診断を受けて，かかりつけの主治医にこれから運動を始めようとしていることを伝える。あなたが40歳以上で，肥満であったり，健康上の問題（例 心疾患，糖尿病，高血圧症等の既往歴

や家族歴）があったりする場合に，これはとくに重要である。主治医の助言を真剣に受け止めて，運動プログラムの種類や強度についての助言に従う。

2. **有酸素運動，無酸素運動，あるいは両者の混合運動かを選ぶ。**有酸素運動とは，身体の酸素の要求を増し，心拍数を上げる運動である（例 速足歩き，ランニング，自転車，水泳，ボート，ダンス等）。ウェイトリフティングや短距離走といった無酸素運動は大筋群を増強させるが，これもうつ病を和らげるのに効果がある。あなたが主に無酸素運動を選んだならば，少なくとも何らかの有酸素運動をプログラムに含めるとよい。というのも，有酸素運動のほうが気分改善効果に多少優れていることを示すいくつかの研究があるからだ。気分の改善をもたらすには，少なくとも10分間は運動を続ける[1]。より負荷の強い運動がもたらす大きな効果のひとつとして，その運動が正常の思考過程に干渉するため，運動している間は心配や反芻をするのが難しいからである。ただし，反芻を止めるにはその運動を最低20分間は続ける必要がある[1]。運動中に会話はできるが，歌うことはできないならば，運動の強度は中等度である。運動中にあえいでしまい，とても会話などできないというならば，無理をしすぎているので，ペースを落とす必要がある。

世界保健機関（World Health Organization）と米国保健社会福祉省（U.S. Department of Health and Human Services）は，◎中等度の有酸素運動を毎回10分間以上，週に合計2.5時間以上，◎強度の有酸素運動を毎週1.25時間以上，あるいは，＊中等度と強度の有酸素運動を合わせたものと同等の運動を提言している[5, 6]。以下に，中等度の運動の例を挙げておく。

| もっとも気分高揚効果が高い中等度の有酸素運動を選ぶ。 |

- 時速3マイルでのウォーキング。
- 時速10～12マイルで平地で自転車をこぐ。
- ゆっくりとした水泳。

以下は強度の運動の例である。

- 時速4.5マイル以上でのランニング。
- 時速12マイル以上で平地で自転車をこぐ。
- 時速2.5マイル以上でのクロスカントリースキー。

どのような運動でも熱心に行うと，発汗し，呼吸が速くなり，心拍数が増していくが，最大心拍数の60～85％を目標とする。

3. **ある程度あなたが楽しめる運動を選ぶ。**運動中や運動後に楽しく感じられれば感じられるほど，運動を続けられる可能性が高い。

4. **運動のトレーナーを雇うことを考える。**これまでにほとんど運動をしたことがなかったり，何年も運動から遠ざかった生活を送っていたりしていた場合には，専門家に相談するのが賢明である。実際のところ，どのジムにも料金を払えば会員に助言してくれるトレーナーがいる。コンサルタントやトレーナーは，あなたの身体機能の現状を見きわめて，運動を始めるにあたって適切な身体的活動のレベルを定め，それを終えた後の次のプログラムを考えて，あなたの進歩について繰り返し評価してくれるだろう。運動の専門家に出会うことによって，あなたの動機づけを維

持する手助けにもなるだろう。

➡ 改善戦略㊽：ゆっくり進めていく

改善戦略㊽の指示

1. **身体機能のベースラインを見定める**。あなたの年齢，体重，健康，日常行動のレベルによって，あなたの身体機能のベースラインを決定する。最初から多くを期待し，無理をすると，苦痛や不快感のために運動をやめてしまうことになる。まさにここにトレーナーの出番があるし，かかりつけの主治医から助言を受けるのも役に立つだろう（改善戦略㊼参照）。
2. **適切な服装や靴などを持っているか確かめる**。運動中にできる限り快適であることは重要であり，そうでないとまたやめてしまう言い訳を思いつくことになる。運動を始めるとすぐに汗をかき，暑くなることに驚くだろう。したがって，通気性がよく，過度の発汗に対応できるようなウェアにすべきである。適切なシューズも外傷の危険を減らすのに不可欠である。
3. **ジムや運動のグループへの参加を考える**。たとえば，ジムのエアロビクスクラブや，地域の運動具店が主催しているランニングクリニックといった，フィットネス教室に参加することは，運動を始めるのによい方法である。というのも，プログラムはしっかり考えられたものであり，規則的なスケジュールになっているからである。教室やグループに参加費を払うと，やる気が増して，規則的に運動しようという気持ちが盛り上がる。フィットネス教室は自分には合っていないと思うのならば，友人や熱心に運動している仲間のグループと一緒に，ランニング，ウォーキング，あるいはサイクリングをしてみよう。他の人々と一緒に運動をすると，興味や楽しさが増し，動機づけを高める。何年もの間，私はあるグループの男性たちと一緒に早朝のランニングをしているが，仲間をガッカリさせたくないので，私が必死になってベッドから起きたことが何度もある。

➡ 改善戦略㊾：運動の計画を立てる

改善戦略㊾の指示

1. **運動をするのにもっとも適している一日のうちの時間を選ぶ**。一日のうちのどの時間があなたが運動をするのにもっともよいだろうか？　早朝，昼食時間，それとも仕事の後だろうか？　どの時間を選んだとしても，スケジュールを守る。運動の時間が決まっていないと，先延ばしする可能性が増し，運動の機会を失ってしまう。週に2～3日は休養日として，回復の時間を設ける。
2. **運動を決まりきった手順（ルーチン）にする**。やることが決まっている課題は毎日それを無理なく始められるようになる。運動があなたの一日のルーチンになってくると，あなたはそれについてあれこれ考えることなく，自然に行うようになる。
3. **運動にさまざまな工夫をする**。ルーチンは重要だが，興味や楽しみを保つために運動に少し工夫を加えるのもよいだろう。たとえば，ランニングをしているならば，ルートや距離を変えたり，ひとりで走ったり，友人と走ったりする。週末は長い距離を，ウィークデーは短い距離を走るというランナーも多い。有酸素運動と無酸素運動を組み合わせるというのも運動を単調にしないた

めのよい工夫である。
4. **運動記録をつける**。本章の次の節「動機づけを維持する」では，週毎の運動記録を用いてあなたの運動を記録することを紹介する。運動プログラム開始初日から記録をつけるのはとてもよい考えで，あなたの進歩を第一日目から記録できる。始めた時にはほとんど身体的活動をしていなかったことを振り返って，動機づけを維持するうえでとても役立つ。これがとくに当てはまるのが，ランニング，サイクリング，水泳等である。規則的な運動によって，長時間，長距離をこなすことができるようになったことが一目でわかる。

動機づけを維持する

　あなたは一日，一日を相手に運動をしていく必要がある。あなたがどれほど長期間にわたって運動をしてきたとしても，その日その日の動機づけは徐々に下がってくる。運動を終えて，気分が高揚し，若返って活力に満ちたように感じる日もあれば，その日の予定をこなすのもきつく感じ，運動が終わるとホッとするといった日もあるだろう。そこで，動機づけを維持するための戦略は，あなたが手に入れた利益についての意識を高めることに焦点を当てることが多い。たとえそれが，その日にあなたがした努力に見合わないほどの小さなものであったとしても，得られた利益について考えてみる。

運動を始めるのに遅すぎるということはない

　あなたはここまで読み進んできて，「私にはこんなことはできない。私が運動を始めるのはもはや手遅れだ」などと考えているかもしれない。しかし，大多数の人にとって，遅すぎるということはない。本書を書いている時点で，私の妻は55歳であるが，これまでにスポーツや規則的な運動をしたことがなかったものの，9カ月前に定期的な運動を始めた。ランニングを始めたことについてどのように考えているのか妻自身の言葉で語ってもらった。

　「私はこれまで汗を流したいなどと考えことがなかった。若い時にも本格的なスポーツはしなかった。実際のところ，高校生の頃はあれこれと言い訳をして，体育の授業を休もうとさえした。私はこれまでさまざまな活動をしてきたし，活発な人間だと思うが，けっして運動選手などではない。園芸を楽しんだり，午後のひと時を気楽にスキーをして過ごしたりしたことはあったけれど，アスリートなどではない。でも，あなたが誰かと一緒に運動したいからといって，私を誘わないでほしい」

　「そうね，すべてが変わったというか，変わり始めたのは今年の1月だった。50歳以上の女性の多くと同じように，私は最初に妊娠した時よりも，今では体重が25ポンドも増えてしまった。子どもたちも家を出て，自立している。私がフロリダで4カ月間のサバティカル休暇を過ごし，次の本を書き始めた時に，今こそ避けて通れないことに向きあう時が来たと思った。自分自身の健康のために運動をする必要があると考えた」

　「私には規則的に運動することなどできないという言い訳がいつも山のようにあった。子どもたちや学校の行事，私自身の専門家としての重い責任，出張，夫の多忙なスケジュール，私のボ

ランティア活動等々。そのうえ，積極的な運動プログラムを始めて，それを続けるだけの体力が自分にあるのかさえもわからなかった」

「最初は，運動を始めようという新たな決意を秘密にしていた。夫が5〜6マイルのランニングに出かけた時に，私は早朝にウォーキングを始めた。第2週目の終わりに，私は少しジョギングをしてみようかと考えた。ウォーキングのコースにある電柱と電柱の間か，数百ヤード先の木を選んで，その距離だけ全力で走ることにした。最初はとてもきつくて，息が切れた。全然楽しくなかったけれど，何とか耐えた。数週間すると，ランニングとウォーキングの比率を徐々に変えていき，ランニング60%，ウォーキング40%にまでなった。こういったことを始めて6週間が経った。何らかの効果があったことは明らかだ。私は今では100ヤード走っても息が切れることがなくなった」

「20代の娘たちが2人，大学の2月末の休暇にフロリダにいる私たちのもとを訪ねてきた。ひとりは父親とランニングに，もうひとりは私とウォーキングとランニングに出かけた。娘たちは私の進歩にとても喜び，もっと長距離を，もっと速くと私の背中を押した。こんなことが私にできるというのは私自身にとっても驚きだった。娘たちが休暇を終えて，大学に戻っていくと，私は自分にできることをしようと決意した。そして，私は初めて7キロメートルを自力で完走したのだった」

➔改善戦略(55)：あなたの進歩をモニターする

週毎の運動記録用紙を次のページに掲げてあるが，すぐにフィードバックされることによって，動機づけを維持することができる。用紙全体は*www.guilford.com/clark7-forms*で入手できる。

改善戦略(55)の指示

1. **正確な記録をつけ続ける。**毎回，運動を終えたらすぐに記録する。そうすることによって，記録が明白で正確なものとなる。後で記録しようとすると，気分に及ぼす運動の効果についてのあなたの観察がさまざまな出来事のために不正確になってしまうかもしれない。
2. **記録をつける際に，運動を始めるのが苦にならなくなったかどうか自問する。**あなたは運動中の喜びが増してきたことに気づいているだろうか？　週毎の運動記録用紙に記入していくと，気分の改善や運動の目標に焦点を当て続けるのに役立つ。これはまた先延ばしや，運動をやめてしまうことの防止にもなる。
3. **時々記録を点検する。**時間が経つにつれて，持続，強度，距離などが増していくことにとくに注目するのが重要である。こうすることによって，身体機能の改善について客観的なデータを得られる。身体機能がどの程度改善したかまとめを書いてみるのもよいだろう（例「15分間で1.5マイルしか走れなかったのに，今では30分間で3マイルも走れるようになった。私が3マイルも走れるなんて！」)。こういったフィットネスについての自分の感想は，これからも運動を続けていく動機づけを高める。
4. **気分に及ぼす効果について記録を点検する。**記録用紙の最後の欄に何を記録したかにとくに注意を払う。運動を長く続ければ続けるほど，楽しみについての評点が高くなるのがわかるだろうか？

週毎の運動記録

氏名：_____　　時間：_____ 時〜 _____ 時

指示◉運動を終えたら，以下の用紙に記入する。時々この週毎の運動記録を点検し，身体機能の進歩を評価する。

曜日	運　　動	実施時間	努　力 （0〜10）	楽しさ （0〜10）	運動中と運動後の 気分状態への効果
月					
火					
水					
木					
金					
土					
日					

注▶実施時間：運動を続けた長さ（分で表す）。努力：運動をするのに必要だった努力の程度に評点をつける（0＝楽に運動ができた。10＝非常に難しかった，運動を終えるのに全力を使う必要があった）。楽しさ：運動中と運動直後に感じた楽しさの程度に評点をつける（0＝まったく楽しくなかった。10＝運動中と運動後を通じてずっと楽しかった）。効果：運動中と運動後にあなたは何を考え，何を感じていただろうか？抑うつ気分，抑うつ的反芻，心配，自己批判などに及ぼした何らかの影響に気づいただろうか？

The Mood Repair Toolkit より。版権：The Guilford Press, 2014。

運動があなたの気分にただちに肯定的な影響をもたらしているという証拠があるだろうか？　気分の改善は高い動機づけとなることを示す客観的な証拠がある。

➡改善戦略㊱：運動習慣を維持する

　運動を習慣にするにはさまざまな方法がある。たとえば，あなたが早朝に運動をすることに決めて，運動着を用意し，目覚まし時計をセットしたとする。もしも起床して，ジムに出かけるのが億劫に感じたら，一歩一歩に焦点を当てて，たとえば，今日は軽い運動をすることにしようと自分に言い聞かせる。あるいは，その日一日あなたがしない楽しめることと運動を組み合わせる。前の晩に，「翌朝運動をする」と配偶者（あるいはパートナー）や運動仲間に宣言しておくのもよいだろう。繰り返し運動をすることによって，それが日常のルーチンになっていき，自動的にできて，苦もなく行える習慣になっていく。

➡改善戦略㊲：運動の手順に変化を持たせる

　いくつかの運動を組み合わせると，楽しさも増し，運動プログラムを続けようという気持ちにもなっていく。

改善戦略㊲の指示

1. 本章でこれまでに述べたように，有酸素運動と無酸素運動を交互に行う。こうすることによって，両種の運動から得られる利益も増し，関心や動機づけを維持することもできる。
2. あなたが考えている運動の組み合わせについてトレーナーに相談し，それが気分を改善する中等度の運動であることを確認する。
3. もしもさまざまな運動を組み合わせることについて自力ではよいアイデアが浮かばないならば，助言や運動計画を示してくれる多くのすばらしいウェブサイトを参考にする（例 *www.crossfit.com, www.fitness.com, www.fitness.gov* 等）。このほとんどが無料だが，資料を手に入れるには前もって登録を求められることがある。
4. 新しい活動を運動プログラムに組み入れていくのは最初は難しく感じられることを念頭に置く。ある運動があなたの習慣になっていくと，サイクリングや水泳といった他の活動を組み合わせるのが難しいことに気づいて驚くかもしれない。ルーチンの活動から逸れると，あなたの身体的限界を判断するのが難しく感じられるだろう。すなわち，慣れ親しんだ運動だけやっている方が心地よく，自信が持てる気がするかもしれない。この壁を乗り越えるには本章の他の戦略を用いる。また，運動にひどく苦痛と不快感を覚えるならば，いくつかの運動を組み合わせるほうが効果的であることを自分自身に言い聞かせよう。

➡改善戦略㊳：他者に自分の意図を宣言することを利用する

　自分の意図を他者に宣言したり，他者に自分と一緒に運動に加わってもらったりすることによって，行動面での変化を維持できる可能性が高まることを，介入プログラムを計画する人々は長年にわ

たって知っていた。これは，たとえば，ダイエットの成功に重要な要素のひとつである。グループミーティングに参加し仲間に宣言するというのも，ダイエットの計画を実行し続ける励みになる。そこで他者に宣言をするということを利用する。これは運動の習慣を維持しようとするのに役立ち，先延ばしや坂道を転げ落ちる効果を予防する。

改善戦略㊽の指示

1. **友人やグループとともに運動する。** これは，運動を始めるためにも，その動機を維持するためにも重要である。
2. **関心を持ってくれる友人や家族と運動の経験を共有する（ただし嫌味にならないように話す）。** 長期にわたって運動を続けてくると，それはあなたのアイデンティティの一部になってきて，そのイメージを保とうという義務感さえ抱くようになる。しばらく運動していないと認めるのが恥ずかしいとさえ感じるようになるだろう。この微妙な他者からのプレッシャーとか説明責任は，あなたが日常的に運動を続ける支えとなるだろう。

➡ 改善戦略㊾：小分けにして考える

これから30〜45分間一生懸命運動することを考えると，すっかり圧倒されてしまい，運動を始めるのに必要なエネルギーも枯れ果ててしまうように感じることだろう。私の経験でも，これから50分間8〜9キロメートル走ることを考えると，うんざりしてしまい，始めるのが苦になってくる。そこで，最善の戦略とは，運動をいくつかの部分に小分けにすることである。

改善戦略㊾の指示

1. まず，運動着に着替えて，運動を始める準備をする。
2. 次に，ゆっくりと気楽にやろうと自分に言い聞かせながら，運動を始める。
3. ウォーミングアップをして，気分がよくなり始めたら，これから始める運動の持続時間や強度を，**最初の5分間に焦点を当てて考える。** 運動を終えるまで，次の5分間に集中する。重要な点は，将来についてあれこれと思い悩む（すなわち，運動があとどのくらいの時間と距離が残っているのかと悩む）のではなく，現時点に焦点を当てることなのだ。
4. **時計を見る頻度を制限する。** 時計を見ると，時間が進むのが遅く感じ，運動の時間があとどのくらい残っているかという点ばかりに関心が向いてしまう。トレッドミルで運動している人の多くは，機械に付属している時計や距離計をタオルで覆ってしまい，時計を見る頻度を減らしている。

> 運動用具についている時計や距離計を隠してしまい，運動をしているその瞬間に焦点を当てていく。

➡ 改善戦略㊿：音楽や他の気晴らしを用いる

気に入った音楽を聴きながら運動をすると，運動の楽しみが増し，それに耐える力も強めることができる。今では運動中に音楽を聴くことができるさまざまな機械がある。自分の好きな音楽を使い，

時々それを代えてみて，運動への関心を増し，退屈さを減らすことが肝心である。音楽はまた，否定的な身体感覚から注意を逸らすことにも役立ち，気分に重要な影響を及ぼす。さらに，運動器具を利用しているのならば，好きなテレビ番組を見たり，本を読んだりすることもできる。要するに，この目標とは，運動を興味深いもので多様性に富むものとすることによって，身体の運動や疲労に過度に焦点を当てることがないようにするためである。64歳の遠距離スイマーであるダイアナ・ナイアド（Diana Nyad）は2013年にキューバからフロリダ州キーウェストまで110マイルを泳ぎ，二晩にわたり泳ぎ続けている間，前に進み続けるのに音楽が果たした役割がとても大きかったとCNNのインタビューで答えていた。運動中に気に入った音楽を聴くのは，苦痛を和らげ，不快感に対する耐性を増すことができる。

改善戦略㉑：運動にマインドフルなアプローチを応用する

　運動する動機づけを高めるためにマインドフルネスを応用できる。これを使って，運動中にあなたが抱いている身体感覚や感情に向けた意識を高めることができる[1]。感情に圧倒されることなく，自分が一体何を感じているのかを認識して，自分の経験を中立的に受け入れることも含まれる。

　より肯定的で，快適な思考や感覚に焦点を当てつつ，否定的な思考や不快な身体感覚から注意を逸らすというマインドフルなアプローチを取ることの重要性は限りない。長年にわたる私の経験から，ランニングをしている最中に注意の持つ力に驚かされてきた。私が疼痛，疲労，疲れたのでもうやめてしまいたいといった否定的な思考に焦点を当てると，まるで私は軍靴を履いて走っているような気分になってくる。必要な努力が10倍ほどに膨れ上がる気がする。しかし，周囲の景色や爽快な気分に注意を向けると，力が湧き，エネルギーが戻ってくるように感じ，走り続ける能力についての疑問など消え失せることに気づく。

改善戦略㉑の指示

1. **マインドフルネスを運動に応用する前に，第7章のマインドフルネスの指示を復習しておく。** あなたの注意に焦点を当てることを意識する。あなたは疼痛や息苦しさに注意を払っているだろうか，それとも，力や活力がみなぎっていることに注意を払っているだろうか？
2. **運動中の感覚や気分に注目し，受容的な態度でそれを受け入れていき，苦痛を和らげるようにする。** たとえば，予定の半分ほど走ったところで強い疲労感を覚えて，「私はもう続けられない。やめてしまおう」などと考えるとする。こういった経験に対するマインドフルなアプローチとは，疲労感に距離を置いて，それを次のように観察する。

> 「これは興味深くはないだろうか？　突然疲れ切ってしまったように感じるが，それは脚と呼吸だけだ。こういった感覚は以前も経験したことがある。お帰り，疲労よ！　よい運動をしているが，最後までやり通せないといった否定的な気分を私は以前にも経験したことがある。しかし，これまでに疲労感に圧倒されてしまったことはなかった。疲労感が薄らぎ，私の注意を周囲の景色に向けなおすことができる。これまでにもうまく注意を他に逸らすことができた。今，私がしなければならないのは，現時点に集中することであり，この気分と感情とともにこれからの数分間を過ごすことがきっとできる。周囲の景色，私の力強さの感

覚，私の健康を改善させてきた知識といった快適な事柄に注意を向けなおすことが私にはできる。それこそがまさに私がしようとしていることだ。私は疲労感や否定的な思考と向き合って得た新たなスキルを身につけてきたのだ」

3. 肯定的な気分に注意を払い，身体的な活動を増し，ルーチンの運動を成し遂げるのに苦もなくできるようにする。マインドフルな視点は，強度の運動が生じる疼痛や不快感への耐性を改善する。

▶改善戦略㊾：運動に対する否定的な自己弁護を正す

　思考は運動する動機づけに大きな影響を及ぼす。自己批判的な態度ほど動機づけを下げるものはない。以下のような否定的な思考に注意を払う。

「私は一向に進歩しない」

「なぜわざわざそんなことをしなければならないのか。こんなことをしてもうつ病は治らない」

「私は愚図で，不器用だ。運動には向いていない」

「私はひどく太っていて，醜い」

「私の気分はけっしてよくならない」

「難しすぎる」

「私は眠らなければならない。運動は明日にしよう」

「こんなことはまっぴらだ。諦めてしまったほうがよい」

　このような思考のためにますますあなたは抑うつ的になってしまうだけでなく，気分改善戦略としての運動を易々と諦めてしまうかもしれない。

> **ツールファインダー**
> 第4章では，否定的で自己批判的な思考が抑うつ状態をいかに増悪させるかについて解説し，この種の思考を減らすための戦略を示してある。

改善戦略㉒の指示

1. **まずあなたの運動前，中，後の否定的思考について意識してみる。**もちろん，否定的な思考に注意のすべてを払いたいなどと思わないだろうが，あなたの心が否定的な方向へ傾き出したことに気づいてほしい（例「私は馬鹿げて見えるに違いない。すっかり疲れ果ててしまった。クラスでも最下位になってしまう」）
2. **否定的思考に立ち向かうために第4章で解説した証拠収集の用紙を用いる**（改善戦略⑫参照）。あまり自分に厳しくしないで，気楽にこれをやってみる。「私は運動について正確に考えているだろうか，それとも，過度に否定的で自己批判的だろうか？」と自問してみる。
3. **運動についてのより正確で，現実的な評価をしてみる。**「健康状態を改善し，気分もよくなるために私は運動を試みようとしているのだが，それに関してより現実的で，助けになるような他の見方はできないだろうか？」と自問する。たとえば，身体的な健康に大きな進歩があった，運動していてよい日も悪い日もある，どれほど難しく思えたとしても一日の課題を終えると気分がよいといった点に気づくかもしれない。
4. **運動に関する肯定的な思考に注意を向けなおし，運動を始めたために生じた利益について評価する。**運動によってもたらされる身体の影響をより肯定的にとらえるような考え方を思いつくようにする。たとえば，ランニングの最中に私が疲れたと感じ始めたら，注意を脚，心臓，肺などに向けなおし，これだけ走るのに身体のこれらの部分がよく働いてくれていることについて考えてみる。よい運動をすることによってこれらの部分がさらに強くなることを想像してみる。肯定的な思考のほうが，実際に完走することよりも，よほど勇気と鼓舞をもたらしてくれると私は気づく。

睡眠

　不眠とうつ病の間には密接な関連がある。不眠はうつ病の症状でもあり，うつ病を引き起こす原因でもある。しかし，たとえ数晩いつもよりも1～2時間睡眠時間が短くなっただけでも，イライラ感，注意集中困難，記憶力の低下，疲労感，ストレス対処能力の低下，全身倦怠感といった悪影響が生じる可能性がある。したがって，常に十分な睡眠がとれないとなると，より否定的な気分を生じ，当然，規則的に運動をすることが難しくなる。

　アメリカ人の成人の10％が毎晩睡眠時間が不足し，38％が1カ月に7日以上十分な時間の睡眠がとれず，5,000～7,000万人が慢性的な不眠に悩んでいると推計されている。米国睡眠財団（National Sleep Foundation）は健康成人には毎日7～9時間の睡眠が必要であるとしているが，疾病対策センター（Centers for Disease Control and Prevention）は，アメリカ人の36％は一日の睡眠時間が7時間以下で，38％は1カ月に少なくとも一度は無意識のうちに日中眠ってしまうと最近報告している[7]。このように非常に多くの人が睡眠不足であり，おそらくカフェインや他の種類の覚醒作用物質が眠気を抑えるために用いられているのだろう。これほど広く睡眠健康が不良であるとすると，あなたが抑うつ気分と必死になって闘っていることは，睡眠不足と関連しているかもしれない。

> 中等度の睡眠不足もしばしば起きると，抑うつ気分を引き起こしかねない。

次の2つの重要な質問を自問してみよう。

「私は日中しばしば疲れた感じがして，おそらく無意識のうちに眠ってしまうことがあるだろうか？」
「私は睡眠不足のために，しばしば集中困難や物覚えが悪いといったことはないだろうか？」

もしもこれらの質問のうちのどちらかに「はい」と答えたならば，あなたが抑うつ状態と必死になって闘っていることと睡眠障害の間には明らかに関係があるかもしれない。睡眠衛生を改善させることは，あなたにとって重要な気分改善戦略となるだろう。

➡ 改善戦略㊼：睡眠衛生をチェックしてみる

脳はある種の合図で自動的に眠りに入るように条件づけられているので，眠るという能力は環境によって大いに影響を受ける。**睡眠衛生**（sleep hygiene）とは，持続的で，効果的で，十分な休養の取れる睡眠を促進したり，あるいは妨げたりする行動，習慣，環境に関わる[8]。毎晩8時間の睡眠をとることが目標である。以下のチェックリストを使って，あなたがより安らかな睡眠がとれるように変化を起こさなければならないかどうかを見きわめる。

- ❏ **あなたはベッドの中で複数の課題をこなしていないだろうか？** あなたはベッドの中で，テレビを見たり，ソーシャルメディアを使ったり，勉強したり，読書したり，スナックを食べたりしていないだろうか？ ベッドは睡眠かセックスのためだけに使い，ベッドをこのような活動の条件刺激になるようにする。
- ❏ **あなたの就寝時間は不規則になっていないだろうか？** 起床時間や就寝時間が決まっていないことよりも，就寝時間が定まっている方が望ましい。とくにウィークデーには就寝時間が決まっているのが最善である。目覚まし時計も毎朝同じ時間にセットする。
- ❏ **あなたは日中によく昼寝をするだろうか？** 昼寝の利点については論争があるが，もしもあなたが不眠に悩んでいるのであれば，（30分間以上の）長時間の昼寝は夜間の睡眠に向けた脳の活動を妨げてしまう。夜はよく眠れず，日中に昼寝し，また夜も眠れないという悪循環に陥る可能性が高い。
- ❏ **寝室が夜明るすぎないだろうか？** 陽光や人工的な照明は，睡眠促進ホルモンであるメラトニンの生産を遅らせてしまうので，暗い寝室のほうが睡眠を促しやすい。
- ❏ **あなたの寝室は快適ではないだろうか？** 涼しい室温を保つべきである。完全に取り除くことができないまでも，音を減らす。マットレスや枕は快適なものを用意する。ペット，子ども，いびきをかいたり寝言を言ったりするパートナーも睡眠を妨げるかもしれない。

> **ツールファインダー**
>
> あなたにとって眠りを誘うような環境を作るには，第3章で解説した問題解決戦略（改善戦略❿）を用いる必要があるかもしれない。

- ❏ 運動が睡眠の妨げになっていないだろうか？　良好な睡眠をもたらすように，運動のスケジュールを立てる。良好な睡眠に入るには，就寝時間の4〜5時間前に運動をするのが最適である。就寝の間際に運動すると覚醒水準を上げて，眠りに入るのを妨げてしまう。
- ❏ あなたは夜時計を眺めたりしないだろうか？　もしもあなたがなかなか寝つけないのに，時計を見続けていると，不安が増して，かえって入眠を遅らせてしまう。文字盤を向こうにむけて，あなたには時間がわからないようにしておく。
- ❏ あなたは晩に何を食べたり，飲んだりするだろうか？　あなたがなかなか寝つけないならば，睡眠を妨げるような何らかの物質を服用していないか考えてみる。体内での代謝が遅いので，昼が過ぎたら，カフェインを摂らないようにする。アルコールは睡眠の後半2/3において覚醒を生じるために，睡眠を妨げる。（ニコチン，アンフェタミン，チョウセンニンジン，マオウといった）覚醒作用物質や（抗うつ薬，降圧薬，抗けいれん薬，鬱血除去薬，喘息治療薬といった）ある種の医薬品が睡眠を妨げることもある。もしもあなたが服薬しているならば，その薬が睡眠に及ぼす影響について担当医に質問するとともに，あなたが処方された通り服薬しているかという点についても確認しておく。
- ❏ あなたはベッドに横になったまま何時間もかけて必死で眠ろうとしていないだろうか？　無理やり眠ることはできない。眠ろうとすればするほど，いろいろな考えや悩み事が次々に浮かんでくるとしばしば報告されている。なかなか眠れないために不安や欲求不満が増していくように感じる。30〜45分間かけても眠れなかったり，夜中に目が覚めてしまい，ふたたび眠ることができなかったりする場合は，別の部屋に行き，自然に眠くなるまで，うす暗い中で何か退屈でリラックスするようなことをする。眠れない時にベッドにいる時間を制限することがよい考えかどうかについては専門家同士が意見の不一致がいくらかある。あなた自身がどちら（「ベッドに留まる」対「起き上がってしまう」）がより効果的か確かめてみるのがよいだろう。

睡眠の逆説

　適切な睡眠衛生を実践することによって安眠が得られる。就寝前にはリラックスして，穏やかで心休まるイメージを抱く。ただし，無理やり寝つくことはできない。睡眠に落ちるというのは，自然で，自動的な脳の過程であり，努力してコントロールしようとしても無理である。実際に睡眠には逆説がある。眠ろうとすればするほど，かえって眠れなくなる。人生について思い悩むと目が覚めてしまうが，眠れないことをあれこれ悩み始めると確実に睡眠の問題を生じる。基本的な睡眠衛生に変化をもたらしても眠れない場合には，次の戦略を試みてみよう。

これらの睡眠戦略を用いるのは，

- 夜寝つけないことに不安になる場合。
- 必死になって眠ろうとして次々にいろいろな考えや心配が湧き上がってくる場合。
- 必死になって眠ろうとしているのに，ほとんどうまくいかない場合。

改善戦略㉞：マインドフルなアプローチを睡眠に用いる

　睡眠についてあれこれ悩むことへの対策はマインドフルな受容である（第7章参照）。眠らなくてもよいという許可を自分自身に与えることが重要である。私たちのほとんどは一晩か二晩眠らなくても何とかうまくやっていける。少し余分にコーヒーを飲むとか，翌日の倦怠感に対処するのに人によってさまざまな方法を用いる。自然な睡眠をもたらすのに役立つマインドフルな受容を用いていくつかのステップを踏むことができる。ベッドの入る際にマインドフルネスを練習してみる。

改善戦略㉞の指示

1. 時には不眠を経験するのも仕方ないと自分自身に許可を与える。これは単に「今晩は4時間しか眠れなくても構わない」と自分に言いきかせることを意味しているわけではない。実際には，睡眠時間が少なくても自分は生存できることを信じるという意味であり，眠らなければならないという自分自身に対するプレッシャーを減らすのだ。このようにするためのひとつの方法は，睡眠が不足した時の日中の経験を記録することである。たしかに疲れていたけれど，何とか生き延びることはできただろうか？　あなたはまずまずうまく機能できただろうか？
2. 睡眠が不足した翌日の晩は，睡眠が増えるということを自分自身に言い聞かせる。結局は眠りに落ちるのであって，たとえ一晩か二晩よく眠れなくても，日中に昼寝をしないで，適切な睡眠衛生を実践すれば，その後は眠りに落ちやすくなる。
3. あなたが考えている以上に実際は長く寝ていることを覚えておく。これは，もしもあなたが望むように8時間眠れなかったとしても，破局的な状況にあるわけではないという意味である。翌日のあなたの能率は最適ではないかもしれないが，廃人のような状態に終わるということは決してない。
4. ベッドに横たわって，無理やりに，努力をしたり，判断を下したりしないで，あるがままにさまざまな考えが浮かんだり，消えたりするのをそのまま受け入れていく。マインドフルネスの目的はさまざま思考を中立的に受け入れていくことであるという第7章の解説を思い出してみる。これを達成するには，自分の思考をコントロールしようとしてはならない。私たちは寝つけないことに対してしばしば欲求不満で不安になり，不安な思考を抑制しようとしたり，無理やり穏やかに考えようとしたりする。しかし，このような試みは，不安が増してしまって，かえって寝つけなくなるという望ましくない効果を生じてしまう。マインドフルな睡眠の目標とは，完全な覚醒であろうが眠気であろうが，現時点のあなたの覚醒状態を優しく中立的な態度で受け入れることである。

改善戦略㉟：注意を向けなおす

　あなたは睡眠についての心配に対処するために，「心を穏やかにさせる」ことに意識的に焦点を当てることができる。これはあなたの注意を他の関わりに向けなおすことだが，穏やかな心理的な活動である。
　たとえば，リラックスできる光景を想像したり，快い記憶を蘇らせたり，気に入った映画のあるシーンを思い出してみたり，ゴルフや他の気に入ったスポーツのシーンを想像してみる。あるいは，

あなたの関心事，余暇の活動，趣味（例 園芸，料理，木工等）について考えてみるのもよい。私の趣味のひとつが大工仕事であり，自宅の改修もたくさんしてきた。私が眠れない時には，自宅の改築計画をあれこれ考えてみるのが，心を穏やかにする方法となっている。しかし，これがうまくいくのは，改築計画は私にとって真の趣味であって，仕事の締め切りなど考える必要があるような緊急性や価値などがないからである。もしも私が専門の大工であって，改築計画を考えているのならば，けっしてそれほどリラックスはできないだろう。

➡改善戦略㊻：意識的呼吸法や段階的リラクセーションを試みる

穏やかな状態を作り，自然な睡眠をもたらすために用いられるさまざまなリラクセーション戦略がある。そのうちのひとつは意識的な腹式呼吸法である。これは第7章で解説したマインドフルネス瞑想で呼吸に焦点を当てることと同様である。複式呼吸法のやり方については米国医学生協会のウェブページ（www.amsa.org/healingthehealer/breating.cfm）やテキサス大学のカウンセリング・精神保健センターのウェブページ（www.cmhc.utexas./stressrecess/Level_Two/breathing.html）に載っている。

あるいは，あなたはさまざまな筋群の緊張と弛緩をさせていく段階的筋弛緩法（progressive muscle relaxation）を試してみたいと考えるかもしれない。AnxietyBCのウェブページ（www.anxietybc.com/sites/default/files/CalmBreathing.pdf）やMindToolsのウェブページ（www.mindtools.com/stress/RelaxationTechniques/PhysicalTechniques.htm）に段階的筋弛緩法の実施法が掲載されている。

食事と気分

「食は人なり」という言葉をあなたはきっと耳にしたことがあるはずであり，これはあなたの気分についても当てはまるように思われる。ある種の食物が心身の健康に影響を及ぼす可能性があるということは，多くの論争もあり，また誇張されて主張されることもあるのだが，いわゆる「地中海」式食事のパターンや，そしておそらくオメガ3脂肪酸のダイエット・サプリメントはうつ病の危険を下げるのに有用であると思われる。1万人以上のスペインの大学生が参加した4年に及ぶ研究では，地中海式食事パターンを守ったところ，重症のうつ病の危険性が低いことと関連していた[9]。この食事に含まれていたのは，(1)一価不飽和脂肪酸（例 オリーブオイル），豆，果物やナッツ，魚，シリアル，野菜，(2)中等量の牛乳，乳製品，ワイン，(3)少量の肉や肉製品などであった。

食事は，体重増加や肥満によって，間接的に否定的気分に影響を及ぼす可能性もある。多くの人々にとって，肥満は抑うつ気分の問題を増悪させる重要な原因になっている。不適切な食事が望ましくない体重増加を引き起こしている重要な要因であるという意味でも，これは食物の摂取が気分に及ぼす影響の別経路ともなっている。

➡改善戦略㊼：ダイエットを変化させる

自分自身の毎日の食事を振り返ってみて，それがどの程度，地中海式食事のパターンと一致しているか考えてみよう。たくさんの加工食品，赤身の肉，食塩の多く含まれた食物，砂糖たっぷりの食物などを食べ，望んでいない体重の増加があれば，あなたの食習慣は自分が考えている以上に感情の健

康に深刻な影響を及ぼしているかもしれない。

　栄養士と相談して，健康的な生活を送るための食事の計画を立ててもらうのもよいだろう。こうすることによって，気分状態に大きな影響が現れ，健康的な体重を維持でき，運動プログラムを続けることができるだろう。

　減量に興味があるならば，ジュディス・S・ベック（Judith S. Beck）とデボラ・ベック・ビューシス（Deborah Beck Busisの著書『ベックのダイエット解決法（Beck Diet Solution)』を一読することを勧める（詳しくは*www.beckdietsolution.com*参照）。

ツールファインダー

高い動機づけを維持し，ライフスタイルに大きな変化を起こすというのは，私たちが直面する最大の挑戦のひとつである。これまでに取り上げてきた気分改善戦略を用いても，運動をするということの動機づけに問題があるならば，以下の章を参照してほしい。

- 行動に変化を起こす：第7章。
- 目標設定：第9章。
- 回避や先送り：第13章。

第13章　恐れているものに向きあう

> 恐れている問題に
> 向きあうことで
> 安心を得る。

　ワニータは最優秀の成績で大学を卒業し，保険業の多国籍企業に就職した。彼女は比較的最近採用されたにもかかわらず，とんとん拍子で昇進していった。顧客担当の従業員としての活躍が目覚ましく，優秀な業績を残して，いくつかの賞を得た。彼女はすでに二度昇進し，いまでは中間管理職であった。ワニータは高い職業倫理，野望，優秀な知能を誇りにしていた。その会社では輝かしい未来が期待されていて，彼女の人生は一般的にはうまくいっているように思われた。
　ワニータは次々に業績を残していたのだが，とくに失望や失敗の後には，抑うつ気分と常に必死で闘ってきた。大学時代は，試験の成績次第で，彼女の気分は劇的に変化した。なんとか絶望感から抜け出そうとしたものの，たまたま次の試験でよい成績を取るというのが抑うつ状態から抜け出す唯一の方法であった。試験の成績が悪くて落ちこんでしまうと，しばしばその後の数日間は講義にも出ず，勉強もしなくなった。すると，学業に遅れてしまい，次の試験の準備をするのが難しくなった。ワニータは失敗と向きあうことに深刻な問題を抱えていて，失敗するのではないかと恐れている状況を避けようとする傾向のために，さらに状況を悪化させてしまうのだった。
　職場で最初の大きな失望は，「年間課長補佐」賞を受賞できなかったことだった。それは管理職に昇進してから毎年受賞していた賞だった。これはかなりの打撃になり，大学生の頃に悩まされていた自分に対する疑惑，非難，否定的な思いに満たされていった。すっかり落ちこみ，仕事の目標も見失うようになった。管理職業績評価委員会に呼び出されて，最近業績が低下していて，彼女の会社での将来に不安があると指摘された。ワニータはすっかり気落ちして委員会の席を立った。彼女は今では上司から監視されていて，業績が改善しなければ，職を失うと考えた。あらためて仕事に熱心に取り組もうとするのではなく，委員会は正反対の影響をもたらした。ワニータはますます心配が強くなり，自分の仕事の能力にひどく疑いを抱き始め，不安と抑うつが強まっていった。週末が終わると，月曜日から仕事に戻るのを恐れるようになってきた。
　数週後，ワニータがかかりつけ医のもとを受診したところ，病休を取って，抗うつ薬の治療を試して，精神保健の専門家に心理療法を受けるようにと助言された。ワニータはこのすべての助言に従い，3カ月間病休を取った後には，復職についてひどく心配した。病休の終わりが近づくと，彼女は不安焦燥感や抑うつ感が増してきているのに気づいた。どのようにして仕事上の要求に応えられるだろうか？　病休を取ったことについて同僚たちはどのように思うだろうか？　復職した直後に，雇主がそれ以上我慢できずに，解雇を告げられたらどうなるだろうか？　家族や友人にどう向きあったらよいのだろうか？　ワニータは復職についてさまざまな心配に襲われた。そのため，何が何でもすべてを避けて通りたいとさえ考えたのが問題であった。

難問，逆境，失望はすべて人間の存在の一部であることが多い。残念ながら，抑うつ気分と闘っている人は，とくに屈辱，罠，喪失，危険，社会的敗北，拒絶，疎外といった否定的な人生のストレッサーを抱えている率が高い。逆境や人生の問題に直接向きあうのではなく，うつ病になりやすい人が否定的な態度を取って，回避や否認といった態度を取りがちであることは理解できる。しかし，悲しいことに，回避はむしろこのような問題を増悪させるだけであることが多く，人生の問題の否定的影響が時間とともに強まっていき，さらにうつ病や絶望感が深くなっていくといった悪循環が発展していく。先送りにしようという態度や他のタイプの回避的行動は，非常に強い否定的な力となる。これは抑うつ気分の原因であり，結果でもあり得る。恐れていることを避けようとすると，抑うつ感は増悪していく。そして，抑うつ感を覚えると，回避的行動に出る傾向も高まる。

　回避はあなたの人生ですでに大きな対処戦略になってしまっているかもしれない。すなわち，あなたはさまざまな問題や状況をしばしば先送りにしたり，その場面を避けたりしているかもしれない。あるいは，あなたが避けているのは人生におけるひとつかふたつの重大な問題かもしれない。ワニータは両方のタイプの回避的行動と必死で闘っていた。失敗につながりそうな問題はすべて先送りにするか，避けていて，人生で失敗につながるかもしれないと考える移行期（復職）に立ち向かうことも恐れていた。本章で解説する戦略は，人生の重大な問題を一般的に回避する行動と，特定の回避的行動という，両方のタイプの回避的行動を克服するのに役立つだろう。

先送りや他のタイプの回避的行動に対処するのにこの戦略を用いるのは，

- 困難で不快な体験に対処するのに一般的に回避的行動に及ぶ場合。
- 先送りにする傾向がある場合。
- ひとつかふたつの重大な人生の問題に向きあうのを恐れている場合。
- 未解決の問題のために生じている抑うつ気分を明らかにしようとする場合。

なぜ私たちは避けようとするのか？

　回避（avoidance）とは，今は苦悩を引き起こすかもしれないが，長期的には効果的であるかもしれない適応的行動をとらずに，ただちに救済感をもたらすような一連の行動（あるいは行動をとらないこと）を選ぶことである[1]。たとえば，大学生のランジットはテレビを見ながら勉強することを選ぶかもしれない。というのも，試験の成績が不安になるからであった。テレビを見ることは，ただちに不安を解消したので，勉強の苦痛を避けたのだ。しかし，長期的に考えると，彼が勉強すれば成績はよいだろうし，テレビを見続ければ成績はよくないだろう。回避的な人にとっての呪文は「短期の利益（苦痛からの救済），長期の苦痛（苦痛の持続と増悪）」といったようなものだろう。先送り（procrastination）は一種の回避である。遅れのために将来さらに困ることが予想されているにもかかわらず，一連の行為を開始したり，完成させたりするのを意図的に遅らせることである[2]。先送りは実によく認められるし，よくない考えだとわかっているのに，その癖を破るのは非常に難しい。私の長年の臨床経験でも，先送りの態度が有効であると誤って考えているような人には誰ひとりとして出会ったこと

> 先送りや他のタイプの回避は，近視眼的に即時の救済に焦点を当てるが，結局は抑うつ感を増悪させてしまう。

がない。それでは，なぜ私たちはとくに気分が落ちこんでいる時に，先送りや他のタイプの回避を続けようとするのだろうか？

➡ 改善戦略❽：先送り／回避チェックリストに記入する

あなたの先送りや他のタイプの回避行動をとらえるための第一歩は，なぜこのような行動に及ぶのかという理由を知ることである。以下のチェックリストにはその理由が明白と思われるものもあるだろうが，だからといってその行動が対処しやすいという訳ではないので，それに対処しやすくするために，その行動を表面に浮き上がらせるのがよい方法である。このチェックリストにチェックしていって，あなたの人生の問題について考えて，回避を続けること（例 経済状態を把握する，むずかしい子育てに向きあう，結婚生活の問題，不健康，不当な仕事上の要求）であなたの抑うつがさらに増悪する可能性はないか検討していく。

❏ **あなたは困難で不快な課題を避けるだろうか？**　誰もが不快で困難な課題を先送りにしたり，すっかり避けてしまったりする傾向があるのだが，すべての人が困難な状況に同じように反応するわけではない。逆境を挑戦ととらえて，実際にそれに立ち向かっていく人もいる。しかし，あなたが失敗について心配しすぎて，課題の難しさや不快さを誤って判断して，それを避けているのかもしれない。家計を例にとると，所得が少ないと，所得税だとか請求書の支払いだとかが面倒だと思う傾向が強くなるだろう。そこで，問題を先送りにするのだが，もちろん，支払いをしなくてよい訳ではない。適切に処理しないと，状況はますます悪くなる。家計が逼迫すると，あなたはますます落ちこむ。あまりにも難しくて不快だと誤って判断しているために，あなたは生活の中で多くの責任を果たすことを先送りにしたり，避けたりしているだろうか？

❏ **あなたは失敗すると思っていないだろうか？**　あなたが課題に成功することを期待していなかったり，成功するような結果をもたらすためのスキルや能力が自分にはないと思っていると，それを先送りにしたり，避けたりしがちである。もちろん，人によって失敗すると思う傾向に差はある。成功するだけの能力がないという確信が自分にとってあまりにも自然になってしまうと，それに気づくのも難しくなってしまう。

❏ **その課題にうまく対処できると想像するのがあなたにとって難しいだろうか？**　あなたが，成人しているあなたの息子が失業していて，仕事に対する態度について心配していると仮定してみよう。息子と失業について話すことができないと思うと，そうしようとするのを諦めてしまったり，避けようとしたりするだろう。問題はさらに深刻になり，あなたはその状況に対して絶望的で，気分は落ちこんでいくだろう。

❏ **あなたには物事を先送りにする傾向があり，いよいよ土壇場になってようやくそれに手を着けるだろうか？**　締め切りがずっと先にあると，私たちは誰でも先送りにする傾向がある。4月半ばよりも，3月半ばならば納税申告を先送りにしようという気持ちになりがちだろう（訳注：米国では12月31日で年度を終了させ，4月15日までに納税申告書を提出するのが一般的である）。この問題は近視眼的な認知の誤りのためにさらに複雑になっていて（第12章参照），その課題を達成するため

に使える将来の時間を誤って判断していることとも関係している。大学教授として，私はどの講義でもこの傾向に気づいている。私は各学期に10ページのエッセイの提出を求めているのだが，早く提出すればボーナス点を与えるという恩典があるにもかかわらず，早めにエッセイを提出する学生はほとんどいない。学生たちは学期の最後まで課題を先送りにしておいて，試験や他の課題で忙しい学期末になって大慌てすることになる。

❏ **あなたには手はずを踏んで物事に取りかかるのに問題があり，その結果，日常的な責任を果たせないといったことがあるだろうか？** 先送りや他の回避行動がごく普通に起きている人がいる。たとえば，注意が散漫になりやすく，物事を組織的にこなすのが苦手で，目標に向かった行動を取るのが難しい人である[2]。もしもこれがあなたに当てはまるならば，先送りや回避の問題に取り組むのはかなりの挑戦となるだろう。生涯にわたるこのような習慣を変えようとするのであれば，あなたが本章の戦略を活用することによって，改善を期待できる。

❏ **あなたはしばしば疲れきってしまって必要とされる努力ができないと感じるだろうか？**「私は疲れ果ててしまって，なんとかやってみようなどと思えない。どうしてわざわざそうする必要があるのだろうか？」などとあなたはこれまでにどのくらい自分に言い聞かせてきただろうか？ 私は先送りにする傾向のある学生にしばしば会うが，その声の中に疲れを感じることが多い。私たちは皆，気分が落ちこんでいる時には物事を先送りにしがちであり，これは主に抑うつ気分に伴う無気力によって引き起こされている。もしも無気力が先送りする態度と関連があるのならば，かかりつけ医のもとを受診して，抑うつ気分の主原因となり得る身体疾患やうつ病が存在しないかどうか確認すべきである。

❏ **あなたは難しくて不快な課題に向きあうと，最悪の状況を思い浮かべる傾向があるだろうか？** 破局視，すなわち，ある状況に対して考え得る最悪の結果を想像することは，かえって不安を増し，行動を起こすのを遅らせようとする。もしもあなたが多額の納税をしなければならないと考えるが，それを払えないと予測すると，あなたは所得税の申告を先送りにしがちだろう。最悪の事態を考えるというのは，単に不安や心配を増してしまうため，自ら敗北を招くようなものだが，実際には最悪の事態が起きるのはきわめて稀なことである。より程度の軽い否定的な結果が起きることのほうが普通であって，それにはうまく対処できる。想像した破局に立ち向かうということは，あなたが避けている課題や問題に取りかかるのに重要であるだろう。

❏ **あなたは否定的な感情を表すことに問題があり，怒り，不満，恐れ，悲しさを抑えこもうとするだろうか？** 状況，課題，人生の他の問題などは，非常に不快なさまざまの否定的な感情としばしば関連している。たとえば，あなたが同僚に反対するようなことを何か言ったとして，後になってそれが正しくなかったことがわかったとする。あなたは感情を傷つけた同僚ともう一度話して，謝罪し，傷ついた関係を修復しなければならないと考える。職場の雰囲気をよくするために，あなたは上司と話し合う必要もあるかもしれない。しかし，あなたは適切なことをするのを先送りにしている。あなたは相手から言い返されるのを恐れているのかもしれないし，傷つけた同僚と直接話し合うことで，恥，罪，困惑，屈辱といった感情が高まるのではないかと考えているのかもしれない。和解を図ろうとする試みがかえって気分の落ちこみをもたらすのではないかと予想するあまりに，

あなたは傷つけた同僚を避け，自責感や絶望感を覚えているのだ。

❏ **あなたは決断を下す自信がなく，間違えるのではないかと心配することがよくあるだろうか？**　決断不能はうつ病のもうひとつの特徴であり，ある状況でどのような一連の行動を取ればよいのかわからないために引き起こされる。結果について確実に知りたいと願っていたり，間違えるのではないかと恐れていたり，短期的な目標にばかり集中していたり，非現実的なレベルの保証を求めていたりするために，決断不能が引き起こされる。あなたが困惑していると，先送りにすることによって，決断が回避されたかのように感じる。しかし，先送りも他のタイプの回避もまたある種の決断であり，長期的な解決よりも短期的な目標達成を選んだことになる。所得税の書類に取り組むのではなく，テレビを見ると決めたのも一種の決断であり，「私は何を必要経費とみなしたらよいかわからないので，納税書類に取り組むのを止めた」と自分に言い聞かせているようなものである。

❏ **あなたは嫌な課題を遅らせると安心感を覚えるだろうか？**　これまでにどうしてもかけたくない電話をかけなければならなかったことはないだろうか？　かなり遅れて，勇気を振り絞ってやっと電話をかけたのだが，相手がいなかった。たとえそれがごく一瞬であったとしても，その電話に相手が出なかったことにただちにホッとする思いがしたことに気づいただろうか？　高まった不安を脱して救済感を覚えるのは肯定的な感情経験である。困難で嫌な課題に取り組むのを避けるということは，先送りしようとする態度を強化し，一時的な救済感をもたらすが，困難な状況を解決して得られる純粋な救済感ではない。

❏ **あなたはすぐに退屈してしまうだろうか？**　もっと快くて短期的な活動に意識を逸らすことによって，退屈だと感じている課題を先送りにしたり，避けたりすることが時々ある。実際のところ，退屈さへの耐性や新たな興奮を求める態度は人によって大きく異なる。所得税の書類の整理，勉強，会議録のまとめ，家事，車庫の整理などを面白いと思う人はほとんどいない。面白くない課題に対する耐性が低いために，映画，スポーツ，友人への訪問，買い物といったわくわくするような短期的な選択をすることになる。問題なのは，このような短期的に他に注意を逸らすということは，真に重要だが楽しくはない仕事を終わらせるのを遅らせてしまうことである。

あなたが先送りにしたり他のタイプの回避を行ったりする理由がわかったら，今度はこういったパターンを打ち破るための戦略的アプローチを取る。他の章とは異なり，以下に解説する戦略は互いに関連している。先送りや回避といった特定の問題に対処するためにこれらの複数の戦略を組み合わせて使うとよいだろう。あなたが先送りにしたり他のタイプの回避行動を選んだりする理由を知り，その原因を見定め，目標を設定し，行動計画を実施することは，こういった問題の核心を突くために使う必要がある戦略である。

➡ 改善戦略㊽：あなたの先送り／回避のパターンを同定する

何かを忌み嫌うというのは，何かに向きあうことに恐怖や不安を感じるという意味であり，人は自分が恐れている状況，課題，環境などをしばしば避けようとする。したがって，先送りや他のタイプの回避を変化させるための第一歩は，あなたが何を嫌っていて，それをどのようにして避けているか

を知ることである。このような行動はさまざまな日常機能に干渉する生涯にわたる問題だったろうか，あるいは，あなたはひとつかふたつの重大な問題を避けてきただけだろうか？　あなたが「全般的」に回避行動を取るのか，あるいは「特定」の回避行動を取るのかにかかわらず，回避が否定的気分に及ぼす影響は同じだろう。先送り／回避記録用紙は部分的にはこのページの下に掲げてあるが，それを用いてあなたが何を回避しているのか同定する。用紙全体は*www.guilford.com/clark7-forms*で入手できる。

改善戦略㊾の指示

1. 時間をかけて，ここ数週間について考えてみて，先送りや他のタイプの回避に関連した問題，状況，課題などを先送り／回避記録用紙に記入していく。あなたが生活の中で避けていることは些細な日常的な課題や責任かもしれないし，あるいは，主要な人生の問題かもしれない。あなたはこのようなことをこれまでの生涯に避け続けてきたのかもしれないし，あるいは，気分が落ちこんでいるために最近になって避けるようになったのかもしれない。あなた自身で自分の先送り／回避行動を同定するのが難しかったら，友人や家族にこの記録用紙に記入するのを手伝ってもらう。
2. 記録用紙を検討して，先送り／回避の反復するパターンを探してみる。ひとつかふたつの特定な問題がこのような行動を引き起こしていたり，共通する主題が現れてきたりするようには思えないだろうか？
3. 結果について検討する。用紙の最後の欄を読み返してみて，先送りや回避がもたらす悪影響とは何だろうか？　仕事，家計，対人関係，健康に及ぼす否定的結果，あなたの人生の状況をさらに悪化させる結果はないだろうか？　このような態度が，あなたの気分に直接的な影響をもたらし，抑うつ的，自責的で，すっかり困惑してはいないだろうか？
4. 先送り／回避に取り組む際の優先順位をつける。用紙の左の列に記録した状況や課題を，もっとも重要から，もっとも重要でないという順で並べ替えてみる。あなたの幸福感に最大の悪影響をもたらしてきた先送り／回避をリストの最初に置く。あなたの気分に最大の影響を及ぼしている状況に焦点を当てて，先送りや他のタイプの回避行動を打ち破っていく計画を立てる。

先送り／回避記録用紙

先送りにされたり回避されたりする個人的な問題，状況，課題	先送りや回避の理由	先送りや回避の結果
1.		
2.		

一例として，次のページのワニータが書いた先送り／回避記録を見てみよう。彼女は職場のストレスのために病休を取ったが，今度は復職することを恐れていた。彼女の人生の他の領域においても，気分がふさぐことに関連する先送りと回避と必死で闘ってきた。

ワニータは家計について取り組むことを先送りにしていることを忘れていて，自宅でテレビの前に座って，ドキュメンタリー番組ばかり見ていたり，コンピュータゲームをしたり，ソーシャルメディアをチェックしたりしていた。そしていよいよある晩，最近先送りの問題に取り組もうとしていることを両親と話した。ワニータは先送り／回避記録を検討してみて，失敗を予想することが彼女の行動に重要な役割を果たしていることに気づいた。不快なことを予想する，失敗を思い描く，破局視をする，近視眼的な視点を持つといったことが回避行動の主な原因であった。何かに失敗するのではないかと考えると，かならずそれを避けたり，先送りにしようとしたりするのだった。これは生涯に及ぶパターンであったが，気分が落ちこんでいる時にはその傾向がさらに強まった。失敗する可能性があるように思われる状況に出会ってもそれに取り組まなければならないことは明らかだった。仕事や支払いを先送りにした場合の結果は，友人と口論することよりもはるかに大きいので，ワニータはまず回避の問題の解決に焦点を当てることを決意し，友人との口論は後回しにした。

➡ 改善戦略⑩：先送り／回避を克服するために短期目標を定める

先送り／回避記録からある問題を取り出したら，その問題を一連の扱いやすいステップに分け，各ステップに短期目標を定めていく。

改善戦略⑩の指示

1. 明確に定義された目標を定める。

> **ツールファインダー**
> 目標設定に関して詳しくは第5章と第9章を参照（改善戦略⑲と㊱）。

2. 一日くらいで達成できる目標としておく。一週を超えてはならない。目標があまりにも高くて，時間がかかるように思えると，それを先送りにしがちである。

ワニータが仕事を続けたければ，復職の手続きをもはや先送りにはできないと気づいた。何とか始めようとする十分なエネルギーと動機づけがなかったので，まずセラピストと話し合ってこの過程を始めていく具体的な行動計画を立てることにした。3日後の予約日にそうしようと決めた。面接の際に，ワニータとセラピストは，次のステップは病休係のコンサルタントに電子メールを送って，上司と復職について話し合いたいと伝えることにした。彼女はこの課題を2日間で済ませた。病休係のコンサルタントの助言をもとに，ワニータはその週末までに上司に電子メールを送ることにした。次の面接では，上司と話し合う際のやり取りを予行演習することにして，その際に使える不安統御スキルについても取り上げた。さらに，ワニータは数人の親しい同僚に連絡し，昼食に誘って，復職の意図

先送り／回避記録用紙：ワニータ

先送りにされたり回避されたりする個人的な問題，状況，課題	先送りや回避の理由	先送りや回避の結果
1. 私は復職に関して，上司，病休係の責任者，セラピストと話し合いの場を設けなければならないが，まだこの場を計画するための電子メールを送っていない。	こういったことをするのは嫌だ。仕事を失うかもしれない。私は最悪の結果を考え続けている。	復職についての不安や恐れがますます悪化してきた。私が何をしようとも，失業するのは確実だと思う。話し合いを先送りにしていると，ますます気分が落ちこみ，私の人生は終わりだと思うようになる。
2. 私は数週にわたって請求書も預金通帳も見ていない。	やはりこういったことは嫌だ。私は近視眼的だ。請求書をそのままにしておく方が気楽だ。	私の負債はさらに増えていく。クレジットカード会社に高い金利を払っている。クレジットカード会社からさかんに催促の電話がかかってくるようになるだろう。私の人生は手に負えなくなってしまう。
3. 私は仕事について親友と大喧嘩をしてしまい，それ以来，彼女を避けている。	近視眼的で，否定的な気分を表すのが難しい。	私は孤独だ。友人が一人もいなくて涙ぐんでばかりいる。ベティに言ったことを後悔している。謝らなければ，親友を失う。私は人とうまくやっていくことに自信を失ってしまいそうだ。私が人から好かれるかどうかも疑問だ。

を伝えたいと考えた。復職して最初の数日間を何とかうまくやっていくために，周囲からのサポートが得られることは重要だと感じたのだ。

　ワニータが復職について考えると，いつもすぐにその問題を避けた。というのも，彼女はストレスに対処する自信を失っていて（自己効力感が低いとの確信），「精神が弱いので」結局解雇されるだろうと信じていて（破局視），病休していたことを知っている同僚たちから辱めを受けて当惑するだろうと確信していたからである。問題をいくつかのステップに分けて，それぞれに特定の短期目標を定めることによって，ワニータは圧倒されるような大きな問題ではなく，一つひとつの目標に焦点を当てていくことができた。第7章で解説したように，慌ただしく将来のことに目をやって心配するのではなく，「今日，私が次にしなければならないことは何か？」といった現時点に焦点を当てるのが非常に重要である。恐ろしく思える問題を，いくつもの小さなステップに分解し，短期的で，現実的な目標を定めることによって，恐れていた問題に対処することに向かって進歩していることがわかり，日々の気分に好影響が出てくる。

➡ 改善戦略❼：他の選択肢を探る

　行動賦活療法（behavioral activation therapy）では，TRAPからTRACへの返還が重要であると強調されている。TRAPとは，Trigger（契機），Response（反応），Avoidance Pattern（回避パ

ターン）の，TRACとは，Trigger（契機），Response（反応），Alternative Coping（他の対処）の頭字語である[1]。問題や課題について考えるといつも半自動的に回避反応に及んでしまうのではなく，困難な問題を実際に解決するような適応的な対処反応に出られるようにするのだ。このような他の対処行動を用いて，先送り／回避行動を妨げ，恐れている課題や問題に働きかけるようにすべきである。改善戦略❼⓪を使って，目標達成のためにこのような対処反応に出る。

改善戦略❼①の指示

1. **目標設定計画を検討し，先送りや回避に対抗するために必要な特定のステップをすべて書き上げてみる。** 復職についてのアニータの行動計画では，セラピストと復職について話し合う，上司に電子メールを送って話し合いの場を持つ，上司とのやり取りと不安統御についてセラピストと予行演習をする，数人の親しい同僚を昼食に誘うなどが挙げられた。
2. **各ステップで何をする必要があるか書き上げる。** すなわち，そのステップを終えるには，どのような行動を起こす必要があるのか考えてみる。ふたたびアニータの例に戻ると，彼女は適切に自己主張すべきだった。最初に，彼女は面接の際に復職の件についてどのように対処したらよいかということに時間を使ってほしいとセラピストに依頼した。上司に電子メールを送ることについては，まず自分で下書きをしてみて，人事の経験がある兄に読んでもらって，内容が適切かどうかを確かめた。
3. **それぞれ他の行動に出るのに厳格な時間の枠を設けておく。** 予定が遅れるというのは，先送りに及ぶ重要な要素なので，ある行動を終えるのに特定の日時を設けておき，それを守る必要がある。その行動を終えたら，誰かにそのことを宣言したり，自分自身に何か楽しい行動を許したりして，自分に対する褒美とする。上司に電子メールを送ることはワニータにとって大きな障害だったので，彼女は金曜日までに上司に電子メールを送るのだと，両親と兄に宣言した。その課題を終えたら自分への褒美として，金曜日の晩は映画に行くことにした。

> **ツールファインダー**
>
> 第5章で解説した行動計画（改善戦略❷⓪）を使って，あなたが予定通り進むためのアプローチを考え，先延ばしや他のタイプの回避によって脱線しないようにする。

4. **他の対処行動の結果を評価する。** 他の行動を終えたら，その結果について評価する時間を設ける。新たな行動はどれくらい成功しただろうか？ 問題は解決しただろうか？ あなたが避けてきた問題に対して，どの程度の進歩があったと感じているだろうか？ これはあなたの気分にどのような影響を及ぼしただろうか？ 問題に対処することはあなたが考えていた以上に難しかったか，あるいは簡単だったろうか？ 他の行動を計画して，その成功度を評価することによって，あなたが問題を避けるのではなく，問題や困難な状況に対処することに自信が増していく。

TRACを使った別の例として，眠る，コンピュータゲームをする，「明日やる」と自分に言い聞かせるといった他の回避反応を妨げるために，一連の他の行動をワニータは思いついた。毎朝コン

ピュータゲームを始める前に職場から届いた電子メールをすべて読む，彼女が電話にすべて出る，彼女宛ての電子メールを受け取ったと返事を書くなどであった。彼女はまた週に2回以上，職場まで自動車を運転していくようにして，職場に関連した不安に自らを曝すようにもした。週に3回以上，病休前に自分がまとめたレポートを読んで，これまでにやってきた仕事に慣れ親しもうとした。ワニータは徐々に数人の親しい同僚と電子メールを交換するようになり，復職する前に一度か二度，実際に同僚と会って，一緒に昼食をとった。これらの活動は典型的なワニータの先送り/回避行動にとって他の選択肢となった。先送りと回避のTRAPに陥るのではなく，恐ろしいと感じていることに対処するのにTRACを守るというのが重要な考え方である。

➡改善戦略⓻：「できない」を「できる」で置き換える

　第4章では，否定的思考がどのようにして抑うつ気分を増悪させて，どのようにしてあなたはこの思考に対抗し，気分状態を改善させることができるかを解説した。否定的思考や否定的確信は，先送りや他のタイプの回避にも認められる。これらの例の中心的な確信は，「私にはあまりにも力がない。この問題に立ち向かうことはできない。何をしても無駄だ。どんどん気分が悪くなる。あとで何かをしよう」といった絶望感である。問題は，こういった否定的で敗北的な思考が回避のパターンを強めてしまい，対処しようという努力を妨げてしまうことである。さらに，失敗，破局視，決断への自信のなさを生み出す。これらの要素はすべてあなたが改善戦略⓺のチェックリストで検討したものである。

改善戦略⓻を用いるのはとくに，

- 恐れていたり，避けていたりした問題にひどく悩まされていると感じている場合。
- 避けていた状況に対して自分に責任があり，自分を責めている場合。
- 恐れている問題に対処しないことについて自分が弱いとか怠け者だと考えている場合。

改善戦略⓻の指示

1. **自分の否定的思考に気づく。**先送りや他のタイプの回避があなたの生活で深刻な問題を引き起こしている際には，非適応的行動に焦点を当てるのは易しいが，回避を引き起こしているかもしれない非適応的思考に焦点を当てるのはそれほど易しくない。あなたの「先送りの思考」について知っておくことは，先送りや回避を克服する重要な一歩である。
2. **避けている課題や恐れている状況に対してより現実的で，適応的な視点を得るために，第4章で解説した認知療法に基づく戦略を用いる。**あなたの先送り/回避の原因となっている思考や確信を同定できると，第4章で解説した，この種の特定の否定的思考に対抗する，認知療法に基づく戦略を自分に合った方法で使えるようになる。認知療法に基づく戦略を使って修正する必要のある主な確信とは，何か恐ろしいことが起きて，あなたがそれに対処するのが絶望的であるという予測である。

> **ツールファインダー**
>
> 回避に関連する思考を支持することと支持しないことについて検討する（改善戦略⓬）。あなたの問題のとらえ方がどれほど偏ったものであるのかに気づく（改善戦略⓭）。難しい問題に対する他の視点を生み出す（改善戦略⓮）。否定的思考に立ち向かう行動を取る（改善戦略⓰）。これらはすべて，あなたの問題に対処しようとする態度を育むのに有効な，認知療法に基づく戦略である。

3. **あなたが考えているほどあなたは絶望的ではないという証拠を探るには，過去において同様の問題にどのように対処してきたかということを思い出してみよう。**何が長期的な結果で，あなたはこういった過去の状況にどのようにうまく対処してきただろうか？　同じような問題を乗り越えてきた親友や家族はいるだろうか？　最善の対処戦略について彼らから学べることはあるだろうか？　落ちこんでいる時には，あなた自身や他者が過去に成功したことを忘れがちである。過去の問題にうまく対処してきたことを思い出すと，自信が増してきて，あなたが今避けている問題に向きあうことができるようになる。

ワニータが職場の誰かと連絡を取ろうと思うといつもすぐに不安や恐怖で圧倒されてしまうのだった。「私はとても当惑している。復職の準備はできていない」「自信がまったくない。私は昔のように自信に満ちた人間ではない」「私の心は弱い。仕事をしようとすると，うつ病が再発してしまうだろう」といった否定的で，回避的な思考が心にあふれた。この種の思考は，先送りをしようとする態度をひどく強化してしまう。しかし，第4章で解説した認知療法に基づく戦略を行うために，ワニータは大学3年生の時に同じような経験があったことを思い出した。彼女はいくつかの難しいコースを受講したのだが，一生懸命勉強したのに，期待していた成績を取ることができなかった。彼女は抑うつ的になり，保健管理センターのカウンセラーからその学期は休むようにと助言された。カウンセラーに助けられていくつかの対処戦略を身につけると，彼女は次の学期には学業に戻り，大学生活を通して最高の成績を収めた。大学でのこの経験を思い出すことによって，ワニータは仕事についての否定的で，回避的な思考に立ち向かっていくのに役立った。恐るべき状況にうまく対処できたという具体的な証拠を得ることができたのだ。

⇒改善戦略⓭：周囲の状況にある鍵を操る

先送り／回避を減らし，適応的な対処を促すもうひとつの方法は，外部の刺激をコントロールするという過程を通じて行うものである。本質的には，これにはあなたの周囲の環境を探って，注意散漫で，回避的な行動ではなく，あなたの目標を明確にしてくれるような鍵を操るというものである[2]。言い換えると，あなたの周囲の状況を整え直し，対処的行動が楽にできて，回避的行動が難しくなるようにすることである。これは，あなたが落ちこんでいる時にはエネルギーの供給がすでに不足しているので，適応的対処をうながすのに有力な戦略になる。

改善戦略❼を用いるのは，

- 退屈のあまり先送りが引き起こされている場合。
- 先送りにした結果，救済感を覚えている場合。
- 近視眼的思考のために回避的行動が起きている場合。

改善戦略❼の指示

1. とくに最初の2列に注意を払いながら，先送り／回避記録（改善戦略❾参照）を検討する。各状況に関連したあなたの先送りと他のタイプの回避を書き出す。どのようにあなたは先送りをするのだろうか？ あなたの生活環境は，回避行動や注意が妨げられるような行動を促進したり強化したりするようになっていないだろうか？ たとえば，ワニータは仕事に関連したことよりも，コンピュータでゲームをしたり，テレビを見たりしてダラダラと過ごす傾向があることに気づいた。ラップトップのコンピュータもテレビも寝室にあったので，ベッドから出なくても，どちらかを使って，暇つぶしができた。自室で何時間もインターネット・サーフィンをしたり，ゲームをしたり，テレビを見ていることに気づいた。こういった行動のすべてがすぐに彼女の手の届くところにあったのだ。

2. 何があなたの他の対処的行動を促進するかについて考えてみる。自分の生活空間を批判的に見て，それに手を入れて，対処的行動が楽にできるようになり，回避的行動が難しくなるようにならないだろうか。たとえば，あなたは友人や家族に頼んで対人関係を改善しようと思うかもしれない（第10章参照）。しかし，そうしないで，音楽を聴き続けたり，フェイスブックをチェックしたりするかもしれない。あなたはアパートの部屋の模様替えをして，固定電話を手に取りやすくし，注意散漫にされがちなスマートフォンなどはスイッチを切って，引出しにしまう。こうすれば，固定電話が使いやすくなり，かけなければならないと考えている電話もかけやすくなるだろう。

3. 環境を変えて，回避的行動を減らし，対処的行動を増すようにする。ワニータは朝のほとんどの時間ベッドの中でソーシャルメディアをチェックし，ラップトップのコンピュータでゲームをしていることに気づいた。目覚まし時計で早朝に起きるように決心し，コンピュータをチェックする前に，ベッドを整え，シャワーを浴び，朝食をとることにした。また，夜はコンピュータの電源を切り，朝起きた時にはコンピュータがインターネットにつながっていないようにした。朝食を済ますと，彼女はコンピュータを起動させたが，書斎として使っている部屋だけで使った。コンピュータを使う時間は1時間までとし，ゲームをするといった楽しいコンピュータの活動を始める前に，仕事関連の電子メールを2～3通読むことにした。

➡改善戦略❼：臨時の褒美を用意する

健康的な対処反応を促す最善の方法のひとつに，何か楽しいことや褒美を自分に与えることがある。恐ろしい状況や避けている課題に対処するための行動計画に取り組むということは難しいので，あなたが対処的行動に及ぶことができたならば，自分自身に褒美をあげる必要があるだろう。

改善戦略㊷を用いるのはとくに，

- 先送りや回避を克服するのにいくつかの誤った始め方をした場合。
- 動機づけに問題がある場合。
- 恐れている問題や状況に対処することに関心を失っている場合。

改善戦略㊷の指示

1. **短期目標に熱心に取り組む。** あなたの先送り／回避記録（改善戦略㊾）を検討し，注目すべきある特定の状況や問題を選ぶ。次に，改善戦略㊿で自分自身に立てた目標と，改善戦略㊶で立てた行動計画に一緒に取り組んでいく。

2. **行動計画をいくつかの段階を経て整理し，実行がもっとも容易な対処行動から始めて，徐々に難しい対処行動へと進んでいく。** たとえば，ワニータはセラピストと復職について話し合うことから始めて，病休コンサルタントに連絡し，話し合う機会を設けるために上司に電子メールを送り，仕事に関する多くの電子メールを読むようになっていった。ワニータは仕事に関連する回避の問題を，何とか手に負える大きさに分けただけではなく，段階的な順で課題を並び替えたのだ。すなわち，比較的簡単で，注意が削がれないような課題から始めて，徐々により困難な活動へと進んでいった。

3. **この対処の順に沿って各ステップで，あなたが予定した計画を守り，ある課題を完成したら，自分自身に褒美をあげることにする。** 立派な褒美である必要はなく，たとえわずかな褒美であっても適応的行動を促す。短期的な楽しい活動と長期的な適応的行動を組み合わせることができる。

　たとえば，あなたが所得申告に必要な仕事を避けてきたとする。その仕事をいくつかの一連のステップに分けたのだが，第一のステップとしては，昨年の申告額と会社からの源泉徴収票が必要である。所得申告の書類を整える仕事をするのに自宅の中にそのための場所が必要となる。そして，この仕事をする時間について計画を立てて，月曜日の夕食後と決めた。その作業を1時間行ったら，自分への褒美として，とても楽しいイベントである，バスケットボールの試合をテレビで見てもよいことにした。もしも所得申告の仕事をしなかったら，試合を見てはならない。このようにして褒美を用いて，先送りや回避を効率的に予防することができる。自分自身に厳しくして，あなたの行動計画に関連した課題を完成できた時だけ楽しい活動に浸ることができる。

　何か楽しい活動のリストを作っておいて，対処的行動をとった場合に自分に与える褒美をそこから選べるとよい。さまざまな褒美を使えることが重要であり，あなたが適応度の高い仕事を終えたら，時にはこういった楽しい活動を与えられてしかるべきである。

> **ツールファインダー**
>
> あなたは第5章（改善戦略⑰と⑱）ですでにこの作業をしているので，あなたの時間毎の活動記録を見直して，臨時の褒美として使うことができる非常に楽しい活動を選んでみる（第5章で述べたように，インターネット上で見つけられるさまざまな楽しい出来事を参考にすることもできる）。

4. 適応力のある行動に対する目に見えた形の褒美を自分に与えることに加えて，恐れていて，避けてきた状況に必死で対処したことについて，セルフ・コンパッションも重要である。

> **ツールファインダー**
>
> セルフ・コンパッションについて詳しくは第11章を参照。

　いかなる形の回避的行動も打ち破るのは難しい仕事となる。これまであなたが避けてきたことに立ち向かうには，努力も，そして勇気さえも必要である。そこで，あなたが行動計画で一歩進んだら，自分自身を讃えるべきである。小さな一歩かもしれないが，あなたは正しい方向に進んでいる。あなたが問題に対して何かをしているという事実を楽しむべきである。自分を非難し，達成したことを貶め，自分の努力など取るに足らないなどとするのは，適応的対処を促すことにならない。それは単に否定的態度，落胆，絶望を生むだけであり，あなたをふたたび先送りや他のタイプの回避に引き戻してしまう。

先送りや回避の支配を打ち破る

　ほとんどの人が時には先送りに及ぶのだが，一般人口の20％にも及ぶ人々が慢性的な先送りの習慣に陥っている[2]。先送りや他のタイプの回避が深刻な問題であるか，些細な不便に過ぎないかにかかわらず，人はこの悪影響について承知していて，こういった行動を減らしたいと考えている。抑うつ気分と必死で闘っている人にとって，先送りや回避の問題は非常に大きい。倦怠感，興味の喪失，受動的態度，（自己，世界，将来についての）否定的思考はすべて先送りや回避の傾向を強めてしまう。この傾向は，運動，睡眠，適切な食事，対人関係といった健康なライフスタイルにも影響を及ぼしかねない。こういった活動がすばらしい気分改善戦略であったとしても，あなたがそれを実行するのに大いに苦労するかもしれない。このようにして，回避的行動パターンは直接的かつ間接的に抑うつ気分の増悪をもたらす。先送りや他のタイプの回避の支配を打ち破ることは，抑うつ気分に悩まされている多くの人々にとって，重要な気分改善アプローチとなるだろう。本章で解説された戦略はあなたがこのアプローチを実行するのに役立つはずである。しかし，他の章の気分改善戦略も利用する必要があるだろう。

> **ツールファインダー**
>
> - 第2章は，気分状態の自然な変動に一致した行動面の変化に働きかけるのに役立てることができる。
> - 先送りや回避的行動にとくに取り組みながら行動面の変化をもたらすことについては第5章を参照せよ。
> - もしもあなたの回避的態度がしばしば対人関係の状況と関連するならば，第10章を再検討する。
> - あなたが自己敗北的な行動パターンを変化させようとして，どのようにしてセルフ・コンパッションを高めるかという点について知りたいならば，第11章を参照せよ。

第14章　雨に唄えば

> 幸せへの道は，
> 乱れた心をかならずしも
> 避ける必要はない。

　もしも，幸せ，喜び，満足とは，問題のない人生を送ることだとしたら，精神の平穏や人生の満足は私たちのもとを避けていってしまうことだろう。幸い，これは真実ではない。年毎の調査ではほとんどの人が毎年些細なストレスに満ちた出来事を経験し，大きなストレッサー（例 死，離婚，失業）を経験している人の頻度はより少ないのだが，アメリカ人の90％以上が自分のことを一般的に「非常に幸せ」であると考えている。幸せは，人生の喪失，危険，失望，失敗などときわめて心地よく併存しているように思われる。抑うつ感や絶望感があなたを圧倒するような時があるかもしれないが，それでも大きな喜びや達成感を覚える。第2章で述べたように，日常において感情の満ち引きはある。

　一般に肯定的な感情かそれとも否定的な感情を覚えるか，あるいは現時点で肯定的な感情かそれとも否定的な感情を覚えているかと質問されると，ストレスに満ちた状況にない限り，この二種の感情は密接に関連してはいない。これは，幸せと悲しさは異なる感情状態として取り扱う必要があるという意味である。悲しさを取り除くということが自動的にあなたを幸せにするということではない。たしかに，悲しみが薄らいでも，まだ幸せには感じられないかもしれない。幸せや他の肯定的な気分状態を経験するためには，こういった状態を直接生み出すような感情戦略を使う必要がある。

> 悲しさと幸せは別個の感情状態であり，それぞれに独自の感情統御戦略が必要である。

　北アメリカに住む私たちのほとんどは，まるで富と物質の所有こそが幸福への道であると信じこんで暮している。この資本主義経済体制は富の生産と物質的な成功を驚くほど重視している。数十年にわたり，経済的繁栄が全人口の幸福に及ぼす影響について社会科学者たちは熱心に研究してきた。収入や物質の所有や生活水準と，幸福感や充実感との関係は複雑であることが明らかにされた。少なくとも先進国ではより多くの富の獲得がかならずしも幸福感が増すことにはつながらない。北アメリカのほとんどの中流階級の人々の状況に当てはまるのだが，ほとんどの物質的欲求が満たされた飽和点に達すると，より多くの収入が人生の満足感をそれほど増すことはない。この理由のひとつは，**快楽のトレッドミル**と呼ばれるものである。この意味は，収入が増加すると，すぐにその収入に慣れてしまい，前に経験していた幸せの水準に戻ってしまうということである[1]。たとえば，私の収入が20％増えて喜んだとしても，すぐに支出も増えていき，収入が増える前の幸せの水準に戻ってしまうということである。それでも，私たちの多くは「収入が増えれば，もっと幸せになるだろう」と考えて，よい仕事，昇進，高い給与のために必死に働く。ところが，それは現実ではないということが明らかになる。さらに多くの富を生み出すことに人生のあまりにも多くを犠牲にするというのは，幸福

や人生の満足に対する投資としてはあまり賢明な方法ではない。それでは幸福への道とは何であるのだろうか？

この数年間に，（次の節で定義する）幸福の性質についての研究がこの疑問に何らかの答えを出してきた。すなわち，肯定的な感情の頻度と持続を増やすという人生へのアプローチがその答えである。肯定的な感情を長く保たせようとするのが目的なので，私はこれを**気分高揚**戦略（mood enhancement strategy）と呼んでいる。本書ではこれまでのところ否定的な気分や悲しみを減らすための気分改善に焦点を当ててきた。しかし，あなたはおそらく単に否定的な気分を減らすだけではなく，より多くの幸せ，喜び，達成感といったさらに多くの肯定的気分を経験したいと感じているのではないだろうか。そこで，気分高揚戦略についても考える必要がある。

> 富が増し，地位が高くなっても，かならずしも幸福感を増すことにはならないという科学的根拠がある。

幸福の追求

長年にわたって，預言者，霊媒師，哲学者，神学者，医師，そして今では社会科学者が，「よい人生」の本質をとらえるさまざまな用語や定義を示してきた。しかし，私たちの現在の焦点が当てられているのは，人生の満足についてのある特定の側面，すなわち肯定的気分の経験あるいは幸福についてである。そこで本章の目的として，幸福の定義とは，あなたが自分の望んでいる目標に向かって進歩していくという状況や活動を喜んで行っているという一時的な感情状態を指している。

この定義は冗長に響くかもしれないが，あなたが幸せだと感じた最近の出来事を振り返ってみてほしい。その経験はあなたにとってどのようなものだったろうか？　たとえば，あなたが大学を卒業したばかりで，一生懸命に就職活動をし，就職を希望している会社の最終面接に残ったという報せを受けたとする。あるいは，あなたがこれまで子どもがほしいと強く思ってきたが，とうとう妊娠検査が陽性に出た。あるいは，新しい土地に引っ越して，近所の人たちと知り合いになりたいと思ってきたが，ようやく地域の集まりに招待された。あるいは，長期にわたったスランプの後で，とうとうこれまでに最高のゴルフができた。先ほどの幸福の定義に戻ると，ここで挙げたすべての例で単に喜びを感じるだけではなく，自らの努力で，何らかの大切な目標の達成に向けた進歩をしているという点も見て取れるだろう。自らの責任を果たし，個人的な支配力を実行し（例 積極的な努力を前に推し進めていく），大切な目標に向かって重要な進歩を遂げるということは，幸福や喜びの重要な側面である。

あなた自身がどのように幸福を追求しているのかを理解するためには，強い肯定的感情を抱いた過去の体験について振り返ってみるとよいだろう。それは，職場，学校，対人関係，家族との関係と関連しているかもしれないし，あるいは，スポーツ活動，趣味，休暇，余暇などに結びついているかもしれない。重要な人生の目標や価値があなたの最近の幸せな経験と関連しているだろうか？　あなたの喜びは目標に向けて前に進んでいることや，価値ある生活と関連しているだろうか？　私がもっとも幸せだった時といえば，最初の娘が生まれた時だった。娘が生まれた晩，私はそれこそ病院を出ると，飛び上がり，大好きな歌を歌ったほどだ（私の周囲でこんな姿を誰も目撃していなかったことを祈る！）。私は幸せの絶頂だった。とくにそれにはいくつかの大切な目標も伴っていた。すなわち，母子ともに健康だったし，その晩は私たちの家族の始まりになったし，妊娠に伴う不安や不確実性がようやく終わったのだ。

もしもあなたが幸せな経験を思い出すのが難しければ，家族や親友に助けてもらおう。同様に，あなたの幸せのリストが短いようだったら，問題は自分の幸せな経験に十分な注意を払ってこなかったことかもしれない。悲しい経験にあまりにも焦点を当てすぎていて，何が起きているのかわからなくなっているかもしれないので，少し時間をかけて，自分の幸せな瞬間を振り返ってみるのは重要である。また，あなた自身が幸せを味わう能力があるというのを再確認することも重要である。過去において幸せを作り出せていたのであれば，将来においてもたしかに希望はある。私は気分高揚戦略を解説してから，もう一度この話題に戻ることにしよう。

> 過去の幸せな記憶を思い出してみよう。かつてあなたの人生で幸せや喜びを感じたことを忘れてはいないだろうか？

　気分高揚戦略について解説する前に，幸福についての議論を人生の満足やより一般的な幸福観という文脈においてみることは重要である。すなわち，肯定的な心理学に関連する文脈に置くという意味である。ペンシルバニア大学の心理学教授マーティン・セリグマン（Martin Seligman）はポジティブ心理学（positive psychology）の先駆者のひとりであり，『繁栄（Flourish）』の著者でもある。意義ある人生や幸福感の5つの要素を次のように解説している[2]。

- **肯定的感情**——幸せ，喜び，自信，快適，興味といった肯定的感情の経験。
- **関わり**——時間も忘れて，無我夢中になっているというほど何らかの活動に没頭する。
- **意義**——自分よりも大きな何かに所属し，それに奉仕している（例 宗教団体，政治団体，地域の組織，非営利団体）
- **達成**——単に収入を増やし，地位を上げるというだけではなく，むしろ，成功，達成，自己支配力を高めようと努力する。
- **肯定的対人関係**——対人関係において愛情を与えたり受けたりし，他者との間で肯定的で愛情あふれる関係を築く能力。

　セリグマンは肯定的機能について階層を設定した。幸福とは，肯定的な感情で，他者との関わりを持ち，意義あるものであり，価値ある人生にとっての5要素のうちの3つである。幸福は至福の核心を成すが，後者はより大きな概念である。数多くの研究が明らかにしているのは，至福の感覚が身体的健康感とも関連し，それは人生の逆境に対する回復力であり，うつ病や不安の率が低く，家族や夫婦関係が良好で，仕事の業績も高く，出世とも関連している。あなたの気分がよいというばかりでなく，一般的によりよい人生を送っていることになる。

　肯定的感情に取り組むもうひとつの理由とは，抑うつ気分に伴う問題を減らすのに役立つからである。ほとんどの自習書は，悲しさと幸せを別個に扱っている。たとえば，うつ病を克服する本もあれば，幸せな人生を送るための本もあるのだが，この両者は多くの場合，同じ題名のもとで一緒に扱われることはない。しかし，否定的な気分を減らし，肯定的な感情を増すという両面を考えるのが重要であると私は信じている。セリグマンはその著書『繁栄』の中で次のように簡潔に述べている。

> 肯定的感情を楽しみ，愛する人と関わり，意義ある人生を送り，仕事の目標を達成し，良好な対人関係を保つというスキルは，単に抑うつ的ではないとか，不安ではないとか，怒っていないというスキルとは完全に異なる。（p.182）

要するに，私が本章で強調しているのは，**気分改善戦略**というよりは，むしろ**気分高揚**である点に注目してほしい（私はまた本章の戦略番号で「改善戦略」ではなく，単に「戦略」を用いている。ただし，これまでの章で気分改善戦略に用いてきた数字を引き継いで戦略に番号をつけている）。

　肯定的感情を促進したいと願うのはその他にもいくつか理由がある。数年前，研究者たちはしばしば肯定的感情を経験することの利点について多くの研究を総説した[3]。その結論とは，幸せな人のほうが成功し，繁栄する傾向が高いというものであった。幸せな人であっても時に不幸せな時期を経験することがあるが，それでも肯定的な気分状態を保つ傾向が高い。ソーニャ・リュボミルスキー（Sonja Lyubomirsky）らは幸せといった肯定的な感情は人生の満足と中等度に関連し，幸せな人の大多数は少なくとも時間の半分は幸せな気分を感じていると報告した。明らかにされた結果については，幸せな人は職業上の業績や収入が高く，他者との関わりが多く，（配偶者との関係も含めて）対人関係が良好で，心身ともに健康で，長寿であるという[3]。さらに，幸せであることは，肯定的な結果をもたらす原因となる役割を果たしているようであった。幸せに関連するすべての利点を考えると，あなたがどれほど落ちこみやすかったとしても，日々の肯定的感情を増すことに取り組まないという手はないだろう。

次のようなことを実現させたければ，時間をかけて肯定的な気分高揚に取り組む

- 人生でより幸せになりたい。
- 抑うつ的になる傾向を減らしたい。
- 人生の問題や困難によりたくましく反応できるようになりたい。
- 今よりも健康で，家族や他者との関係を改善させたい。
- 仕事の能率を上げて，成功したい。
- 長生きしたい。

➡ 戦略㊄：幸せ日記をつける

　自分に起きた肯定的なことよりも，否定的なことにすぐに気づくというのは人間の本性なのだろう。喪失，失敗，危険といった状況は私たちの生存を脅かすが，成功，達成，支配といった経験はただちに影響を及ぼすことは少ない。たとえば，あなたが深夜に町の人通りの少ない所をひとりで歩いているとすると，安全や快適といった肯定的で楽観的に考えるよりは，危険に備えることに焦点を当てて不安に駆られた思考をしている方がおそらくよほど適応力が高いだろう。もちろん，（北アメリカに住むほとんどの中流と上流の収入の人々にとって）日常生活が危険に満ちているなどということはないにしても，否定的な側面に偏った思考をしがちである。これが意味しているのは，小さなよいことだけではなく，むしろ大きなよいことさえも，本当に多くのよいことにあまり気づかずにいることがあるのだ。

　本章の前の部分で，あなたが過去の幸せな経験について振り返ってみることを私は勧めた。あなたの人生で幸せだった時を思い出すのが難しかっただろうか？　これは実際に何もよいことがあなたの人生で起きていなかったということなのだろうか，それとも，否定的な側への偏りが起きてしまい，肯定的な経験に注意を払うことができなく

> 毎日の喜びや幸せの経験を追いかけることから始める。

なっていたのだろうか？　このような経験について振り返れなければ，それはすぐに忘れ去られてしまって，否定的なことの記憶に置き換えられてしまう。当然，あなたが否定的な出来事に囚われて，肯定的なことを見逃がしてしまうと，あなたの気分はこの注意の偏りに見あったものになってしまうだろう。そこで，より幸せになる第一歩は日常的に起きているよいことをとらえる方法を身につけることである。

> **ツールファインダー**
>
> 落ちこみやすい人は，しばしば否定的な側に偏る傾向がとくに強いという点を本章の前の部分で解説した。あなたはすでに第2章で時間毎の気分をモニターすることによって，あるいは，第4章で否定的な自動思考を記録することによって，客観的に経験することについて練習してきた。本書の中のこのような練習はすべてあなたの実際の経験がどのようなものであるかをとらえるためのよい方法となる。

戦略❼の指示

1. **幸せ日記をつけ始めるにあたって，第2章（改善戦略❷）と第5章（改善戦略❼）で記入した日常の記録を再検討してみる。**あなたの幸せのレベルが高いと感じた時の喜びの評点やその日の時間に関連する経験や活動に注目する。これから2週間以上，あなたがより肯定的に感じたり，非常に楽しい活動をしていたりする一日のうちの時間にとくに注意を払う。そのような時間の幸せの程度を意識して，幸せ日記にその経験を記入する。幸せ日記は部分的には次のページに掲げてあるが，用紙全体は*www.guilford.com/clark7-forms*で入手できる。

2. **一日の終わりに数分かけて，あなたが幸せ日記に記入した肯定的な経験を検討してみる。**何らかのパターン，すなわちあなたに何らかの程度の喜びや幸せな感じを与えてくれることが繰り返し起きていることに気づかないだろうか？　その一つひとつの出来事についてとくに詳しく，なぜ気分がよくなったのか書いておき，その情報を用いて過去の幸せだった瞬間を真に再体験できるようにする。また，わずかな落ちこみをよい方向に変えた些細な出来事や，本当に幸せな気分にさせてくれた大きな出来事についてもかならず書いておく。もちろん，日記を大げさな作業と考える必要はない。すべてを書く必要はないのだが，毎日，肯定的な気分にしてくれた2つか3つのことは記録しておくようにする。

3. **時間をとって，その日の肯定的な経験をじっくり味わい，幸せな経験についての思考に1〜2分間寄り添ってみる。**肯定的な経験をありありと思い出すために，幸せな出来事についてたとえば以下のような質問を自問してみよう。

> 「この状況で私が幸せに感じるような何が起きたのだろうか？」
> 「私はこの状況でどのように反応したのだろうか？　この肯定的な結果をもたらすうえで私はどのような役割を果たしたのだろうか？」
> 「誰かが私に何かを言ったり，私に応えたりして，私は大切にされて，望まれて，感謝されていると感じたのだろうか？　私の努力が何らかの形で認められたのだろうか？」
> 「この状況でどのような目標や価値が確認されたのだろうか？」

幸せ日記		
肯定的な経験，活動，出来事を 短く記入する	肯定的な気分の 程度 （0〜10）	肯定的な経験があなたの気分，行動， 他者との関係に及ぼした結果や影響

　落ちこみを感じている時の問題のひとつは，あなたが肯定的な日常の経験に注意を払っていないということである。幸せ日記は，時間をかけて，あなたの一日に起きている肯定的なことについて考えるように働きかけて，肯定的なことに向ける関心を改善させる。十分な時間をかけて再考することによって，肯定的な出来事についての記憶が改善していく。そして，過去に起きたよいことについてのありありとした記憶は，あなたの気分を肯定的な方向へと改善させるので，あなたは肯定的な経験について改善した記憶を使って，気分を高揚させることができる。これは，否定的な視点から肯定的な視点へと転換する手助けとなる。

　以下に仮想の幸せ日記の2つの例を挙げておく。

　2013年4月26日。今日，私は［学生の名前］に出会った。昨年，彼女が受講したスキルに関する私の講座は，心理的問題を抱えている人々を治療するために彼女が必要としている重要な心理療法のスキルを得ることができたので，大学院で受講したどの講座の中でもっとも役立ったと突然言われた。私はその場で肯定的な感情が湧きあがってくるのを感じた。それは，驚き，喜び，自尊心が入り混じったものであった。大学院の講義のために一生懸命努力してきた甲斐があったと感じ，少なくとも私の努力に感謝している学生もいることがわかった。教官として高く評価されている思いがして，自分の仕事が成功していると知らされた重要な出来事であった。

　2010年8月28日。19歳の次女が私をフェンウェイパーク球場のボストン・レッドソックスの試合に連れて行ってくれた。これは私の誕生日のプレゼントだった。娘はまだ大学生で小遣いも限られているのに，すべて支払ってくれた。私はそれほど熱心な野球ファンではないのだが，私の人生でもっとも楽しい日だった。今日がこれほど特別な日となったのはひとえに娘の努力と思いやりのおかげだった。娘が土曜日の午後を父親と過ごしたいと考えてくれたのが何より嬉しかった。私は家族との関係をとても大切にしているので，今日の出来事は大切だった。私は愛されていることを再認識し，私たちはこの年月一緒に過ごし，良好な父と娘の関係を築いてきたと感じた。

　この2つの例は私に差し出された親切な行為に対する感謝の念を表しているのだが，あなたの幸せ日記には，あなたが成し遂げた何か（例 難しいプロジェクトを完成させる，昇進する，ランニング

でよい記録を出す等），新たな関係，その瞬間の状況によって幸せに感じたことなどを含めていく。

以下のことをすることによって，戦略⓯を用いて気分を高揚させる

- 否定的なことをに注意を向ける傾向に対抗する。
- あなたの人生で起きたよいことに対する感謝の念を表すのに役立てる。
- あなたの日常生活の中で起きている肯定的な出来事に意図的に注意を向けて，幸せで楽しい経験を作り出す。
- 日常生活において肯定的で楽観的な態度を育む。

➡ 戦略⓰：人生で感謝の念を育む

　誰かがあなたに対して親切にしてくれた最近の出来事がいつだったか思い出してみよう。それはとても大事なこと（例 同僚がシフトを交代してくれたおかげで，あなたは子どもの学校のコンサートに出席できた）かもしれないし，あるいは比較的些細なこと（例 あなたがとても急いでいるように見えたので，他の客があなたを先にしてくれた）かもしれない。その親切な行為のおかげであなたの気分はどのようになっただろうか？　ほんの短時間だけだったかもしれないが，感情に肯定的な変化が生まれ，あなたの気分がよいほうに向かったのは疑いもない。そして，他者の親切に対して感謝の念が生まれたら，あなたの気分はさらによくなったはずである。感謝の念を抱くというのは人生への満足や至福の感情に驚くべき影響を及ぼすので，心理学者たちは感謝について研究を始めている。

　しかし，まず**感謝**（gratitude）とはどのような意味であるのかを明らかにしておこう。ロバート・エモンズ（Robert Emmons）とマイケル・マッカラー（Michael McCullough）[4]によると，感謝とは，嬉しさにあふれた肯定的な感情に特徴があり，あるいは，「かならずしもそれに値するとか自力で勝ち取ったものではないが，他者の行為によって起きた肯定的な結果を認識する」ことと定義されるという（p.377）。実際のところ，感謝についてのほとんどの研究は，与える者が受ける者に利益を差し出すという概念に焦点を当てている。たとえば，私（恩人）があなた（受益者）にバスの席（利益）を譲る。しかし，一般の人々は感謝をより広く考え，人生において何か価値のあるものや意義のあるものに対して感謝の念を現す（例 自由で，民主主義的な社会に暮らしていることに感謝する）。この練習の目的としては，私たちは感謝をより狭い定義に限ることにする。すなわち，他者の親切な行動に対して感謝の念を表すことに限ることにしよう。

　感謝は，思考や行動の幅を増すだけでなく，個人の資源の耐久性も強化することを示す客観的証拠が揃ってきた。強い感謝の念とは，人生に対する高い満足，確固たる楽観的態度，高い水準の肯定的感情と低い水準の否定的感情，健康的な態度（例 運動に十分な時間を使う，よく眠る），他者との緊密な絆，うつ病の症状が少ないことなどと関連している[5]。少なくともこのような肯定的な影響のいくつかは，より肯定的な視点で否定的な経験を理解する個人の能力（例「私は試験の成績はあまりよくなかった。しかし，ジュリーが講義のノートを見せてくれたことに感謝している。そのおかげで何とか試験に通ることだけはできたのだから」）によるものである。感謝が性格的特徴（例 感謝の念にあふれた人である）として見られるか，あるいは，実験のデザインとして操作されるか（例 高水準の感謝あるいは低水準の感謝を実験に含

> 感謝の念にあふれる人は，より幸せで，適応力が高く，抑うつの程度も軽い。

めるか否か）にもよるのだが，このような肯定的な影響は明らかである。あなたの日常生活において感謝の水準を高めようと努力すると，気分や幸福感に好影響が生じるだろう。興味深いことに，感謝の正反対，すなわち，極度の嫉妬や日常のひどい扱いに焦点を当てるようなことは，幸福感に悪影響を及ぼすだろう。

戦略❼⓺を用いるのは，

- 他者の短所や欠点に焦点を当てがちで，他者に対して批判的である場合。
- 否定的な経験に過度に自ら焦点を当てる場合。
- 厭世的で，皮肉でさえある人生観と必死で闘っている場合。
- 他者は基本的にとくにあなたに対して自己中心的で，愛情に欠けていると信じている場合。

戦略❼⓺の指示

1. **感謝の日記をつける。**感謝の念を増やす最善の方法のひとつとして，感謝の日記をつけ，毎日の終わりに記録していく。今日あなたに起きたことで感謝していることを何でも書いていく。そのほとんどは，職場，自宅，地域で他者があなたに表した親切な行為が含まれるだろう。しかし，あなたは練習の幅を広げて，深く吸いこんだきれいな空気，陽射し，交通量の少なさといったものまで，あなたが感謝することならば何でも含める。誰かがあなたを親切に扱ったのであれば，その人について考え，その行為がその人自身にとって，そしてあなたにとってどのような意味があるのか考えてみる。数分間かけて，あなたの人生に起きたこのような善行をじっくり味わってみる。この練習は幸せ日記をつけることと重なる点がある。戦略❼⓹の2つの例と同様に，あなたの幸せな出来事の多くも感謝の念を引き起こすだろう。これらの練習を一緒に行っても構わない。感謝の日記では，感謝の念を表すことに多くの焦点を当てて，あなたの幸せの水準に当てる焦点が少しばかり少ないというだけである。

2. **感謝に焦点を当てた瞑想を練習する。**週に数回15〜20分間のマインドフルネス瞑想を行う。あなたの呼吸やボディスキャニングに焦点を当てながら瞑想状態に達したら，今度はあなたの人生における深い感謝の念を覚えることへと意識を移していく。多くの場合，配偶者（あるいはパートナー），親，他の家族，親友といったあなたと強い絆があり，あなたに深い愛情を示してくれる人が心に浮かんでくるだろう。感謝に焦点を当てた瞑想では，深い感謝の念を引き起こすような，真に親切な行為に注意が集中していくだろう。感謝に焦点を当てた瞑想は繰り返し練習しなければならないので，瞑想の練習をするのに使うことができるいくつかの愛情あふれる親切さの例が必要と思うかもしれない。

> **ツールファインダー**
>
> 瞑想を行う詳しい方法については第7章を参照せよ。この練習は瞑想的なセルフ・コンパッション（第11章，改善戦略❹⓼参照）と同様である。感謝に焦点を当てた瞑想の違いは，あなたの人生であなたが受けた善行に対して抱いている心からの感謝の念に焦点を当てることである。

3. **感謝状を作る。**感謝の念を育むもうひとつの方法は，感謝状を作り，これまでにあなたに親切にしてくれたが正式に感謝の念を表してこなかった人に贈る[2]。ひとつのページにはその人があなたに何をしてくれたのか，そしてそれがあなたの人生にどのような影響を及ぼしたのかを詳しく書いておく。感謝状を書き終えたら，（可能ならば）その人に会い，感謝状を読みあげ，少し時間をかけてふたりでその内容をよく吟味してみる。もちろん，これを行う相手を慎重に選ぶべきであり，あなたの人生に非常に大きな影響を及ぼした人に限る。
4. **感謝を行為で表す。**親切と感謝の間には密接な関連がある。親切な人ほど日常生活において多くの幸せや感謝を感じる。したがって，感謝の念を増すひとつの方法は，他者に対して親切と寛容を表すことである。これを実行するには，日常的にあなたが行っている親切な行為の数を意図的に記録することである。この練習の目的は自分自身を褒める行為に浸るというのではなく，親切であることに対する意識的な認識のレベルを単に上げるということである。

> 感謝の念を増すためには，意図的に親切な行為を増やす。

ツールファインダー

この練習は第11章（改善戦略㊿）で詳しく解説している。

➡ 戦略㊆：自分の強さを知る

あなたは自分の財政状態を検討するためにファイナンシャル・アドバイザーと会ったことがあるだろうか？　もしもそのアドバイザーがあなたの負債や損失ばかりに焦点を当てて，あなたの収入や資産をすっかり無視してしまったら，その助言はどの程度有益だろうか？　それではすっかり落胆させられてしまうばかりか，資産管理計画を立てるのにまったく役立たないだろう。しかし，自己評価となると，非常に多くの人がこのような否定的に歪曲されたアプローチを取っているのが現実である。自分の弱点や失敗ばかりに目が向き，長所や才能を無視しがちであるのは，人間の自然な傾向のようだ。資産管理に関して不適切な助言を受けるのと同じように，自分自身を否定的にとらえながら生活することは，肯定的感情や幸福感にはつながらない。あなたの性格の強さを認識し，それが人生の満足や幸福感を増すことへの重要な道であると考えるべきである。

戦略㊆を用いるのは，

- 自己批判や過度に批判的な態度に陥っている場合。
- 自分自身についてよいことや肯定的なことがわからない場合。
- 他者から当惑され，拒絶されたり，ほとんど承認や褒め言葉が得られないと感じる場合。

個人の肯定的特徴記録

人生の領域	成功のレベル (0〜5)	各領域と関連した個人的な強さの例を挙げる
A．**対人関係**——配偶者，子ども，親，他の家族，見知らぬ人との関係におけるあなたの強さは何だろうか？		
B．**達成**——仕事や学業にどのように取り組んで，業績を上げるのにあなたの強さは何だろうか？		
C．**健康と幸福感**——自己ケアにおけるあなたの強さは何だろうか？		
D．**余暇**——余暇や楽しむことに関するあなたの強さは何だろうか？		
E．**市民としての義務と責任**——国，州，地域社会における責任や関与についてのあなたの強さは何だろうか？		
F．**霊性**——霊性を育むうえであなたの強さは何だろうか？ あなたの人生にとって神とは何だろうか？		

The Mood Repair Toolkit より，版権：The Guilford Press

戦略⓱の指示

1. **前のページの個人の肯定的特徴記録用紙を使って，あなたの個人的な強さや特徴について系統的な検討を始める。**より詳しい個人の肯定的特徴記録用紙，すなわち，各項目にさらに詳しい質問があり，どのように記録するかの指示が示されている用紙は*www.guilford.com/clark7-forms*で入手できる。あるいは，ここに挙げた基本的なテンプレートを複写することもできる。自分が持っている長所を認識する能力は幸福感を増すことに関連しているので，自分の長所についてよく考えてみることは，十分に時間をかける価値がある。人生のさまざまな場面における自分の長所を考えるのが難しかったら，親友や家族の助けを借りて，個人の肯定的特徴記録用紙に記入していく。あなたは人生のさまざまな領域における自分の強さや能力についてこれまでに考えたことがなかったかもしれない。たとえば，対人関係の領域について考えてみよう。あなたの人生におけるさまざま対人関係や，他者とどのように交流する傾向があるか考えてみよう。自分には次のような強さがあると結論するかもしれない。すなわち，あなたは他者を理解できる，心から他者の世話をする，他者の欲求に敏感である，一生懸命に親切にしようとする。こういった内容を個人の肯定的特徴記録用紙の3列目に記入していく。次に2列目に戻り，成功のレベルを0から5点で評点をつけていく。0はまったく成功しなかった。5は完全に成功した。全領域に0か5とつけられる人はいないだろう。あなたは人生の各領域で成功のレベルはさまざまに異なることに気づくはずである。この練習の目標は改善が必要な領域に焦点を当てることではなく，むしろあなたの力強い点を評価し，あなたの人生のある領域ではあなたがとてもうまくやっていることを確認するためである。

    強さを評価する別の方法はマーティン・セリグマンによって開発された。セリグマンは24の性格特徴を挙げ，それを次の5群に分けた。①知識と知恵，②勇気，人間性，愛，③正義，④自制心，⑤信仰心や霊性である[2]。セリグマンの強さについての評価に関してさらに詳しくは，ペンシルバニア大学のポジティブ心理学のウェブサイト（*www.authentichappiness.sas.upenn.edu*）を参照されたい。このウェブサイトに登録して，強さに関する簡易テスト（Brief Strength Test）を受けてみる価値がある。

2. **記入し終わった個人の肯定的特徴記録に戻って，とくに3列めの例に注目する。**あなたは自分の強さの例をどのように挙げていくことができただろうか？　もしもそれが難しかったならば，特定の領域における強さの例について考えてみよう。あなたがもっともよくできることとは何だろうか？　それが見つかったら，なぜその領域で他よりも優れているのかを自問してみる。これは，あなたの性格の強さを見定めるもうひとつの方法である。たとえば，私のある友人は人から好かれて，たくさんの男性の友達がいるが，これは中年のカナダ人男性としてはきわめて例外的なことである。このような友情を育んできた彼の特徴とは，親切，寛容，理解，忍耐，謙虚であった。これらは彼の性格の強さであり，他の人々が彼とともに時間を過ごしたいと思う理由だった。彼自身がその性格の強さに気づいているかどうかは定かではないが，彼がすべきことは，日常の活動を検証して，自分をよりよく理解するということがすべてである。

    > あなたがもっともよくできる課題は，自分の性格の強さを知る鍵を与えてくれる。

3. **自分の性格の強さがわかったら，これを利用して，肯定的な気分が生じるようにする。**毎日，自分の性格の強さのひとつを取り上げて，その強さを日常生活で表すさまざまな方法について考え

てみる。次に，その強さを使って，仕事，家庭生活，他者との関係に生かすことを考える。たとえば，達成の領域における自分の性格の強さを探し当てたいと思うとしよう。そして，家系を調べるとか，木工を習うとかいった，この願望を示すような新たな趣味を始めてみようと考えるかもしれない。市民としての義務と責任の領域に示された市民としての強い認識があなたにあるとすれば，地域活動や市民活動に参加することができるだろう。あなたの性格の強さに根づいた活動に参加することで，肯定的な感情がさらに高揚することを経験するはずである。

戦略❼⓼：「3：1の法則」に励む

　第2章で述べたように，平均的な人は，否定的な気分よりも，肯定的な気分をより長く，そして頻繁に経験している。しかし，幸福や人生の満足と適切に関連した，肯定的気分と否定的気分の比率というものがあるのだろうか？　さらに，気分状態と関連した肯定的思考と否定的思考についてはどうだろうか？　肯定的思考 対 否定的思考の最適比率はあるのだろうか？

　頻繁に生じる抑うつ気分と必死で闘っている人を除けば，中等度の肯定的気分状態が正常な日常生活では優勢であるという第1章の解説を覚えているだろう。肯定的感情は，思考や行動の幅を広げ，長期的には探索，成長，柔軟性，保護をもたらすので，肯定的な傾向はきわめて適応力が高い[6]。中等度に肯定的な状態を保つためには，否定的な思考や感情よりも，肯定的な経験をしなければならない。しかし，単なるごく平凡な生存を超えて，最適な生存や繁栄を望むとするならば，どのくらいの肯定的な思考や感情が必要なのだろうか？　情緒的な機能という点では，肯定性の比率は少なくとも「3：1」，すなわち，肯定的感情3，否定的感情1であり，これが繁栄のためには必要である[6]。認知の領域においては，否定的思考1に対して，肯定的思考が少なくとも4，おそらくは5が，幸福や至福感の最適レベルに達するのに必要だろう[7]。肯定的思考よりも否定的思考が強い人は自尊心の低さや抑うつ気分が生じる危険が高いのだが，肯定的思考と否定的思考の比率が3：1よりも下がっても，気分の落ちこみと関連がある場合がある。抑うつ的ではないものの，人生が空虚になってしまうのだ[6]。否定的思考を減らすということが抑うつ気分の改善に欠かせない（第4章参照）という点が大切なのだが，肯定的思考や経験を増やすということも幸福や至福感にとってきわめて重要である。

　私たちのほとんどが日常生活において，自力で肯定的な感情や思考を奮い立たせることができる。失敗，失望，批判などをあれこれと悩むことに比べて，あなたは自分が達成したこと，喜びに満ちた経験，誉め言葉，他者からの肯定的なフィードバックなどについて考えるのにどのくらいの時間を使っているだろうか？　ストレスや逆境に対処することに比べて，楽しさを追い求めたり，肯定的な経験をしようとしたりして，あなたは一日のうちのどのくらいの時間を使っているだろうか？　もちろん，私たちは人生に起きる問題や否定的な出来事を無視することはできない。問題を否認したり，無視したりして生きる（第13章参照）ことは有効でないどころか，有害でさえある。しかし，ここで持ち上がるのは比較の問題である。あなたはどの程度，肯定的思考，感情，経験を実際よりも小さく見たり，無視しようとしたりして，自分の幸福や至福感に害をもたらしているのだろうか？　今はまさに，自分の感情状態を推定する尺度を再調整して，肯定的な態度を増すようにすべき時ではないだろうか？

戦略⓳を用いるのは，

- 日常生活で肯定的な思考や気分よりも否定的な思考や気分をしばしば経験する場合。
- 反復して執拗な否定的気分を覚える場合。
- 肯定的な思考や気分を経験できないと信じている場合。

戦略⓳の指示

1. 毎日の終わりに，数分間使って，あなたの一日の活動を振り返ってみる。肯定的な経験，達成したこと，他者から受けた誉め言葉などに注目する。もしもあなたが戦略⓳をすでに用いたことがあるならば，幸せ日記を参照しなおして，戦略⓳を思い出そう。
2. 一つひとつの肯定的経験や達成したことについて，あなた自身がどのように関わっていたかについてよく考えてみる。とくに，まだ自分を誉めていなかったならば，ぜひ自分自身を誉めるように心がける。
3. いかに自分が主導権を握って，一つひとつの肯定的な経験や何かを達成したかを理解できるようになると，肯定・否定感情比率を少なくとも3：1にまで引き上げることができる。肯定的な自己への語りかけを行うことは，自己を不必要なまでに肥大させるという傲慢な行為ではない。むしろ，その目的は，あなた自身の中の善を認識するとともに，人生の経験や常識を現実的に捉えるようにすることである。もしもそれが役に立つならば，友人が同じようなことをしたり，同じ経験をしたりした時に，あなたはその人に何と言うか考えてみよう。あなたは友人の朗報そのものに言及せずに，むしろ，友人の努力がその経験をもたらしたことを指摘するかもしれない（例「私はあなたが昇進してとても嬉しい。あなたは一生懸命に働いてきたのだから，その努力が認められて当然です」）。重要な点は，自分自身に親しげに語りかける術を身につけることである。すなわち，親友や家族に対してと同じように，自分自身にも肯定的に振る舞うようにすべきである。幸せに感じて，自分が何かを成し遂げたと感じるには，3：1の法則に従わなければならないことを覚えておこう。

➡ 戦略⓳：現状にほぼ満足する術を学ぶ

　私たちは生と死に関わるような問題ばかりを抱えているわけではない。そこで，他よりも重要なものもあるので，優先順位を定めなければならない。自分の価値観を考えて高く判断される課題に対しては多くの時間も労力も費やすし，自分の全般的な幸福にあまり関連しないことに対してはあまり時間も資源も使わない。しかし，時間や労力をどのように使うかという問題には唯一の正解などないので，得てしてやりすぎてしまうことになる（このページの下の「少なめがベスト」の欄を参照）。

　もちろん，あなたの全般的な幸福に重要な課題や決定であればあるほど，満足できるアプローチよりも，方向性を最大にするような方法を取る必要性が増す（次のページのサイドバーを参照）。たとえば，自宅の芝生を刈るのに，どの芝刈り会社にしようかというのには，「まずまず満足できる」アプローチを使うのが常識的な判断であり，未知の都市で新しい職に就くといった決断を下すのに必要なのは視点を最大にするという方法である。ところが，重要な点とは，私たちはしばしばすべてのこ

とをあまりにも深刻に受け止めてしまい，人生で起きる多くのことはそれほど重要ではないということを受け入れられなくなっているために，自ら幸福や至福を放棄してしまっていることである。よい結果としばしば「まずまず満足できる」ものである。「少なめがベスト」と考えるのは，満足度を増して，幸せな日常生活を生み出すのに，重要な役割を果たす。

もしもあなたに常にベストを尽くそうという傾向があるのならば，「単に満足」している状態と「まさにベストを尽くす」状態を経験することを身につけるのが，日常の幸福感を増すのに重要であるかもしれない。しかし，「少なめがベスト」という物の見方に転換するというのは難しいかもしれない。そこで，視点の転換を図るために次の介入を用いることができる。

少なめがベスト

有機体は，最適な適応を最大限にする理想的な過程を選択するというよりは，むしろ，ある程度の妥協をしながらも満足できるような過程に基づいた選択をすることを学習していると，50年以上前に，カーネギー工科大学のハーバート・サイモン（Herbert Simon）は主張した[8]。それからかなり経って，スオースモア大学のバリー・シュワルツ（Barry Schwartz）らは，サイモンの理論を発展させて，あまりにも多くの決定の選択はかえって幸福に悪影響を及ぼし，最大限を目指すかあるいはベストよりも少ないことで満足するかは人によって大きく異なると主張した[9]。言い換えると，何らかの決断を下す時に，（たとえ完璧ではないとしても）ベストを求める傾向のある人もいる。この傾向のために，できる限り多くの選択肢を考えようとするのだが，多くの選択肢を考えれば考えるほど，最適な解決策を見出す可能性が小さくなってくるため，問題が生じる。一方，ベストよりも少ない状態で生きていける人は，基準が「まずまず満足できる」という点にあるので，ある程度受け入れられて満足できる解決策を探ろうとする。単に他の多くの選択肢を無視できるので，多くの選択肢があるということは，容易く満足できる人々にとって問題ではないのだ。

ベストを追求するというのは幸福に悪影響を及ぼすことがあり，ある程度のところで満足する態度はより肯定的なアプローチであると，シュワルツらは強く主張している。彼らは最大限尺度（Maximization Scale）を開発し，高い評点は，完全主義的態度，決断不能，幅広い選択肢を考える必要性などを示唆している。一連の研究で，ベストを追求する傾向のある人は，後悔，完全主義，抑うつの傾向が強く，まずまずの満足を示す人は，楽観的で，人生に満足し，幸せで，自尊心も高いことが明らかにされてきた[9]。そこそこに満足し，受け入れる（すなわち，まずまずの満足）という基準の利点は，決断を下すのに時間や労力がかからず，心理的に負担が少なく，すばやく決断できるという点である。まずますの満足を基準にしている人は，決断不能の傾向が低く，自分の選択に満足し，後悔することも少ない[9]。その結果，最大限尺度の評点の低さで示される，まずまずの満足を得られる人は，より幸せで人生に対して満足している。

> 完全なベストを主張するのではなく，それ以下でも満足できる決断を下すことは，より大きな幸福や至福感と関連する。

戦略⓳を用いるのは，

- 完全主義的な傾向がある場合。
- 決断を下す自信に欠けている場合。
- 自分の決断に疑いや後悔を覚えている場合。
- 自分の置かれた状況，課題，責任について考えすぎたり，あまりにも自分の思うままにしようとしたりする場合。

戦略⓳の指示

1. **肩肘張らずに人生を送っていると思える友人や同僚をよく見てみよう。**あなたはそのような人の態度をどう思うだろうか？　場面をわきまえて「まずまずの満足」という基準を使っているのだろうか？　リラックスした個人的な基準に関連して何か肯定的な結果や否定的な結果に気づくだろうか？　観察して気づいたことを書き上げていき，それをあなたの人生に応用できるかどうか考えてみる。

　　ゲリーはいつも仕事にストレスを感じ，不満足だった。最近，大きな法律事務所に採用されたのだが，不安を感じていた。手紙やオフィス内の電子メールに返信するといったことのすべてに対して自分の全能力を使った。しかし，同僚たちはもっと気楽に仕事をしていることに気づいた。彼女たちはそれほどストレスも感じていないようだし，実際に仕事を楽しんでいた。ゲリーが同僚たちの仕事振りを観察してみると，オフィス内の電子メールをあまり見直していないことに気づいた。実際に電子メールの数は膨大で，丁寧に見直そうとするととても時間がかかった。同僚たちはさっさと書き終えて，文法や句読点の打ち方についてあまり心配していなかった。オフィス内の電子メールに関しては，ゲリーも同僚たちのやり方を見習う必要があると悟った。「まずまずの出来」で十分だったのだ。彼女は電子メールの出来に最善を尽くして，自分を苦しめることはなかったのだ。ゲリーは周囲を見渡し，リラックスできる他の基準も見つけようとして，仕事を楽しめるようになっていった。

2. **他者を観察したら，今度は自分に焦点を当てて，あなたがどのように働き，他者とどのように関わっているか考えてみよう。**「まずまずの満足」日記をこれから2～3週間つけてみてはどうだろうか。毎日，ベストとは言えないまでも，「まずまずの満足」ができたいくつかの経験を書いていく。これは，さまざま事柄に関してあなたが達成したことや下した決断といった課題について書く。たとえば，もっとも早く仕事を終える方法を取らなかったとしても，それでよしとする。時間はかかったけれど，「まずまず満足」できた。今朝40分間運動をしたかったが，30分間しかできなかったけれど，それで今日はまずまずよしとしよう。食料品店に出かけたが，その前に少し時間をかけて，これから数日間の食事の予定を考えて，何を買ってくるかリストを作っておかなかった。食料品店にぶらりと出かけてしまい，思いつくままにいくつかの食品を買ってきてしまった。これではまた数日後に店に行きなおして，買いなおさなければならないので，もっとも経済的で，効率的な方法ではなかったかもしれないが，今日のところはこれでよしとしよう。現代の競争社会においては，私たちは長期的な視点を失ってしまい，すべての決定や活動について常にベストを尽くさなければならないと考えがちである。全領域でA+の成績を取ろうと必死になるのは心の健康にはよくないというのが現実である。BあるいはC+の成績でさえも，よりよ

い幸福感としばしば関連する。

3. **最後に，あなたの個人的な基準にいくつかの変更を試みる。** 私たちの誰もが一日のうちで非常に多くの決断を下している。あなたがどのように決断を下しているか，やりすぎていないか自問してみる。最善の決断を下そうとするために，あまりにも多くの選択肢を必死で探そうとして多くの時間を費やしていないだろうか。しかし，本当にそれが必要なのだろうか？ あなたはいくつかの決断の意味をあまりにも大げさにとらえていないだろうか？「まずまずの満足」という基準を当てはめることはできないだろうか？「まずまずの満足」という基準に沿った決断を下す練習をして，その結果を記録する。その決断について，最大限の努力をしようというのではなく，ある程度の満足で十分だとする態度が取れただろうか？ ある程度満足がいく決断を下して，その結果に気づくたびに，満足した状態で生きるというあなたの能力が増していく。これは幸福と至福感につながる重要な道である。

⮕ 戦略㉚：あなたの対人関係を豊かにする

　対人関係の質は私たちが幸せで満足しているかということに深刻な影響を及ぼす。孤独，社会的孤立，他者との葛藤，拒絶が落胆と絶望を引き起こすように，健康的で調和的な対人関係は幸福や人生の満足を増す。積極的で，建設的な反応にとくに焦点を当てることは，良好な対人関係をさらによくするための重要なコミュニケーション戦略である。このようにして促進された良好な対人関係は幸福や人生の満足をさらに高める[2]。第10章では社会的孤立や対人関係の問題を克服することに焦点を当てたが，ここでは，肯定的な気分状態を増進するために一般的な対人関係を豊かにする方法について取り上げる。

> **ツールファインダー**
>
> 第10章で解説した8つの戦略は，あなたの社会生活を豊かにし，肯定的感情や幸福感を増す。

　対人関係を豊かなものにしていく重要な方法は，積極的かつ建設的に相手に反応することである。友人や家族がその人生で起きた何かよいことについて話したら，熱心にそれに耳を傾ける。興味が湧いたら，彼らの経験について質問をしてみる。要するに，あなたのためにもう一度その経験をありありと蘇らせることを頼んでいるのだ。他者の人生に起きた肯定的な経験について傾聴することに焦点を当てるようにする。友人や家族を誉めて，彼らが成し遂げたことや幸運に対して純粋な喜びを表す。たとえば，私の娘が最近，有名な大学院への入学が許可された。以下に挙げるのは，娘のよい報せに対して私が示したひとつの健康的な反応といくつかの健康的ではない反応の例である。

> 愛する人のよい報せにどのように反応するかは，健康な両者の関係に影響を及ぼす。

積極的で健康的な反応

　「クリスティーナ，それはすばらしいニュースだ！ 入学許可書には何て書いてある？ 開封する前や，そして一行目を読んだ時はどんな気持ちになったかい？ このことを誰かに伝えて，

その人は何と言ったの？　私は君をとても誇りに思う。すばらしいことを成し遂げた。もちろん，君が入学を許可されて当然だ。今日までとても一生懸命に勉強してきて，将来も明るくて，希望に満ちている。次に何をする予定だい？　大学院の準備に何を考えているのかい？　さあ，皆で外出して，すばらしいニュースのお祝いをしよう」

積極的だが否定的な反応

「入学が許可されたと知って，私は驚いた。これから一生懸命に勉強しなければならないね。その挑戦への準備ができているかい？　一生懸命，長時間勉強しなければならないよ。君はこれまでいつも動機づけを保つことに問題があった。ひとりで未知の街に行くことが怖くないか？　どうやって独力で何とかやっていこうとしているのかい？」

建設的だが受動的な反応

「すごい報せだ！　とても嬉しいよ。[私はそれから電子メールに返信することに戻り，娘の肯定的な経験を十分に褒め称えない]」

否定的かつ受動的な反応

「私は今は仕事で忙しい。どうやってすべての仕事を済ませたらよいかわからない。[私は娘が部屋に入ってきた時にほとんど彼女を無視してしまい，大学院への入学が許可されたというすばらしい報せを共有する機会を与えなかった]」

戦略㉘の指示

1. **しばらく相手の心を探るというのが役立つ。** あなたが愛する人とどのようなやり取りをするかじっくりと観察し，以下のような質問を自問してみる。

    「私は，配偶者（あるいはパートナー），家族，友人の人生にどの程度純粋な関心を抱いているだろうか？」
    「私は彼らの成功やよい報せをどのように祝ったらよいか知っているだろうか？」
    「私はどれくらいしばしば，彼らの経験や，彼らの生活に何が起きたのか質問するだろうか？」
    「私は彼らの感情に対してどの程度の感受性，同情，真の理解を示すだろうか？」
    「私は彼らの言葉に本当に耳を傾けているだろうか，それとも単に自分のことを話しているにすぎないだろうか？」
    「他者と比較したりしないで，すなわち，彼らの幸運を嫉妬したりしないで，私は彼らの肯定的な経験を受け入れているだろうか？」

    よい時にも悪い時にも，あなたが愛する人とどの程度真の絆を保つことができるかは，両者の関係の質を決定するだろう。強くて健康な関係は，愛情を与え，そして愛情を受ける能力にかかっていて，それは幸福や至福感の重要な決定要素である。

2. **家族や友人と会話して，何かよいニュースや彼らの人生で何が起きているのか尋ねてみる。** あなたがよく知っている人との会話ならば，その人に最近起きた何かよいことについてかならず質問

する。もしもあなたがよいニュースを聞いたら，彼らの成功や幸運について関心があることを示すためにさらに質問をする。これまでに解説した傾聴のスキルを練習する。

3. **あなたがソーシャルメディアを使っているならば，友人がフェイスブックやツイッターに掲示したよい報せに反応する**。多くの人々が自分の一挙一動をソーシャルメディアに載せるのだが，自分の生活に何か肯定的な展開があった時にはとくにその傾向が強い。フェイスブック，ツイッター，インスタグラムなどに掲載されたよい報せに反応するのは，家族，友人，同僚に積極的な反応を示すすばらしい方法である。これは他者に対して反応し，愛情を示す態度を育むのに役立つ。

4. **日常の気楽な会話においても，傾聴の練習を意図して行う**。職場，自宅，あるいは他の対人関係であっても，他者との交流の際に傾聴を練習する。つい先ほどの会話で相手があなたに話した内容の主な点を書きとめられるかどうかを確かめることによって，傾聴のスキルを練習することもできるだろう。あなたは相手の話していることについていけただろうか，それとも何か他のことを考えていて，注意が会話から逸らされていただろうか？　積極的で建設的に相手の話に耳を傾けるということは，相手の言葉をしっかり聴き，その内容を覚えているということである。

21世紀を豊かに生きる

　本章では，否定的な気分を減らすという戦略から，成長，承認，肯定的な気分などを強調する戦略へと，注意の焦点を移してきた。21世紀を豊かに生きるというのは，肯定的な健康や幸福が達成できるかどうかにかかっている。**繁栄する**というのは，善，慈しみ，成長，回復力といった範囲の中で生きていくことを意味している[6]。肯定的な心の健康とは，幸福で，人生の活動に目的を持って関与し，意味のある健康な対人関係を保ち，達成感を経験することである。さらに，逆境にあっても回復力を示し，挑戦や問題に対して適応力の高い反応をするとともに，しばしば楽しさや満足を覚えるといったバランスの取れた人生を送ることでもある。よい人生を送るというのは，たとえそれが可能であったとしても，単に否定的な気分が存在しないというだけではない。よい人生には，肯定的な感情や幸福感に満ちている必要もある。この時代を豊かに生きるというのはとくに大きなさまざまな問題がある。というのも，このポストモダンの時代には否定的な感情に満ちているからである。否定的な気分の改善はあなたの現在の生活を改善するひとつのアプローチではあるが，コインのその反対の側は，気分高揚戦略によって肯定的な気分を増強することである。本章で解説した気分に対する働きかけは，健康的な幸福感を発展させるうえで重要な役割を果たしている。

　遺伝やパーソナリティは感情に深刻な影響を及ぼすのだが，誰もが少なくとも時には肯定的な気分や幸福感を味わうというのは救いである。すでに述べたように，多くの人々は人生の全般的な満足度については比較的高いレベルにあると報告し，典型的な一日では，悲しみよりも幸せを多く感じ，その結果，肯定的な体制と呼ばれるものを創りあげている（第1章の解説を参照）。もちろん，幸せの瞬間の頻度，強度，持続は人によって異なる。しかし，誰にも少なくとも何らかの幸せな経験があり，それを築き上げる土台もある。私たちは自分がすでに持っている肯定的な経験から始めて，日常生活における幸福の質と量を拡大していくという仕事に取り組んでいくことができる。

　人生の満足に関して唯一のもっとも重要な要素は，肯定的な感情の頻度である。気分高揚を図ろうとする活動は時間と労力をかけるに値するとあなたが考えるだろうと，私は確信している。成功，地位，富の集積に常に囚われたりするのではなく，このような活動を通じて，力強さを利用して，日常

生活でより多くの幸せを手にして，人生の質を高め，さらに人生の満足や一般的な幸福感を高めることができる。実際に世俗的な豊かさを求めることは，不安，不全感，嫉妬，絶望を増してしまうことになる。そこで，あなたの幸福感につながる，より全体的で，肯定的なアプローチをとってはどうだろうか。

第15章　長期的視野に立つ

> 人生を定めているのは
> その最終地点ではなく，
> そこに至るまでの道程である。

　何世紀もの間，役馬が利用されてきて，その大きな力は，畑を耕したり，作物を収穫したりといった生産的な力へと転換されてきた。このような作業は私たちの先祖の生存にとって欠かせなかった。これは感情統御の作業にも当てはまる適切な比喩となる。第1章で，「悲しみの喜び」，すなわち，否定的感情は正常であるばかりでなく，利益をもたらすこともあるという事実について，私は解説した。私たちは状況について熟考し，将来の計画を立てるためにも，気分がふさいだ時が必要であるのだ。しかし，役馬のように，この気分状態が生産的に用いられるためには，転換される必要がある。抑うつ的な状態があまりにも重度で長期間続くと，極度の苦痛を引き起こし，私たちが機能する能力を妨げてしまう。日常的に抑うつ気分が生じると，人生の満足や幸福感が失われてしまいかねない。このような悪影響を避けるために，抑うつ感に働きかけて，それを幸福に対して悪影響をもたらすものではなく，むしろ人生に適応していくのに役立つものへと転換していく必要がある。

　本書で解説した否定的気分の改善戦略と肯定的気分の高揚戦略はあなたの否定的側面を利用し，抑うつ的で落胆した状態をより生産的な熟考，計画，迅速な実行へと転換させるのに役立つように練り上げられている。もしも適切に対応すれば，抑うつ的な時でも問題や困難な日常生活に効果的に対処できるようになる。抑うつ感を不健康な形ではなく，健康な形で経験するように，気分改善を用いることができる。本章では，否定的な気分に対して肯定的なアプローチを維持するために重要な以下の3つの話題を取り上げる。

- 抑うつ感が重症のうつ病へと発展していく兆候。これは，否定的な気分への自助的なアプローチでは不十分で，専門家への相談を勧められる状況を意味する。
- 気分改善の効果を妨げる障害や問題。
- 人生の目標，価値，生活の質の意味や情緒的幸福に及ぼす影響。

専門家による治療をいつ求めるべきか

　本書で解説してきた気分改善戦略は，時折生じる中等度の抑うつ感から，ベッドから起き上がるエネルギーさえないと感じるような重度の絶望感の状態まで，幅広い抑うつ感に対処するのに役立つ。しかし，抑うつ感がさらに重症で，長時間続く場合には，自力で気分改善を行うのは一層難しくな

る。否定的な気分状態が臨床的なうつ病の状態に近づくと，動機づけの不足，倦怠感，興味の喪失といった深刻な問題も現れてくる。日常生活の基本的課題をこなすことさえ，多くの努力が必要になり，本書で解説してきた気分改善の練習といった課題をこなすためのエネルギーがほとんど残っていない。

このようにあなたのエネルギーがすっかり枯れ果ててしまったように感じたら，精神科医，臨床心理士，ソーシャルワーカー，他の精神保健のセラピストといった，精神保健の専門家のもとに受診すべき時である。本書の戦略の多くはうつ病の治療から引き出されてきたものであるので，あなたの精神保健のセラピストは治療計画の中にこれらの気分改善戦略のいくつかを組み入れるだろう。実際のところ，あなたとセラピストが本書を治療の補助として使うようにするのもよい。いかなる場合でも，専門家の助力を求める必要がある唯一のサインは，自力で気分改善を行う動機づけがほとんどなくなっている時である。

動機づけを失っていることだけが，あなたが専門家の助力が必要なことを示している唯一のサインではない。もしも抑うつ気分が毎日毎日持続し，ほとんど改善を見ないような場合は，おそらく専門的な治療を受けるべき時だろう。同様に，（ただ気分が落ちこみ，落胆しているだけでなく）さまざまな症状が出てきて，日常の機能を果たすのが難しくなっていて，重症のうつ病の診断に該当するようになっているならば，有資格の精神保健の専門家による治療を受けるべきである。専門家だけが信頼できる診断を下すことができるのだが，あなたがこのような状態になっていると，身体的，精神的，情緒的に障害されたように感じ，それが何日も続く。ベッドから起き上がるのが億劫で，重い身体を一日中何とか引きずり，ごく普通の活動にも興味を持てず，以前ならば楽しんでいた特別な活動も避けるようになる。食事や睡眠の習慣が変化していないだろうか？　あなたは好きな食物を楽しむこともできず，十分な睡眠もとれず，あるいはまったく眠れないということはないだろうか？　仕事を片づけるのに精神を集中することができず，何かをやり遂げるだけの身体のエネルギーも残っていないので，プロジェクトに取りかかるのも嫌々で，締め切りに間に合わなかったりしていないだろうか？　あなたは落ち着きなくウロウロと歩き回ったり，明らかな理由もないのに誰かに文句を言ったりしないだろうか？　自分に対しても，そして誰かに対しても何も与えるものがないという感じに圧倒されてしまってはいないだろうか？

> あなたの動機づけがあまりにも低くなってしまって，気分改善を自力で行えないならば，専門家の助力を求めるべき時である。

もしもあなたがこの種の病気にかかっていて，症状の軽快がほとんどないならば，気分改善戦略は精神保健の専門家の指導のもとで実施したほうがおそらく効果が上がるだろう。また，これらの戦略とともに，抗うつ薬治療を受けることによって効果が上がるかもしれない。薬物療法と研究に基づいた有効な気分改善戦略を組み合わせた治療が有効であるという暫定的な証拠がある。たとえば，第4章の認知の再構築，第5章の行動賦活化，第7章のマインドフルネス瞑想が重症うつ病の治療に有効である。

自殺願望やその衝動は，専門家の助力を求めるもうひとつの理由である。中等度から重度の抑うつ感を覚えている人が，もはや人生は絶望的で，将来に何の望みもないというところまでいってしまうことがある。命を絶つこと以外，人生の問題に対して何の解決策もないように思えてくる。もしもあなたに自殺願望が出てきて，とくにその計画を立てるところまでいったり，過去に自殺未遂に及んだことがあったりした場合には，うつ病の治療に精神保健の専門家の協力を得るべきである。これが非常に重要であるのは，セラピストがあなたの気分や自殺の危険の変化をモニターして，生きる意志が

> 繰り返し，持続的に現れる自殺願望はけっして無視してはならない。あなたの気分状態がここまで落ちこんだら，すぐに精神保健のセラピストか医師に電話をかける。

あまりにも弱くなってしまった時には，適切な手立てを取ってもらえるからである。また，自殺の危険をかえって増してしまうような抗うつ薬もあるので，薬物療法はかかりつけ医か精神科医にモニターしてもらうことがとくに重要である。

うつ病に苦しんでいる人は薬物やアルコールの問題と必死になって闘っていることも多いのだが，これも理解できる。というのも，このような人々はうつ病が引き起こす否定的な気分に対処するために薬物やアルコールを用いて，困難な人生の状況に対処しようとしているからである。しかし，とくにアルコールの使用は実際には抑うつ気分を増悪させてしまうので，飲酒（あるいは他のいかなる違法薬物の服用）は抑うつ気分を改善する有効な方法ではない。薬物やアルコールの乱用を断ち切るためには専門家による治療が必要であることを繰り返し強調しておきたい。もしもあなたが薬物やアルコールを減量，あるいは中止しようとして起きている気分の変調に対処しようとしているならば，本書の気分改善戦略の多くが役立つだろう。しかし，薬物やアルコールの乱用や依存の治療には気分改善だけでは十分ではない。この種の問題を抱えている場合は，薬物やアルコールのリハビリテーションの専門家のもとに受診することをかならず考えるべきである。

第1章で解説したように，重大な喪失のために引き起こされた否定的な気分に繰り返し悩まされている人もいる。配偶者や子どもの死，過去における身体的あるいは性的外傷，あるいは気分にとくに悪影響をもたらす大きな出来事などである。愛する人の死後長年にわたって，心的外傷後ストレス障害（posttraumatic stress disorder：PTSD）を呈したり，悲嘆や悲しみが繰り返し襲ってきたりすると，自力で気分改善を図ろうとするのは非常に難しく，セラピストの助力が必要である。過去の深刻な脅威や喪失に関連した否定的感情に向き合うことをセラピストは助力できる。この種の治療過程を自力で行うのは非常に難しい。

気分改善についての問題解決

あなたがここまでに気分改善戦略のいくつかを試みてきたものの，これまでに何らかの利益を得られなかったかもしれないと，私は感じている。そこで，あなたはその結果に失望していて，何がうまくいかなかったのか知りたいと思っているかもしれない。これらの戦略の多くは抑うつ気分を改善するのに有効であることが明らかにされてきたが，肯定的な結果が保証されているわけではなく，結果も人によってさまざまである。しかし，諦めてしまうのではなく，第3章（改善戦略❿）の問題解決戦略を使って，なぜ気分改善戦略があなたにとって有効でなかったのかを探り出してほしい。

> 問題を見つけるためのトラブルシューティングをする前に，気分改善を諦めてはならない。

あなたの気分改善の試みを弱めてしまうことが予想されるいくつかの問題点を以下に挙げておく。

問題と気分改善戦略の不適合

あなたは気分改善に戦略的に取り組んできただろうか？　おそらく，あなたは繰り返す抑うつ気分をもたらしている中核の問題にあまり適していない気分改善戦略に焦点を当ててきたのだろう。たと

えば，あなたが孤独で，友人もなく，家族から切り離されているために，抑うつ感を覚えているとする。誰も自分のことを好きではないということをあれこれ思い悩んでよく眠れないからといって，あなたは抑うつ的反芻に焦点を当てることにした。あなたは第6章の練習を始めたが，気分はよくならない。あれこれと思い悩むことが少しは減ったのだが，今も友人がいないことに当惑している。この例の主な問題は，実際には孤独や社会的孤立であるので，第10章の戦略に取り組むべきであるのだ。これらの戦略は，第6章の戦略よりも，うつ病の症状を和らげるのにおそらく有効であるだろう。

> あなたの抑うつ気分の主な原因となる気分改善に焦点を当てる。

したがって，気分改善の取り組みにあまり効果が上がっていないならば，あなたの抑うつ気分の性質にもっとも適した戦略を選んでいるかどうかについて再検討する。本書の気分改善戦略のすべてを誰もが使えるわけではない。あなたのうつ病に最適の戦略を選択しなければならない。

> **ツールファインダー**
>
> 第2章と第3章の戦略は，あなたの抑うつ感の原因と契機を同定する手助けとなるので，あなたの気分改善の取り組みでその原因と契機に焦点を宛てる。

否定的な期待

気分改善に関しても，あなたの否定的で厭世的な思考が優勢になっていないだろうか？　あなたは「わかった，私はこれを試してみよう。でも，うまくいかないことはわかっている」などと考えているかもしれない。否定的な期待の問題点は，普通は，その予言が現実になってしまうからである。もしもあなたが何かがうまくいかないと考えると，あまり努力をしないだろうし，努力が足りないために，その戦略も効果を失うかもしれない。自分自身を正直に見つめて，自分の期待を厳しく見直してみよう。あなたに皮肉な態度や期待の低さといった問題があるならば，第4章の練習をして，あなたの努力を妨げる先入観に立ち向かう必要がある。

> 気分改善のもたらす利益について現実的な期待を保つ。

感情統御の視点を受け入れるのが難しい

あなたは感情をある程度コントロールできるという基本的概念を受け入れるのが難しいだろうか？　先入観や判断をはさまずに，感情をありのままに受け入れ，そしてそれが流れ去るのを見守ることを第7章で解説したのだが，マインドフルネス瞑想の目指すところは，望んでいない感情は消え去るというものである。自分の絶望感の中でただただのた打ち回っているべきだなどと言っているのではない。感情統御などと呼んでいなかっただろうが，あなたはこれまでの人生でも自分なりに感情のコントロールを行ってきたのだ。気分が沈み，打ちひしがれていると，自然に何かをして，気分を変えようとするものである。そこで，感情統御を何か未知の概念ととらえるのではなく，あなたの現在の気分改善の努力を変えて，幅を広げて，改善させて，その効果をさらに上げよ

> 肯定的な心の健康の主な要素として感情統御を受け入れる。

うとする助言を本書から得られると考えてほしい。

重症で持続するうつ病

あなたは何年もの間うつ病と闘ってきただろうか？　もしもそうならば，その闘いが何らかの結果を生んだだろうか。また，あなたの抑うつ状態は，重症のうつ病とか双極性障害（躁うつ病）の診断に該当するだろうか。もしもこの診断に該当するならば，本章の初めで解説したように，あなたは精神保健の専門家と協力してうつ病に取り組む必要がある。抑うつ状態が長引くほど，抑うつ気分の重症度が増し，生活を妨げられて，明らかな効果が出るにはさらに気分改善の取り組みが必要になる。第1章で解説した症例では，ジョアーン（重症のうつ病の既往歴）はサラ（夫と別居するまでは重症の抑うつ症状は比較的少なかった）よりも多くの気分改善の取り組みが必要だろう。

> 長期にわたる重症のうつ病や重大な人生の出来事は，気分改善の努力を複雑なものにする。

重大な人生の問題

あなたは重大な人生のストレッサーや愛する人を失ったために，あなたの人生で強い悲しみやうつ病を経験しているだろうか？　もしもそうならば，このような重大な人生の問題によって引き起こされた悪影響に対処するのに，より系統的で，時間をかけた，気分改善の取り組みをしなければならないだろう。すでに述べたように，このような場合にも，精神保健の専門家に受診することを勧める。このような人生の出来事に対処することには優先順位を考えるべきであり，それが情緒面にもたらす結果に向き合うことは，少なくともしばらくの間は第二に考える。

首尾一貫しない戦略の使用

あなたは気分改善に対して一貫した取り組みをしてきただろうか，それともあなたの否定的な態度にあれこれと首尾一貫しないアプローチをしてきただろうか？　おそらくあなたはいくつかの戦略を練習してきたものの，日常生活での応用はその場の思いつきだったのではないだろうか。「習うより，慣れろ」という諺があるが，これは他のどのスキルを身につけるよりも，感情統御に当てはまる。たとえば，否定的な思考や自己批判に対処するための第4章の気分改善戦略は，効果に気づかれるようになるまでに，繰り返し練習する必要がある。私は20年間にわたる臨床でこのアプローチを用いてきたが，認知の再構築を目指した1つか2つの試みがうつ病の重症度に何の効果も現さなかった例を経験してきた。しかし，患者が時間をかけてさまざまな状況で否定的な自動思考を修正する練習を続けていくと，次第にその技法がうまく応用できるようになっていき，抑うつ感を引き起こしている否定的思考に対処する自動的で自然な方法となっていく。運動，マインドフルネス瞑想，行動の賦活化といった他の気分改善戦略も，日々の気分に対処するために，系統的で反復的な応用が必要となる。そこで，もしも気分改善の効果があなたに現れなかったら，試みを再検討して，首尾一貫した方法を取っているかどうかを見定めなければならない。

統御の問題

あなたは気分改善のために一日のうちで時間をとっているだろうか？　多くの人が仕事や家庭などの欲求に圧倒されていると感じている。日常生活はさまざまな雑事で満たされていて，それを片づけても，最後にやっておかなければならないことがさらに仕事を増やしてしまう。そのうえ，私たちは皆，一日のうちのいくらかの時間は浪費している。次のように考えてみてほしい。あなたが頻繁に抑うつ気分に襲われているとすると，これはあなたの能率や，時間を有効に使うことも妨げる。気分改善戦略を使って，抑うつ気分でいる時間を減らすことによって，あなたの時間は実際に増えるのだ。気分改善とは時間をかけて自分自身の世話をすることである。練習，瞑想，否定的思考への対処などに使われる時間は実際には「私の時間」であるのだ。それはあなたの「心を充電」するために使われる時間であり，その結果，人生の他の問題のすべてに対してこれまでよりも効果的に対処できるようになる。

人生の意味についての疑問

第9章で，人生の目標が重要であり，目標の達成は幸せや悲しみといった日常の経験に重要な役割を果たしていると解説した。同じ章で述べたように，目標は個人の人生観に基づいている。そこで，これは実に大きな疑問を呈することになる。すなわち，私たちの人生の究極の目的や意味とは何だろうか？

第14章では，セリグマンの生活の質や幸福感を育む5つの要素について述べた。すなわち，肯定的な感情，関わり，意義，達成，肯定的な対人関係である[1]。そこで解説したように，肯定的な感情をしばしば経験し，熱中するような活動に及ぶということは，生き生きとした人生を送るのに欠かせない。しかし，最後の3つの要素，すなわち，意義，達成，肯定的な対人関係は，人生の価値に関わっている。何かを達成しようと追求すること（すくなくとも物質的な達成や成功）が北アメリカ社会では強調されていて，肯定的な対人関係の重要性（例家族や友人と密接で親しい関係を保つ）については第10章と第11章で解説した。私たちがまだ取り上げていなかった価値とは，**意義**，あるいは自分よりも大きな何かに所属しているとか，奉仕しているという感覚である。おそらく霊性の概念はまさにこの意義の概念にもっとも近いだろう。『うつ病からの解放（Breaking Free from Depression）』という自習書の中で，ジェシー・ライト（Jesse Wright）とローラ・マクレイ（Laura McCray）は**霊性**（spirituality）とは以下の要素から成ると述べている。

- 人生の目標。
- 偉大な力や神への信仰。
- 人生や他者との絆。
- 精神内界の全体性の感覚。

ライトとマクレイは霊性とうつ病に関する研究について取り上げて，霊的な活動に関わっている人は，うつ病や自殺の率が低く，希望，楽観的態度，肯定的気分が強いと述べている。あなたが自分の個人的な人生の意義について考えると，あなたが人生に対して取り組む時，霊性はどのような役割を

果たしているだろうか？　あなたは人生の価値や意義を育む人間的経験の豊かな部分を見過ごしていないだろうか？　あなたはどうにかして自分の霊的な側面とさらに深い絆を築くようにしたいと思うかもしれない。

意義深い関わりとか**達成感**が何を意味するかを説明するのは難しい。しかし，私たちのほとんどが，自分よりも大きな何かの大義に深く関わりを持っている人について知っている。たとえば，研究の追及に深く関わりを持っていて，その追求が人生の原動力にまでなっている多くの科学者や学者を私は知っている。意義深い人道的な大義に深く関わりを持っている宗教家，政治家，社会運動家も私は知っている。このような人々が彼らの大義に熱狂と信じられないほどの献身を示していることは驚くべきことだ。彼らは自分の使命は自分自身よりもはるかに大きいと感じ，その使命に関連した実に明確な目標の達成に完全に立ち向かっている。その情熱には，人生との生き生きとした，強い絆が明らかである。オーストリアの精神科医でホロコーストの生存者であるヴィクトール・フランクル（Viktor Frankl）を引用して，意義とは，自己が中心の存在を超越して，世界において責任ある行動を取り，人生に感謝し，意義ある目標を達成しようとし，逆境に立ち向かい，周囲の人々と愛と親切でつながっていることであると，ライトとマクレイは主張している。あなたの意義を探っていく上で，次のような質問を自問してみよう。

「私はこの人生で何に対して情熱を持っているだろうか？」
「私は自分よりも大きな大義に関わっているだろうか？」
「私は日常生活でどの程度自己中心的だろうか？」
「私はコミュニティに所属しているという感覚があるだろうか？」
「私は他者に対して愛情や共感を表しているだろうか？　家族，友人，愛する人との絆を豊かにしようとしているだろうか？　愛情や親切を他者に与えたり，他者から受けたりしているだろうか？　どの程度他者に対して関心を持ち，気にかけているだろうか？　自分自身に対してよりも，他者に関わっているだろうか？」

もしもあなたが自分の人生には何の意義も目標もないと信じているのであれば，幸せで満足していると想像するのは難しいだろう。幸せであるためには，あなたが何らかの目標を持って生きていて，単にあなたが呼吸する空気や地球上の他の資源を消費している以上でなければならない。あなたは何のために生きているのだろうか？　あなた自身よりも大きな人生の目標や意味があなたにはあるだろうか？　あなたがこの大きな疑問に答えを出そうとすることを強く勧める。あなたの人生における情熱，使命，目標を探すのだ。もしもあなたがこのようなことをしたら，気分が下がり，落胆し，気落ちした時に用いる気分改善戦略の基礎ができたことになる。

> 何がこの世におけるあなたの情熱や使命だろうか？

本書で紹介する（改善）戦略 [1〜80]

- 改善戦略❶：気分についての期待や予測を修正する
- 改善戦略❷：自分の感情温度を測る
- 改善戦略❸：気分改善の取り組みをいつ実行するか
- 改善戦略❹：気分の序列を創る
- 改善戦略❺：状況をモニターすることによって問題をとらえる
- 改善戦略❻：否定的な影響を最小限にすることで，虎を檻に入れる
- 改善戦略❼：責任ある計画で狩りの主導権を握る
- 改善戦略❽：ありありと記述することで虎に向きあう
- 改善戦略❾：「虎」について新たな視点をとらえる
- 改善戦略❿：行動を起こすことで虎を飼い馴らす
- 改善戦略⓫：心の中の批評家について知る
- 改善戦略⓬：事実の重みづけをする
- 改善戦略⓭：自分の偏りを知る
- 改善戦略⓮：他の思考法を発見する
- 改善戦略⓯：結果について考える
- 改善戦略⓰：心の中の批評家に対して行動を起こす
- 改善戦略⓱：行動について調査する
- 改善戦略⓲：行動面での選択肢を増やす
- 改善戦略⓳：行動面での変化の目標を定める
- 改善戦略⓴：行動変化を受け入れる
- 改善戦略㉑：肯定的行動を増す
- 改善戦略㉒：変化を楽しむ
- 改善戦略㉓：反芻の影響を示す言葉を書き出してみる
- 改善戦略㉔：抑うつ気分を再評価する
- 改善戦略㉕：あなたの基準を再調整する
- 改善戦略㉖：気に病む時間を計画する
- 改善戦略㉗：注意を逸らすスキルを高める
- 改善戦略㉘：意識を高めることでマインドフルネスを身につける
- 改善戦略㉙：脱中心化によって否定的思考を受け流す
- 改善戦略㉚：否定的気分を表出する
- 改善戦略㉛：平穏と慰めを見つける
- 改善戦略㉜：祈りの場について考えてみる

- 改善戦略㉝：特定の肯定的な記憶を呼び起こす
- 改善戦略㉞：否定的記憶を並び替える
- 改善戦略㉟：水晶球に立ち向かう
- 改善戦略㊱：あなたの人生の目標や意義を見定める
- 改善戦略㊲：肯定的な想像上のシナリオを作る
- 改善戦略㊳：心理的対照を行う
- 改善戦略㊴：他者との絆を数えてみる
- 改善戦略㊵：他者との交流を計画する
- 改善戦略㊶：傾聴を身につける
- 改善戦略㊷：他者との交流を自分のほうから始めてみる
- 改善戦略㊸：挨拶を練習する
- 改善戦略㊹：自ら率先して親し気に振る舞ってみる
- 改善戦略㊺：避けるのではなく，人の輪に入っていこう
- 改善戦略㊻：ペットを飼う
- 改善戦略㊼：意図的に感謝することを練習する
- 改善戦略㊽：コンパッションに満ちたイメージを描いてみる
- 改善戦略㊾：自分の苦悩を優しく受け止める
- 改善戦略㊿：他者のために何かする
- 改善戦略㉑：運動の動機チェックリストを検討する
- 改善戦略㉒：適切な身体的活動を選ぶ
- 改善戦略㉓：ゆっくり進めていく
- 改善戦略㉔：運動の計画を立てる
- 改善戦略㉕：あなたの進歩をモニターする
- 改善戦略㉖：運動習慣を維持する
- 改善戦略㉗：運動の手順に変化を持たせる
- 改善戦略㉘：他者に自分の意図を宣言することを利用する
- 改善戦略㉙：小分けにして考える
- 改善戦略㉚：音楽や他の気晴らしを用いる
- 改善戦略㉛：運動にマインドフルなアプローチを応用する
- 改善戦略㉜：運動に対する否定的な自己弁護を正す
- 改善戦略㉝：睡眠衛生をチェックしてみる
- 改善戦略㉞：マインドフルなアプローチを睡眠に用いる
- 改善戦略㉟：注意を向けなおす
- 改善戦略㊱：意識的呼吸法や段階的リラクセーションを試みる
- 改善戦略㊲：ダイエットを変化させる
- 改善戦略㊳：先送り／回避チェックリストに記入する
- 改善戦略㊴：あなたの先送り／回避のパターンを同定する
- 改善戦略㊵：先送り／回避を克服するために短期目標を定める
- 改善戦略㊶：他の選択肢を探る
- 改善戦略㊷：「できない」を「できる」で置き換える

- 改善戦略❼❸：周囲の状況にある鍵を操る
- 改善戦略❼❹：臨時の褒美を用意する
- 戦略❼❺　：幸せ日記をつける
- 戦略❼❻　：人生で感謝の念を育む
- 戦略❼❼　：自分の強さを知る
- 戦略❼❽　：「3：1の法則」に励む
- 戦略❼❾　：現状にほぼ満足する術を学ぶ
- 戦略❽⓿　：あなたの対人関係を豊かにする

資　料

　以下に挙げた本，組織，ウェブサイトは否定的な気分改善や肯定的な気分高揚に関連するさまざまなトピックスについての情報を提供している。以下の資料の多くは本書をまとめるにあたって参考にしてきた。以下の資料では，うつ病，あれこれと思い悩むこと，不眠に対する特定の治療法ついての詳しい情報が入手できるとともに，マインドフルネス，行動の賦活化，同情に焦点を当てた療法，運動といった気分改善戦略についてより深く解説されている。さらに，あなたの人生において幸福や至福感をどのように増すかという点に関するいくつかの本やウェブサイトも付け加えていた。

うつ病の治療に関する本

Addis, M.E., & Martell, C.R. (2004). *Overcoming depression one step at a time : The new behavioral activation approach to getting your life back.* Oakland, CA : New Harbinger.

Bieling, P.J., & Antony, M.M. (2003). *Ending the depression cycle : A step-by-step guide for preventing relapse.* Oakland, CA : New Harbinger.

Bonanno, G.A. (2009). *The other side of sadness : What the new science of bereavement tells us about life after loss.* New York : Basic Books.（高橋祥友・監訳『リジリエンス：喪失と悲嘆についての新たな視点』金剛出版，2013）

Corcoran, J. (2009). *The depression solutions workbook.* Oakland, CA : New Harbinger.

Greenberger, D., & Padesky, C.A. (1995). *Mind over mood : A cognitive therapy treatment manual for clients.* New York : Guilford Press.（大野裕・監訳，岩坂彰・訳『うつと不安の認知療法練習帳』創元社，2001）

Ilardi, S.S. (2009). *The depression cure : The 6-step program to beat depression without drugs.* Cambridge, MA : Da Capo Press.

Leahy, R.L. (2010). *Beat the blues before they beat you : How to overcome depression.* Carlsbad, CA : Hay House.

Pettit, J.W., & Joiner, T.E. (2005). *The interpersonal solution to depression : A workbook for changing how you feel by changing how you relate.* Oakland, CA : New Harbinger.

Wright, J.H., & McCray, L.W. (2012). *Breaking free from depression : Pathways to wellness.* New York : Guilford Press.

あれこれと思い悩む傾向を治療することに関する本

Butler, G., & Hope, T. (2007). *Managing your mind : The mental fitness guide.* Oxford : Oxford University Press.

Clark, D.A., & Beck, A.T. (2012). *The anxiety and worry workbook : The cognitive behavioral solution.* New York : Guilford Press.

Leahy, R.L. (2005). *The worry cure : Seven steps to stop worry from stopping you.* New York : Harmony Books.

McKay, M., Davis, M., & Fanning, P. (2011). *Thoughts and feelings* (4th ed.). Oakland, CA : New Harbinger.

Meares, K., & Freeston, M. (2008). *Overcoming worry : A self-help guide using cognitive behavioural techniques.* London : Constable & Robinson.

マインドフルネスとコンパッションに関する本

Germer, C.K. (2009). *The mindful path to self-compassion : Freeing yourself from destructive thoughts and emotions.* New York : Guilford Press.

Gilbert, P. (2009). *The compassionate mind : A new approach to life's challenges.* Oakland, CA : New Harbinger.

Hanson, R., with Mendius, R. (2009). *Buddha's brain : The practical neuroscience of happiness, love, and wisdom.* Oakland, CA : New Harbinger.

Kabat-Zinn, J. (2005). *Full catastrophe living : Using the wisdom of your body and mind to face stress, pain, and illness.* New York : Delta.

McQuaid, J.R., & Carmona, P.E. (2004). *Peaceful mind.* Oakland, CA : New Harbinger.

Strosahl, K.D., & Robinson, P.J. (2008). *The mindfulness and acceptance workbook for depression : Using acceptance and commitment therapy to move through depression and create a life worth living.* Oakland, CA : New Harbinger.

Teasdale, J.D., Williams, J.M.G., & Segal, Z.V. (2014). *The mindful way workbook : An 8-week program to free yourself from depression and emotional distress.* New York : Guilford Press.

Williams, M., Teasdale, J., Segal, Z., & Kabat-Zinn, J. (2007). *The mindful way through depression : Freeing yourself from chronic unhappiness.* New York : Guilford Press.

運動，不眠，感情の表出に関する本

Edinger, J.D., & Carney, C.E. (2008). *Overcoming insomnia : A cognitive-behavioral therapy approach workbook.* Oxford : Oxford University Press.

Otto, M.W., & Smits, J.A.J. (2011). *Exercise for mood and anxiety : Proven strategies for overcoming depression and enhancing well-being.* New York : Oxford University Press.

Pennebaker, J.W. (1997). *Opening up : The healing power of expressing emotion* (rev. ed.). New York : Guilford Press.

Silberman, S.A. (2008). *The insomnia workbook.* Oakland, CA : New Harbinger.

幸福と至福感に関する本

Ehrenreich, B. (2009). *Bright-sided : How the relentless promotion of positive thinking has undermined America.* New York : Metropolitan Books/Holt.

Lyubomirsky, S. (2008). *The how of happiness : A new approach to getting the life you want.* New York : Penguin.

Seligman, M.E.P. (2011). *Flourish : A visionary new understanding of happiness and well-being.* New York : Free Press.

有効な情報が入手できる組織

認知行動療法学会（Association for Behavioral and Cognitive Theapies：ABCT）
305 Seventh Avenue, 16th Floor, New York, NY 10001-6008, USA
電話：1-212-647-1890
ファックス：1-212-647-1865
ウェブサイト：*www.abct.org*

認知療法学会（Academy of Cognitive Therapy：ACT）
260 South Broad Street, 18th Floor, Philadelphia, PA 19102, USA
電話：1-267-350-7683
ファックス：1-215-731-2182
ウェブサイト：*www.academyofct.org*

オーストラリア認知行動療法学会（Australian Association for Cognitive and Behavioral Therapy：AACBT）
P.O.Box 4040, Nowra East, New South Wales 2541, Australia
ファックス：07 3041 0415
E-mail：*info@aacbt.org*
ウェブサイト：*www.aacbt.org*

英国認知行動療法学会（British Association for Cognitive and Behavioral Psychotherapy：BABCP）
Imperial Home, Hornby Street, Bury, Lancashire BL9 5BN, United Kingdom
電話：0161 705 4304
ファックス：0161 705 4306
E-mail：*babcp@babcp.com*
ウェブサイト：*www.babcp.com*

カナダ心理学会（Canadian Psychological Association：CPA）
141 Laurier Avenue West, Suite 702, Ottawa, Ontario K1P 5J3, Canada
電話：1-888-472-0657（カナダ国内無料）または1-613-237-2144
ファックス：613-237-1674
E-mail：*cpa@cpa.ca*
ウェブサイト：*www.cpa.ca*

役に立つウェブサイト

次のようなトピックスに関しては以下のウェブサイトを参照のこと。

幸福や至福感
www.authentichappiness.sas.upenn.edu
www.actionforhappiness.org

ダイエット
www.beckdietsolution.com

運動
www.crossfit.com
www.fitness.com
www.fitness.gov

リラクセーションと呼吸法
www.nice.org.uk
www.cmha.ca/mental_health/mental-fitness-tips

うつ病
www.bluepages.anu.edu.au
www.nimh.nih.gov/health/topics/depression

うつ病の自助治療
www.moodgym.anu.edu.au
www.moodjuice.scot.nhs.uk/depression.asp
www.hepguide.org/mental/depression_tips.htm

訳者あとがき

　本書は，David A. Clark 著『The Mood Repair Toolkit : Proven Strategies to Prevent the Blues from Turning into Depression』（The Guilford Press, 2014）（気分改善ツールキット：気分の落ちこみをうつ病に増悪させないための有効な戦略）の全訳である。著者のクラーク博士は，カナダのニューブランズウィック大学心理学教授で，不安障害やうつ病に対する認知行動療法の専門家として広く知られている。

　さて，一読してみれば本書の長所は一目瞭然であるので，訳者があとがきを長々と書き加えて，本書をさらに大部の書にしてしまうことは控えなければならないだろう。そこで，本書の特徴をごく短くまとめてみよう。

　まず，書名にある「ツールキット」（toolkit）という単語が読者の目に止まるだろう。これは自動車の整備士が持っている道具箱を想像してほしい。その中には，スパナ，ドライバー，巻尺など，修理に必要な大小さまざまな工具が入っている。そして，整備士は修理箇所に応じて，それに合った工具を取り出して作業を始める。ツールキットとはまさにそのような道具箱のことである。ただし，本書ではその中に入っているツールが工具ではなく，認知行動療法で用いる各種の気分改善戦略であり，80種類が挙げられている。

　最近では認知行動療法はとくにうつ病の治療に用いられる有効な心理療法として認められるようになってきた。認知行動療法理論では，人は何らかの出来事を経験すると，その人独自の反応を示すという。すなわち，出来事を経験した後，感情，思考，行動にはその人独自のパターンが現れる。そして，最終的な反応が生じるのだが，多くの場合，「感情→思考→行動」の部分はブラックボックスになっていて，本人も十分に理解ができないまま，その人独自の反応に及ぶ。その反応は多くの場合，適応力に欠けるものであるために，不安障害やうつ病へと発展する下地ができてしまう。

　この「感情→思考→行動」の三要素は密接に関連しあっていて，そのうちのどこかに変化を起こすことによって，うつ病をはじめとするさまざまな心理的問題が生じるのを予防したり，治療したりすることができるというのが，ごく単純にまとめてしまうと，認知行動療法の主原則である。すでにできあがってしまっている「感情→思考→行動」のその人独自のパターンに変化をもたらすための一つひとつの方法が，本書の中のツール，すなわち，80種類の気分改善戦略である。日常的に抑うつ気分に陥りやすい人の，感情，思考，行動に変化をもたらすためのスキルが具体的に解説されている。

　さらに，一つひとつの戦略を単独で用いても，あまり効果がなく，いくつかの戦略を組み合わせて用いる必要がしばしば出てくる。そのような際に，他の関連のある戦略をすばやく見つけ出せるように，各所に「ツールファインダー」の欄があるのも，本書の特徴である。そこから関連の戦略を見つけて，並行して用いたり，現在使っている基礎となるような戦略について理解を新たにしたりすることができる。

　さて，著者自身が述べているが，本書の対象はあくまでも日常的に気分が落ちこみやすく，何とか

それに自力で向きあおうとしている人である。きわめて重症のうつ病のために日常の機能に深刻な影響が出ている人や，自殺願望が強いといった人には，精神保健の専門家による治療が必要であることが繰り返し強調されている。ただし，精神科医などによる治療を受けている人であっても，担当医の助言に従って，この種の気分改善戦略を試みてみることはできるだろう。

　そこで，本書の読者対象としては，まず，日常的に気分の落ちこみに悩んでいる一般の人々である。それに加えて，認知行動療法を実施している精神保健の専門家で，患者のスキル訓練のための具体例について学びたいと思っている人にも，一読を勧めたい。

　なお，本書は筑波大学医学医療系災害精神支援学の同僚とともに共訳したものであるが，最終的な責任はすべて監訳者にあることを断っておく。最後になったが，本書の翻訳出版を提案してくださり，翻訳の過程でも多くの尽力をいただいた金剛出版代表取締役社長の立石正信氏に深謝する。立石氏は私の最初の著書『自殺の危険：臨床的評価と危機介入』（金剛出版，1992年）の出版以来，常に激励してくださってきた。氏の熱意がなければ，本書の日本語版はそもそも世に出ることはなかっただろう。

　2015年5月

訳者を代表して　髙橋 祥友

文　献

第1章

[1] Howland, R.H., Schettler, P.J., Rapoport, M.H., Mischoulon, D., Schneider, T., Fasiczka, A., et al. (2008). Clinical features and functioning of patients with minor depression. *Psychotherapy and Psychosomatics, 77,* 384-389.

[2] Bonanno, G.A., Goorin, L., & Coifman, K.G. (2008). Sadness and grief. In M. Lewis, J. M. Haviland-Jones, & L.F. Barrett (Eds.), *Handbook of emotions* (3rd ed., pp.797-810). New York : Guilford Press.

[3] Chepenik, L.G., Cornew, L.A., & Farah, M.J. (2007). The influence of sad mood on cognition. *Emotion, 7,* 802-811. ［抑うつ気分に関する総説は本論文を参照せよ。］

[4] Ito, T.A., & Cacioppo, J.T. (2005). Variations on a human universal : Individual differences in positivity offset and negativity bias. *Cognition and Emotion, 19,* 1-26.

[5] Kessler, R.C., Berglund, P., Demler, O., Jin, R., Koretz, D., Merikangas, K.R., et al. (2003). The epidemiology of major depressive disorder : Results from the National Comorbidity Survey Replication (NCS-R). *Journal of the American Medical Association, 289,* 3095-3105.

[6] Kessler, R.C., Zhao, S., Blazer, D.G., & Swartz, M. (1997). Prevalence, correlates, and course of minor depression and major depression in the National Comorbidity Survey. *Journal of Affective Disorders, 45,* 19-30.

[7] Meeks, T.W., Vahia, I.V., Lavretsky, H., Kulkarni, G., & Jeste, D.V. (2011). A tune in "A minor" and "B major" : A review of epidemiology, illness course, and public health implications of subthreshold depression in older adults. *Journal of Affective Disorders, 129,* 126-142.

[8] Werner, K, & Gross, J.J. (2010). Emotion regulation and psychopathology : A conceptual framework. In A.M. Kring & D.M. Sloan (Eds.), *Emotion regulation and psychopathology : A transdiagnostic approach to etiology and treatment* (pp.13-37). New York : Guilford Press.

[9] Fairholme, C.P., Boisseau, C.L., Ellard, K.K., Ehrenreich, J.T., & Barlow, D.H. (2010). Emotions, emotion regulation, and psychological treatment : A unified perspective. In A.M. Kring & D.M. Sloan (Eds.), *Emotion regulation and psychopathology : A transdiagnostic approach to etiology and treatment* (pp.283-309). New York : Guilford Press.

[10] Corcoran, K.M., Farb, N., Anderson, A., & Segal, Z.V. (2010). Mindfulness and emotion regulation : Outcomes and possible mediating mechanisms. In A.M. Kring & D.M. Sloan (Eds.), *Emotion regulation and psychopathology : A transdiagnostic approach to etiology and treatment* (pp.339-355). New York : Guilford Press.

[11] Fredrickson, B.L., & Losada, M.F. (2005). Positive affect and the complex dynamics of human flourishing. *American Psychologist, 60,* 678-686.

[12] Seligman, M.E.P. (2011). *Flourish : A visionary new understanding of happiness and well-being.* New York : Free Press.

第2章

[1] U.S. Mood (Weekly). Retrieved on July 16, 2012, from *www.gallup.com/poll/151166/Mood-Weekly. aspx*

[2] Carstensen, L.L., Pasupathi, M., Mayr, U., & Nesselroade, J.R. (2000). Emotional experience in everyday life across the adult life span. *Journal of Personality and Social Psychology, 79,* 644-655.

[3] Golder, S.A., & Macy, M.M. (2011). Diurnal and seasonal mood vary with work, sleep, and daylength across diverse cultures. *Science, 333,* 1878-1881.

[4] Dodds, P.S., Harris, K.D., Kloumann, I.M., Bliss, C.A., & Danforth, C.M. (2011). Temporal patterns of happiness and information in a global social network : Hedonometrics and Twitter. *PLoS One, 6*(12), e26752, 1-25.

第 3 章

[1] Kahneman, D., Krueger, A.B., Schkade, D.A., Schwarz, N., & Stone, A.A. (2004). A survey method for characterizing daily life experience : The Day Reconstruction Method. *Science, 306,* 1776-1780.

第 5 章

[1] Martell, C.R., Addis, M.E., & Jacobson, N.S. (2001). *Depression in context : Strategies for guided action.* New York : Norton.

第 6 章

[1] Nolen-Hoeksema, S., Wisco, B.E., & Lyubomirsky, S. (2008). Rethinking rumination. *Perspectives on Psychological Science, 3,* 400-424.
[2] Papageorgiou, C., & Wells, A. (2004). Nature, functions, and beliefs about depressive rumination. In C. Papageorgiou & A. Wells (Eds.), *Depressive rumination : Nature, theory and treatment* (pp.3-20). Chichester, UK : Wiley.
[3] Wisco, B.E., & Nolen-Hoeksema, S. (2008). Ruminative response style. In K.S. Dobson & D.J.A. Dozois (Eds.), *Risk factors in depression* (pp.221-236). Amsterdam : Elsevier.
[4] Treynor, W., Gonzalez, R., & Nolen-Hoeksema, S. (2003). Rumination reconsidered : A psychometric analysis. *Cognitive Therapy and Research, 27,* 247-259.

第 7 章

[1] Segal, Z.V., Bieling, P., Young, T., MacQueen, G., Cooke, R, Martin, L., et al. (2010). Antidepressant monotherapy vs sequential pharmacotherapy and mindfulness-based cognitive therapy, or placebo, for relapse prophylaxis in recurrent depression. *Archives of General Psychiatry, 67,* 1256-1264.
[2] Bieling, P.J., Hawley, L.L., Bloch, R.T., Corcoran, K.M., Levitan, R.D., Young, L.T, et al. (2012). Treatment-specific changes in decentering following mindfulness-based cognitive therapy versus antidepressant medication or placebo for prevention of depressive relapse. *Journal of Consulting and Clinical Psychology, 80,* 365-372.
[3] Bylsma, L.M., Morris, B.H., & Rottenberg, J. (2008). A meta-analysis of emotional reactivity in major depressive disorder. *Clinical Psychology Review, 28,* 676-691.
[4] Maltby, J., Lewis, C.A., Freeman, A., Day, L., Cruise, S.M., & Breslin, M.J. (2010). Religion and health : The application of a cognitive-behavioural framework. *Mental Health, Religion and Culture, 13,* 749-759.

第 8 章

[1] Williams, J.M.G., Barnhofer, T, Hermans, D., Raes, F., Crane, C., Watkins, E, et al. (2007). Autobiographical memory specificity and emotional disorders. *Psychological Bulletin, 133,* 122-148.
[2] Joormann, J., Siemer, M., & Gotlib, I.H. (2007). Mood regulation in depression : Differential effects of distraction and recall of happy memories on sad mood. *Journal of Abnormal Psychology, 116,* 484-490.
[3] Holmes, K.A., Lang, T.J., & Shah, D.M. (2009). Developing interpretation bias modification as a "cognitive vaccine" for depressed mood : Imaging positive events makes you feel better than thinking about them verbally. *Journal of Abnormal Psychology, 118,* 76-88.
[4] Dalgleish, T, & Yiend, J. (2006). The effects of suppressing a negative autobiographical memory on concurrent intrusions and subsequent autobiographical recall in dysphoria. *Journal of Abnormal Psychology, 115,* 467-473.

第 9 章

[1] Snyder, C.R. (2002). Hope theory : Rainbows in the mind. *Psychological Inquiry, 13,* 249-275.
[2] Stone, A.A., Schwartz, J.E, Schwartz, N., Schkade, D., Krueger, A., & Kahneman, D. (2006). A population approach to the study of emotion : Diurnal rhythms of a working day examined with the day reconstruction method. *Emotion, 6,* 139-149.

[3] Holmes, K.A., & Mathews, A. (2010). Mental imagery in emotion and emotional disorders. *Clinical Psychology Review, 30,* 349-362.
[4] Kappes, H.B., Oettingen, G., Mayer, D., & Maglio, S. (2011). Sad mood promotes self-initiated mental contrasting of future and reality. *Emotion, 11,* 1206-1222.

第10章

[1] Timmons, K.A., & Joiner, T.E. (2008). Reassurance seeking and negative feedback seeking. In K.S. Dobson & D.J.A. Dozois (Eds.), *Risk factors in depression* (pp.429-446). Amsterdam : Elsevier.
[2] Weissman, M.M., Markowitz, J.C., & Klerman, G.L. (2000). *Comprehensive guide to interpersonal psychotherapy.* New York : Basic Books.

第11章

[1] Gilbert, P. (2009). *The compassionate mind : A new approach to life's challenges.* Oakland, CA : New Harbinger.
[2] Neff, K.D. (2003). The development and validation of a scale to measure self-compassion. *Self and Identity, 2,* 223-250.
[3] Otake, K., Shimai, S., Tanaka-Matsumi, J., Otsui, K., & Fredrickson, B.L. (2006). Happy people become happier through kindness : A counting kindnesses intervention. *Journal of Happiness Studies, 7,* 361-375.
[4] Papa, A., & Bonanno, G.A. (2008). Smiling in the face of adversity : The interpersonal and intrapersonal functions of smiling. *Emotion, 8,* 1-12.
[5] Erickson, T.M., & Abelson, J.L. (2012). Even the downhearted may be uplifted : Moral evaluation in the daily life of clinically depressed and anxious adults. *Journal of Social and Clinical Psychology, 31,* 707-728.
[6] Leary, M.R., Tate, E.B., Adams, C.E., Allen, A.B., & Hancock, J. (2007). Self-compassion and reactions to unpleasant self-relevant events : The implications of treating oneself kindly. *Journal of Personality and Social Psychology, 92,* 887-904.

第12章

[1] Otto, M.W., & Smits, J.A.J. (2011). *Exercise for mood and anxiety : Proven strategies for overcoming depression and enhancing well-being.* New York : Oxford University Press.
[2] Conn, V.S. (2010). Depressive symptom outcomes of physical activity interventions : Meta-analysis findings. *Annals of Behavioral Medicine, 39,* 128-138.
[3] Stathopoulou, G., Powers, M.B., Berry, A.C., Smits, J. A.J., & Otto, M.W. (2006). Exercise interventions for mental health : A quantitative and qualitative review. *Clinical Psychology : Science and Practice, 13,* 179-193.
[4] De Mello, M.T., de Aquino Lemos, V., Antunes, H.K.M., Bittencourt, L., Santos-Silva, R. : & Tufik, S. (2013). Relationship between physical activity and depression and anxiety symptoms : A population study. *Journal of Affective Disorders, 149,* 241-246.
[5] World Health Organization. (2011). *Global recommendations on physical activity for health : 18-64 year old.* Retrieved April 12, 2013, from *www.who.int/dietphysicalactivity/physical-activity-recommendations-18-64years. pdf*
[6] U.S. Department of Health and Human Services. (2008). *2008 physical activity guidelines for Americans.* Retrieved April 12, 2013, from *www.health.gov/paguidelines/guidelines/summary.aspx*
[7] Centers for Disease Control and Prevention. (2011). Unhealthy sleep-related behaviors–12 states, 2009. *Morbidity and Mortality Weekly Reports, 60,* 233-242. Retrieved April 16, 2013, from *www.cdc.gov/mmwr/PDF/wk/mm6008.pdf*
[8] Silberman, S.A. (2008). *The insomnia workbook.* Oakland, CA : New Harbinger.
[9] Sanchez-Villegas, A., Delgado-Rodriguez, M., Alonso, A., Schlatter, J., Lahortiga, F., Serra Majem, L., et al. (2009). Association of the Mediterranean dietary pattern with the incidence of depression. *Archives of General Psychiatry, 66,* 1090-1098.

第13章

[1] Martell, C.R, Addis, M.E., & Jacobson, N.S. (2001). *Depression in context : Strategies for guided action.* New York : Norton.

[2] Steel, P. (2007). The nature of procrastination : A meta-analytic and theoretical review of quintessential self-regulatory failure. *Psychological Bulletin, 133*, 65-94.

第14章

[1] Layard, P.R.G. (2011). *Happiness : Lessons from a new science* (2nd ed.). London : Penguin Books.
[2] Seligman, M.E.P. (2011). *Flourish : A visionary new understanding of happiness and well-being.* New York : Free Press.
[3] Lyubomirsky, S., King, L., & Diener, E. (2005). The benefits of frequent positive affect : Does happiness lead to success? *Psychological Bulletin, 131*, 803-855.
[4] Emmons, R.A., & McCullough, M.E. (2003). Counting blessings versus burdens : An experimental investigation of gratitude and subjective well-being in daily life. *Journal of Personality and Social Psychology, 84*, 377-389.
[5] Lambert, N.M., Fincham, F.D., & Stillman, T.F. (2012). Gratitude and depressive symptoms : The role of positive reframing and positive emotion. *Cognition and Emotion, 26*, 615-633.
[6] Fredrickson, B.L., & Losada, M.F. (2005). Positive affect and the complex dynamics of human flourishing. *American Psychologist, 60*, 678-686.
[7] Schwartz, R.M. (1997). Consider the simple screw : Cognitive science, quality improvement, and psychotherapy. *Journal of Consulting and Clinical Psychology, 65*, 970-983.
[8] Simon, H.A. (1956). Rational choice and the structure of the environment. *Psychological Review, 63*, 129-138.
[9] Schwartz, B., Ward, A., Monterosso, J., Lyubomirsky, S., White, K., & Lehman, D.R. (2002). Maximizing versus satisficing : Happiness is a matter of choice. *Journal of Personality and Social Psychology, 83*, 1178-1197.
[10] Gable, S.L., Gonzaga, G.C., & Strachman, A. (2006). Will you be there for me when things go right? : Supportive responses to positive event disclosures. *Journal of Personality and Social Psychology, 91*, 904-917.

第15章

[1] Seligman, M.E.P. (2011). *Flourish : A visionary new understanding of happiness and well-being.* New York : Free Press.

索　引

A-Z

ACTION 68, 69
PTSD 229
TRAC 200-202
TRAP 200, 202

あ

愛 6, 7, 17, 30, 38, 45, 47, 54, 118, 130, 140, 143, 148, 149, 152, 153, 155, 158, 163-165, 170, 209, 212, 217, 222, 223, 229, 231, 233
挨拶 70, 147
悪循環 77, 84, 93, 97, 101, 108, 138, 155, 163, 188, 194
熱い思考 48, 49, 53
ありのままに 15, 54, 97, 98, 102, 105, 230
ありのままの自分 140, 151
アルコール 189, 229
　　　　──依存症 39, 128
　　　　──の乱用 39, 229
アルコホリクス・アノニマス ... 35, 73
意義 15, 47, 67, 108, 118, 122-127, 133, 138, 141, 209, 213, 232, 233
「忙しい」という口実 176
祈り 40, 78, 86, 92, 107, 108
　　　　ニーバーの── 35
飲酒 39, 174, 176, 229
うつ病 .... v, 3-5, 7-12, 14, 20, 22, 25-27, 29, 44, 45, 55, 77-82, 84-87, 91-93, 96, 97, 99, 100, 103, 105, 110, 112, 113, 115, 122, 123, 135, 136, 138-141, 143, 146, 149, 151, 153, 155-157, 162, 163, 170, 173, 174, 178, 186, 187, 191, 194, 196, 197, 203, 209, 213, 228-232, 243
　　　　重症の── 3, 10, 16, 19, 41, 45, 46, 53, 60, 61, 75, 77-79, 85, 87, 97, 103, 110, 112-114, 121, 122, 153, 169, 175, 191, 227, 228, 231, 244
運動 17, 39-41, 49, 50, 53, 54, 69, 70, 72, 77, 91, 92, 100, 149-151, 153, 173-187, 189, 192, 206, 213, 221, 231, 233
　　　　──記録 180-182
　　　　──のグループ 179
　　　　──不足 40, 173
　　　　規則的な── 174, 180
　　　　無酸素── 178, 179, 183
　　　　有酸素── 178, 179, 183
厭世観 16, 79

か

海馬 12
回避 8, 11, 13-16, 33, 34, 37, 66, 70, 79, 104, 119, 123, 128, 136, 153, 192, 194-206
　　　　──行動 122, 132, 195-199, 201, 202, 204
　　　　──的行動 11, 194, 203, 204, 206
関わり 4, 61, 70, 85, 116, 126, 135-137, 144, 149-151, 169, 190, 209, 210, 232, 233
過去 6, 16, 20, 26, 31, 32, 37, 43, 51, 55, 65, 66, 71, 81, 93, 95-99, 101, 102, 108-117, 119, 125, 129, 141, 143, 162, 163, 168, 169, 203, 208-212, 228, 229
　　　　──の記憶 109, 111, 112, 114
　　　　──の再評価 117
過剰思考 11, 12
価値 5, 7, 45, 47, 52, 56, 67, 88, 89, 101, 125-129, 135, 138, 139, 148, 150, 153, 177, 191, 208, 209, 211, 213, 217, 227, 232
　　　　個人的な── 127-129
活動 8, 11, 14-17, 24, 30, 57, 59, 61-67, 69-72, 79, 81, 92-94, 99, 101, 103, 106, 107, 112, 117, 126-128, 131, 135, 144, 146-151, 153, 155, 161, 168, 170, 174, 175, 177, 178, 180, 181, 183, 186, 188, 190, 191, 197, 202, 204-206, 208, 209, 211, 212, 217-219, 221, 224, 228, 232
過度
　　　　──に一般化された記憶
　　　　　　　　　　　　　　　.......................... 110, 111
　　　　──に否定的な態度 ... 138, 145, 147
　　　　──の一般化 51, 53, 81
悲しみ 3-11, 14, 17, 18, 20-23, 26, 30, 31, 54, 62, 72, 99, 109, 155, 207, 208, 224, 229, 231, 232
　　　　──の喜び 5, 227
カフェイン 187, 189
神 6, 35, 78, 80, 82, 86, 92, 107, 108, 216, 232
癌 118, 155
観察 15, 16, 25, 68, 70, 72, 79, 97, 98, 102, 105, 107, 117, 181, 185, 221, 223
感謝 18, 107, 108, 133, 147, 149, 156, 160-162, 168, 170, 171, 211-215, 233
感情 3-6, 8-24, 27, 28, 30, 33, 34, 36, 39, 41, 54, 57, 62, 64, 72, 78, 79, 82, 84, 86, 87, 92, 97, 98, 101-105, 107-110, 112, 122, 123, 129, 141, 155-159, 168-170, 175, 185, 191, 196, 207-210, 212, 213, 218, 219, 223, 224, 230, 232, 243
　　　　──温度 24
　　　　──支配行動 15
　　　　──統御 ... 8, 10-18, 28, 163, 207, 227, 230, 231
　　　　──表出 14, 15, 104
　　　　──抑制 12, 103
寛容 157, 163, 168-170, 215, 217
記憶
　　　　──の再構築 115-117
　　　　──の抑制 114, 115
　　　　自伝的── 110
　　　　特定の── 110, 111
記述 36, 37, 70, 129, 137
基準 62, 87, 88, 95, 220-222
起床時間 188
傷つくことを恐れる 139, 147
絆 118, 135, 141, 143, 148, 149, 151-153, 213, 214, 223, 233
期待 8, 9, 17, 22, 23, 28, 51, 52, 55, 58, 69, 73, 88, 123, 124, 127, 131-133, 175, 179, 193, 195, 196, 203, 230
喫煙 173, 176

気に病む 80, 89, 90, 94	健康 ... iii, 3, 4, 9, 11, 17, 32, 36, 40, 47, 53, 56, 57, 67, 77, 91, 94, 97, 118, 121, 122, 126, 152, 155, 157, 165, 168, 170, 173-175, 179, 180, 186, 187, 191, 192, 195, 198, 204, 206, 208, 210, 213, 216, 221-224, 227, 230	――に満ちた脳 156, 157
気晴らし 184		
気分 3-33, 35-37, 39-41, 43-46, 48, 49, 51-56, 61-75, 77-80, 83-86, 88-90, 92-94, 96, 98, 100-104, 108-115, 117-119, 122, 124-127, 129-131, 135-144, 146-149, 151-153, 155, 156, 159-162, 166-171, 173-178, 180-187, 191-193, 195, 196, 198-202, 206-214, 217-219, 222, 224, 227-233, 243, 244		## さ
	――診断 177	再評価 14, 54, 84, 86
	現実的な思考法 48, 52-54, 57	先送り ... 8, 16, 33, 148, 176, 192, 194-206
	倦怠感 9, 29, 77, 118, 177, 187, 190, 206, 228	査定 41
		3：1の法則 218, 219
	後悔 95, 96, 112, 115, 158, 163, 200, 220, 221	懺悔 108
――序列 27		幸せ 4, 5, 10-12, 14, 17-26, 28, 38, 44, 45, 50, 59, 62, 71, 88, 96, 99, 104, 109, 113, 114, 122, 126, 130, 161, 168, 207-211, 213-215, 219, 220, 222, 224, 225, 232, 233
――の日内変動 28	肯定的	
――の日内リズム 20, 22	――確信 81, 82	
――のモニター 25, 28, 31, 32	――感情 9, 16, 18, 21, 24, 36, 103, 107, 122, 208-210, 213, 215, 218, 222	
――変容 54	――機能 209	
気分改善 5, 6, 8-10, 12, 13, 15-18, 21, 22, 24-28, 30, 33, 37, 41, 43, 46, 48, 49, 53, 54, 57, 58, 60-63, 66, 70-75, 81, 82, 91, 97, 107, 108, 110, 111, 114, 117, 118, 129-131, 136-139, 144, 147, 149, 168, 170, 173, 174, 177, 178, 206, 208, 227-232, 243, 244	――気分 21, 23, 25, 28, 64, 130, 175, 208, 218, 227, 232	――な記憶 112-114, 209
	――行動 65-68, 71, 93	――日記 210-212, 214, 219
	――思考 44, 82, 218	時間毎の感情記録 23-28, 32, 63, 64, 70
	――対人関係 209	自己
	――な記憶 109, 110, 112-114	――関連づけ 51
	――な経験 71, 109, 111, 119, 144, 210-212, 218, 219, 222-224	――嫌悪 43, 156, 163
		――効力感 123, 200
気分改善戦略 6, 8-10, 15-18, 21, 23-28, 30, 32, 33, 39-41, 49, 52-55, 60, 62, 67, 75, 78, 81, 82, 85, 87, 90-92, 94, 98-100, 104, 108, 110, 111, 113, 114, 118, 119, 121, 123, 129-132, 136-141, 144, 153, 158, 170, 171, 174-176, 186, 188, 192, 206, 210, 227-233, 243, 244	行動 5, 8, 10-12, 15, 16, 18, 28, 33, 35, 39-41, 43, 57-75, 81, 83, 92, 93, 101, 112, 122, 123, 126, 130, 132, 136, 139, 140, 144, 162, 169, 171, 174, 176, 179, 188, 192, 194-199, 201-206, 212, 213, 218, 231, 233, 243	――批判 3, 13, 43, 48, 49, 51, 53, 77, 78, 80, 81, 89, 108, 158-160, 163, 182, 186, 215, 231
		――的思考 16, 57, 170
		――的な態度 160, 163, 186
		――憐憫 80, 158-160
	――記録 63-65, 68, 69, 71, 72	思考 5, 8, 11-17, 28, 34, 37, 38, 43-46, 48, 49, 51-60, 62, 72-74, 77-84, 87, 89-93, 96-98, 100-103, 111, 115, 117, 122, 123, 125, 129, 131, 132, 138, 153, 159, 171, 176, 178, 185-187, 190, 202-204, 210, 211, 213, 218, 219, 230, 231, 243
気分高揚戦略 16, 21, 208, 209, 224	――計画 40, 41, 57-59, 123, 132, 197, 199, 201, 204-206	
希望 7, 20, 24, 55, 121-126, 129-133, 155, 163, 208, 209, 223, 232	――賦活 61, 68, 200, 228	
気病み日記 90, 92	幸福 3, 16-18, 20, 21, 24, 30, 104, 107, 112, 138, 170, 173, 174, 207-209, 216, 218-220, 222-224, 227, 232	
救済感 36, 194, 197, 204		――抑制 12
興味の喪失 9, 206, 228		自動―― 44, 45, 47-49, 52, 55-57, 59, 211, 231
記録 23-25, 32, 37, 46-49, 52, 53, 56, 58, 59, 62-65, 93, 112, 113, 115, 161, 162, 168, 180, 181, 190, 198-200, 204, 205, 211, 213-217, 222	――感 ..... iii, iv, 3, 9-11, 13, 17, 19-21, 24, 36, 40, 41, 63, 70, 104, 107-109, 133, 135, 149, 198, 207-209, 214-217, 220, 222, 224, 225, 227, 232	
		自殺願望 78, 228, 229, 244
		自殺未遂 228
		事実の重みづけ 48
	呼吸 3, 100, 101, 105, 106, 108, 164, 166, 167, 178, 185, 191, 214, 233	自責感 13, 21, 40, 61, 78, 95, 96, 108, 197
近視眼的態度 176		
苦痛な経験 158	告白 107, 108	失敗 4-7, 12, 16, 20, 29-32, 36, 39, 41, 43-45, 47, 55, 59, 73, 81, 83, 85, 87, 88, 93, 95-98, 101, 106, 108, 109, 111, 119, 121, 123, 159, 162, 163, 166, 170, 174, 193-195, 199, 202, 207, 210, 215, 218
屈辱 194, 196	心の中のトレッドミル 77, 79	
くよくよ悩む 11, 12, 83, 84	心の中の批評家 ... 43-48, 51, 54, 56, 57	
グループ 51, 57, 59, 135, 149-151, 179, 184	孤独 4, 20, 43, 48, 56, 90, 109, 111, 112, 128, 135-138, 149, 150, 153, 167, 200, 222, 230	
		――感 6, 30
傾聴 13, 144-146, 222, 224		失望 4, 6, 14, 16, 20, 22, 29-32, 36, 39, 41, 44, 46, 47, 87, 96, 98, 101, 108, 109, 111, 117, 119, 121, 123, 125, 133, 161, 162, 166, 167, 193, 194, 207, 218, 229
結果 4, 11, 12, 18, 20, 21, 30, 33, 36-41, 43, 47, 51, 54, 55, 57, 58, 68, 78, 80, 82, 85-87, 89-92, 96, 103, 112, 116, 117, 122-125, 130, 132, 133, 137, 138, 148, 160, 168, 175, 176, 194-201, 203, 204, 210-213, 220-222, 224, 229, 231, 232	コミュニケーション・スキル 145, 169	
	小分けにする 184	
	コンサルタント ... 43, 121, 178, 199, 205	視点獲得 38
	コンパッション 156-160, 162-164, 166-171	自分の強さ 215, 217
決断不能 4, 7, 197, 220		自分を誉める 73

社会的孤立 138, 222, 230
社会不安 137
習慣 11, 17, 18, 37, 78, 93, 108, 183, 184, 188, 196, 206, 228
就寝時間 188, 189
重大な人生の問題 194, 231
集中 11, 16, 35, 43, 44, 46, 71, 92, 93, 97-99, 106, 108, 113, 114, 127, 128, 164, 166, 177, 184, 185, 188, 197, 214, 228
12段階組織 73
熟考 94, 97, 227
主導権 ... 34, 140, 143, 144, 146, 147, 149, 219
受動的態度 206
受容 15, 16, 43, 44, 81, 94, 97, 105-107, 133, 139, 157-160, 166-168, 190
　　　──的な態度 97, 167, 185
小うつ病 9, 10
障害 10, 17, 27, 73, 123, 131, 132
状況
　困難な── ... 8, 16, 31, 36, 37, 39, 195, 197, 201
　最悪の── 196
　　　──のモニター 31
　　　──暴露 13
　日常的な── 32
証拠収集 48-51, 53-55, 60, 187
寝室 15, 188, 204
心象 129, 130
人生 3-7, 10, 11, 14, 16-19, 28-34, 36-41, 43-48, 50-57, 59, 61, 62, 64, 65, 67, 68, 72, 73, 78, 79, 81-83, 85-90, 92, 93, 100-102, 108, 112-114, 118, 121-133, 135, 137, 138, 141, 143, 145, 146, 148, 149, 151, 153, 155, 156, 160-162, 166, 168-170, 173, 189, 193, 194, 196, 198-200, 207-210, 212-225, 227-233
　　　──観 3, 162, 214, 232
　　　──の価値 128, 232, 233
　　　──の目標 5, 67, 87, 122-127, 131, 132, 138, 153, 208, 227, 232, 233
　　　──の問題 5, 11, 16, 29, 30, 32, 40, 78, 82, 94, 106, 169, 194, 195, 198, 210, 228
親切 17, 32, 100, 106, 137, 140, 155, 158-164, 168-170, 212-215, 217, 233
心的台本 129, 130
心配 7, 11, 12, 16, 20, 22, 37-39, 67, 78, 79, 80, 83, 85, 89, 95, 99, 105, 137, 139, 145, 147, 155, 160, 165, 178, 182, 189, 190, 193, 195-197, 200, 221
心理的対照 131
水晶球 124, 125
　　　──評価用紙 124-126
睡眠 3, 15, 17, 18, 21, 92, 153, 173, 177, 187-191, 206, 228

　　　──衛生 188-190
　　　──不足 95, 173, 187, 188
少なめがベスト 219, 220
ストレス 4, 20, 26, 29, 32, 50, 68, 128, 130, 137, 140, 150, 152, 157, 166, 170, 173, 175, 177, 187, 199, 200, 207, 218, 221
ストレッサー 30, 39, 194, 207, 231
～すべき思考 52
成功 11, 26, 30, 43-45, 50, 53, 55, 71, 73, 74, 87, 92, 97, 109, 114, 118, 119, 121-123, 125-128, 131, 177, 184, 195, 201, 203, 209, 210, 212, 216, 217, 223, 224, 232
精神科医 5, 13, 44, 45, 122, 228, 229, 233, 244
絶望 12, 20, 22, 29, 45, 47, 54, 56, 59, 91, 100, 109, 114, 121-127, 130, 132, 139, 140, 146, 153, 155, 160, 162, 163, 195, 197, 202, 203, 206, 222, 225, 228, 230
　　　──感 3, 4, 15, 16, 23, 38, 78, 79, 100, 121-125, 127, 129, 132, 140, 149, 153, 155, 163, 193, 194, 197, 202, 207, 227, 230
セルフ・コンパッション 16, 155, 156, 158-160, 163-168, 170, 171, 206, 214
全か無かの思考 51-53
宣言 183, 184, 201
前帯状皮質 8
選択 68, 69, 90, 91, 96, 98, 99, 112, 115, 117, 127, 136, 151, 197, 202, 220, 230
選択肢 65, 68, 91, 123, 151, 200, 202, 220, 222
前頭葉背外側皮質 8
専門家による治療 227-229, 244
喪失 4-7, 12, 29-32, 36, 39, 41, 44, 45, 47, 96-98, 101, 108, 109, 111, 117, 119, 123, 149, 158, 167, 194, 207, 210, 229
　　　──感 4, 6, 7
ソーシャルワーカー 228

た

大うつ病 9
ダイエット 49, 50, 53, 54, 121, 165, 176, 184, 191, 192
退屈 4, 19, 64, 65, 121, 137, 139, 185, 189, 197, 204
対処行動 15, 201, 205
　他の── 201

対人関係 ... 7, 8, 11, 15-17, 29, 30, 32, 47, 55, 85, 126, 135-138, 140, 141, 143, 145, 146, 148, 149, 153, 160, 198, 204, 206, 208-210, 216, 217, 222, 224, 232
　　　──調査票 141-144
　　　──療法 153
対人恐怖 146
対人不安 137, 139, 141
他者
　　　──との絆 5, 135, 136, 141, 146, 153, 157, 232
　　　──との交流 136, 138, 143, 144, 146, 147, 153, 224
　　　──を喜ばせる 139
達成 4, 6-8, 11, 16, 18, 41, 44, 53, 62, 64-69, 72, 73, 80, 86-88, 109, 121-125, 127-133, 158, 169, 190, 195, 199, 206, 208-210, 216, 218, 219, 221, 224, 232, 233
　　　──感 63-67, 69, 71, 72, 112, 133, 207, 208, 224, 233
脱中心化 101-103, 108
段階的筋弛緩法 191
地中海式食事 191
注意 12, 15, 17, 37, 40, 43, 44, 51, 59, 70, 73, 86, 89, 91-94, 97-101, 103, 105-108, 112-114, 117, 138, 145, 152, 155, 159-162, 164-167, 173, 174, 181, 185-187, 190, 196, 203-205, 209-214, 224
　　　──を逸らす 46, 91-93, 100, 185, 197
ティーンエイジャー ... 39, 83, 127, 173
動機づけ 34, 60, 61, 66, 67, 70, 73, 74, 77, 79, 80, 82, 83, 92, 122, 127, 157, 174-181, 183, 185, 186, 192, 199, 205, 223, 228
読書会 72, 149-151
虎を飼い馴らす 39
トレーナー 40, 41, 178, 179, 183

な

内向的 137, 143, 146, 151
認知
　　　──の誤り 51-53, 96, 195
　　　──の再構築 13, 14, 228, 231
　　　──の再評価 13, 14, 54
　　　──の歪曲 43
　　　──療法 14, 38, 45, 46, 53-55, 60, 62, 74, 81, 87, 94, 119, 122, 131, 132, 138, 153, 157, 171, 202, 203

は

破局視 51-53, 86, 196, 199, 200, 202
暴露序列 26
繁栄 157, 207, 209, 210, 218, 224
反芻 77-84, 86-95, 97, 101, 107, 158, 175, 178
反復するパターン 198
悲哀感 4, 17, 41, 70, 104
引きこもり 4, 7, 11, 15, 29, 62, 136, 137, 153, 157, 159, 162
否定的
　将来を――にとらえる 45
　――気分 9, 21-23, 25, 28, 44, 46, 86, 103, 104, 108, 113, 191, 198, 218, 219, 227
　――結果 38, 83, 198
　――行動 64-69, 71
　――思考 44-48, 52, 53, 55-60, 62, 74, 75, 78-82, 84, 85, 92-94, 96-98, 101-103, 108, 114, 119, 156, 175, 187, 202, 203, 206, 218, 231, 232
　――な確信 137, 138, 145
　――な感情 4, 9-11, 13-15, 21, 30, 36, 104, 122, 168, 196, 207, 224
　――な記憶 109-112, 114, 115, 117, 118
　――な期待 121, 122, 124, 230
　――なコミュニケーション ... 141, 143, 145
　――な自己像 45, 139
　――な世界観 45
　――な態度 4, 141, 148, 158, 160, 163, 194, 231
　――な評価を恐れる 139
　――濾過 51-53
人の輪 149
非難 4, 30, 38, 46, 47, 89, 140, 145, 147, 148, 155, 160, 193, 206
皮肉な世界観 162
評価 ... 11, 13, 14, 16, 22, 31, 40, 41, 43, 45, 47, 51, 59, 63, 65, 68-70, 72, 81, 84-86, 97, 114, 116, 121, 124, 127, 128, 137, 141, 148-150, 178, 182, 187, 193, 201, 212, 217, 244
表現的記述 36, 37

昼寝 73, 188, 190
複式呼吸法 191
復職 193, 194, 199-203, 205
物質的な成功 207
不適切な食事 173, 191
侮蔑 162
不眠 9, 77, 187, 188, 190
ブレインストーミング解決法 40
プレッシャー 30, 140, 147, 150, 184, 190
ペット 148, 151, 152, 188
変化 4, 5, 8, 14, 15, 17-22, 24, 25, 27, 28, 30, 34, 35, 37-41, 45, 46, 48, 53, 54, 57-59, 61, 62, 66-70, 72-75, 80, 82, 86, 97, 106, 108, 110, 113, 116, 118, 122, 130, 132, 136, 139-141, 143, 147, 153, 174, 176, 183, 188, 189, 191-193, 197, 206, 213, 228, 243
扁桃体 8, 12, 157
褒美 201, 204-206
ポジティブ
　――思考 34
　――心理学 17, 209, 217
保証 118, 140, 143, 144, 197, 229

ま

マインドフルネス 15-18, 78, 94, 97-101, 103, 105-108, 132, 158, 164, 171, 185, 190, 191, 214, 228, 230, 231
まずまずの出来 221
まずまずの満足 9, 220-222
満足 .... iii, iv, 3-5, 10, 17, 18, 20, 21, 24, 29, 36, 50, 53, 54, 56, 57, 59, 65, 71, 72, 88, 118, 126-128, 130, 133, 139, 140, 156, 157, 163, 207-210, 213, 215, 218-222, 224, 225, 227, 233
無気力 196
無力感 6, 7, 31, 41, 74, 78, 121, 123
瞑想 15, 17, 18, 40, 78, 81, 94, 98, 105-108, 164, 166-168, 171, 191, 214, 228, 230-232
　ボディスキャン―― 105-107
　――的祈り 107, 108

目標 6, 7, 9, 11, 16, 17, 30, 32, 40, 41, 44, 53, 54, 66-69, 73, 87, 88, 91-93, 121-133, 150, 153, 162, 170, 175, 178, 181, 185, 188, 190, 192, 193, 196, 197, 199, 200, 203, 205, 208, 209, 211, 217, 232, 233
　――の達成 .. 6, 7, 31, 67, 87, 122-125, 129-133, 157, 197, 201, 208, 232, 233
問題解決 13, 33, 38, 39-41, 79, 80, 94, 110, 119, 131, 132, 188, 229
　――アプローチ 69, 94, 128, 132

や

薬物 7, 39, 175, 228, 229
優先順位 67, 198, 219, 231
ユーモア 78, 102, 103
ヨガ 105, 150
抑うつ
　――感 10, 12-14, 17, 18, 22, 23, 26, 27, 31-34, 39-41, 48, 57, 60-66, 68, 71-74, 78, 80-82, 84, 86-88, 91, 92, 95-98, 102-105, 109, 110, 113, 119, 121, 125, 127, 136, 138, 143, 149, 150, 160, 162, 169, 170, 193, 194, 207, 227, 228, 230, 231
　日常の――気分 9
　――的反芻 77-83, 85-89, 93, 97, 101, 111, 119, 132, 153, 156, 161, 182, 230
喜び ... 3-5, 10, 11, 14, 17, 19-22, 45, 61-66, 71, 72, 100, 113, 119, 130, 144, 151, 152, 155, 156, 160, 161, 181, 207, 208-212, 218, 222
　小さな―― 160-162

ら

ライフスタイル 17, 18, 50, 108, 173, 174, 176, 177, 192, 206
落胆 49, 54, 61, 95, 123, 125, 130, 166, 174, 206, 215, 222, 227, 228, 233
利益と損失の分析 55, 56, 60, 82
臨床心理士 .... iv, 5, 77, 79, 145, 158, 228

著者略歴

ディヴィッド・A・クラーク［David A. Clark, PhD］

カナダのニューブランズウィック大学心理学教授で，不安障害やうつ病に対する認知行動療法の専門家としても広く知られていて，これまで25年にわたり臨床に従事してきた。博士は『The Anxiety and Worry Book』（Aaron T. Beckとの共著／邦訳：坂野雄二監訳『不安に悩まないためのワークブック：認知行動療法による解決法』金剛出版, 2013），『Overcoming Obsessive Thoughts』（Christine Purdonとの共著）の著者であり，認知行動療法学会の創設評議員，カナダ心理学会の評議員でもある。

監訳者略歴

高橋祥友［たかはし よしとも］

1979年，金沢大学医学部卒業。東京医科歯科大学，山梨医科大学，UCLA，東京都精神医学総合研究所，防衛医科大学校を経て，2012年より筑波大学医学医療系災害精神支援学教授。医学博士，精神科医。

［著書］

『自殺の危険：臨床的評価と危機介入』『青少年のための自殺予防マニュアル』（以上，金剛出版），『医療者が知っておきたい自殺のリスクマネジメント』『自殺のポストベンション；遺された人々への心のケア』（以上，医学書院），『自殺予防』（岩波新書），『群発自殺』（中公新書），『自殺のサインを読みとる』『自殺の心理学』『自殺未遂』（以上，講談社）他。

［訳書］

シュナイドマン，E.S.『シュナイドマンの自殺学』，シュナイドマン，E.S.『生と死のコモンセンスブック：シュナイドマン90歳の回想』，ミラー，A.L.ら『弁証法的行動療法：思春期患者のための自殺予防マニュアル』，ボナーノ，G.A.『リジリエンス：喪失と悲嘆についての新たな視点』，アブラモウィッツ，J.S.『ストレス軽減ワークブック：認知行動療法理論に基づくストレス緩和自習帳：プレッシャーを和らげ，関わりを改善し，葛藤を最小限にする単純な戦略』（以上，金剛出版），ブレント，D.A.ら『思春期・青年期のうつ病治療と自殺予防』（医学書院），マルツバーガー，J.T.『自殺の精神分析』（星和書店）他。

訳者略歴

高橋 晶［たかはし しょう］

1996年，昭和大学医学部卒業。医学博士，精神科医。2012年より筑波大学医学医療系災害精神支援学講師。

今村芳博［いまむら よしひろ］

1990年，鹿児島大学医学部卒業。医学博士，精神科医。2014年より筑波大学医学医療系災害精神支援学助教。

鈴木吏良［すずき りら］

1995年，同志社大学卒業，2005年，京都ノートルダム女子大学大学院卒業。臨床心理士，産業カウンセラー。2013年より筑波大学医学医療系災害精神支援学助教。

認知行動療法に基づいた
気分改善ツールキット
気分の落ちこみをうつ病にしないための有効な戦略

2015年6月10日　第1刷印刷
2015年6月20日　第1刷発行

著者―――― ディヴィッド・A・クラーク
監訳者――― 高橋祥友
訳者―――― 高橋 晶
　　　　　　今村芳博
　　　　　　鈴木吏良

発行者――― 立石正信
発行所――― 株式会社 金剛出版
　　　　　　〒112-0005 東京都文京区水道1-5-16
　　　　　　電話 03-3815-6661
　　　　　　振替 00120-6-34848

装丁◉粕谷浩義
印刷・製本◉音羽印刷

©2015 Printed in Japan
ISBN978-4-7724-1426-5 C3011

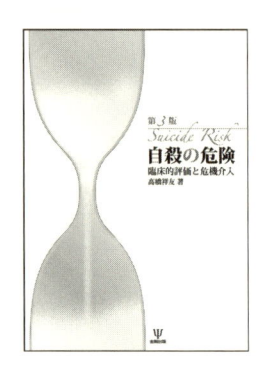

自殺の危険 第3版
臨床的評価と危機介入

［著］＝高橋祥友

●A5判　●430頁　●本体5,800円+税 ｜［電子書籍版］本体5,000円+税

自殺の危険を評価するための正確な知識と自殺企図患者への面接技術の要諦を多くの症例を交えて解説した画期的な大著。改訂第3版。

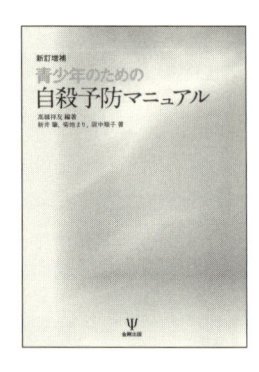

新訂増補 青少年のための自殺予防マニュアル

［編著］＝高橋祥友
［著］＝新井肇　菊地まり　阪中順子

●A5判　●280頁　●本体3,200円+税

わが国でも初の青少年を直接の対象とした自殺予防プログラム。「実際の教育現場で，一体何が実践できるのか」という視点から書かれた，実際的な指導書。

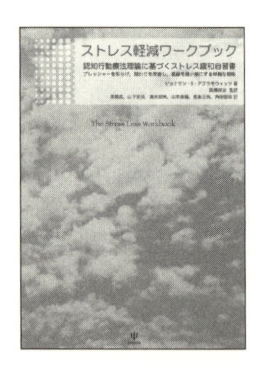

ストレス軽減ワークブック
認知行動療法理論に基づくストレス緩和自習書
プレッシャーを和らげ，関わりを改善し，葛藤を最小限にする単純な戦略

［著］＝ジョナサン・S・アブラモウィッツ
［監訳］＝高橋祥友

●B5判　●330頁　●本体3,600円+税

CBTやSST，アサーション，リラクセーション，マインドフルネス瞑想の技法を活用した，最強の"ストレスマネジメントプログラム。

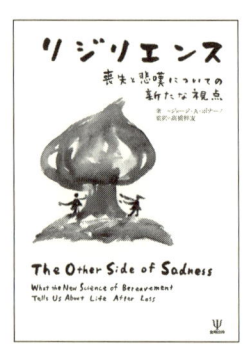

リジリエンス
喪失と悲嘆についての新たな視点

［著］＝ジョージ・A・ボナーノ
［監訳］＝高橋祥友

●四六判　●304頁　●本体2,800円+税

本書は死別の過程をきわめて新鮮に，科学的な根拠に基づいて描き出し，肯定的な感情，笑い，死後も続く絆について多くの例を挙げて解説。